现代医学检验进展

冯秀荣　江　俏　编著

汕头大学出版社

图书在版编目（CIP）数据

现代医学检验进展 / 冯秀荣，江俏编著． -- 汕头：
汕头大学出版社，2021.12
ISBN 978-7-5658-4529-1

Ⅰ．①现… Ⅱ．①冯… ②江… Ⅲ．①临床医学－医
学检验 Ⅳ．① R446.1

中国版本图书馆 CIP 数据核字（2021）第 253234 号

现代医学检验进展

XIANDAI YIXUE JIANYAN JINZHAN

编　　著：冯秀荣　江　俏
责任编辑：汪艳蕾
责任技编：黄东生
封面设计：中图时代
出版发行：汕头大学出版社
　　　　　广东省汕头市大学路 243 号汕头大学校园内　邮政编码：515063
电　　话：0754-82904613
印　　刷：廊坊市海涛印刷有限公司
开　　本：710mm×1000 mm　1/16
印　　张：17.5
字　　数：260 千字
版　　次：2021 年 12 月第 1 版
印　　次：2022 年 4 月第 1 次印刷
定　　价：158.00 元
ISBN 978-7-5658-4529-1

目　录

第一章　临床实验室的安全管理

为提高临床检验服务能力，必须强化临床实验室质量和安全管理意识。质量和安全的基本要求应符合医学实验室质量和能力认可准则（ISO15189）及实验室生物安全通用要求（GB19489）的规定。因此应首先建立实验室质量与安全管理体系，并按体系要求规范运行。同时临床实验室应参加室间质量评价（EQA）活动，以保证检验结果的准确性；落实严密的室内质量控制措施，提高检验结果的精密度。本章对临床实验室质量管理以及安全管理等内容进行简单的介绍。

第一节　临床实验室质量管理体系

按照国际医学实验室管理的最新标准（ISO15189），规范实验室的操作与管理。概括讲就是临床实验室要建立自己的实验室质量管理体系，定期对实验人员进行培训，并依据建立的 SOP 文件指导日常工作，使检验行为规范化。

一、质量管理体系及其组成

（一）质量管理体系的概念

对于临床实验室来说，检验报告是其最终产品。影响检验报告质量的要素很多，诸如操作人员素质、仪器设备、样品处置、检测方法、环境条件、量值溯源等，这些要素就构成了一个体系。为了保证检验报告质量，就要处理好检验过程中各项要素间的协调与配合。从过程上来看包括分析前、分析中和分析后 3 个阶段。

实验室管理是指挥和控制实验室的协调活动。因此，实验室要建立的体系是一个管理体系，即建立方针和目标，并实现这些目标的体系。对临床实验室进行质量管理，首先要根据质量目标的需要，准备必要的条件（人员、设备、设施、环境等资源），然后通过设置组织机构、分析确定开展检测所需的各项质量活动（过程），分配、协调各项活动的职责和接口，通过体系文件（程序）的编制给出从事各项质量活动的工作流程和方法，使各项质量活动（过程）能经济、有效和协调地进行，这就是实验室的质量管理体系。

（二）质量管理体系的组成

质量管理体系由组织结构、程序、过程和资源组成。实验室只有具备了质量保证的各种程序性文件，具备了规范的实验操作手册，才能保证检验过程有效完成，生产出高质量的产品即检验报告。质量管理是通过对过程的管理来实现的，过程的质量又取决于所投入的资源与活动，而活动的质量则是通过实施该项活动所采用的方法（或途径）予以确保，控制活动的有效途径和方法制定在书面或文件化程序之中。

1. 组织结构

组织结构是人员的职责、权限和相互关系的安排。其本质是实验室人员的分工协作关系，其目的是实现质量方针、目标。组织结构对实验室所有从事对质量有影响的人员，都明确规定其责任、权限及其关系，从整体的角度正确处理实验室上下级和同级之间的职权关系，把职权合理分配到各个层次及部门，也就是明确规定不同部门、不同人员的具体职权，建立起集中统一、步调一致、协调配合的质量职权结构。

2. 程序

程序是为进行某项活动或过程所规定的途径。程序文件通常包括活动的目的和范围，即为什么做（目的），做什么，由谁来做，何时、何地和如何做，应使用什么材料、设备和文件，如何对活动进行控制和记录。程序性文件是实验室人员工作的行为规范和准则。程序有管理性程序和技术性程序两种。一般的程序性文件都是指管理性文件，即质量体系文件（实验室多为各项规章制度、各级人员职责、岗位责任制等）；技术性程序一般指作业指导书（或称操作规程）。编制一份文件化的程序，其内容通常包括目的、范围、职责、工作流程、引用文件和所使用的记录、表格等。程序性文件的制定、批准、发布都有一定的要求，要使实验室全体人员对其要明白和了解，对涉及不同领域的人员要进行与其工作相关程序文件的培训。

3. 过程

过程为一组将输入转化为输出的相互关联或相互作用的活动。例如，在临床实验室所进行的每一项标本的分析过程，就是一组相互关联的与实施检测有关的资源、活动等。资源包括检测人员、仪器、试剂、程序（包括各项规章制度、操作手册）、检测方法等。检测过程的输入是被测样品在一个检测过程中，通常由检验人员根据选定的方法、校准的仪器，经过溯源的标准方法进行分析；检测过程的输出为测量结果，即向临床发出的检验报告。

在临床实验室的日常工作中，每一项检验报告都要经历医生申请检查项目、标本采集与运送、标本编号、检测、记录、发出报告、实验数据准确地运用于临床等多个过程，这些过程的集合形成全过程。在临床检验中，通常将这一全过程分为3个阶段，即分析前质量控制、分析中质量控制和分析后质量控制。分析前质量控制主要包括2个过程：一是为了明确诊断和帮助治疗，医生根据患者的临床表现和体征，从循证医学的角度选择最直接、最合理、最有效、最经济的项目或项目组合，开具检验申请单；二是标本在采集、保存与运送过程的质量控制措施,这一点非常重要。而分析中和分析后的质量控制亦涉及人员素质、仪器校准、量值溯源、方法选择、试剂匹配以及实验结果的再分析、再确认,保证合格报告的产生及保证实验结果及时发给临床,临床医师能合理地分析报告,正确地运用数据,用于诊断和治疗等。在检验报告形成的全过程中,任何一个小过程或相关过程的输出质量都会影响全过程的最终输出结果。故需对所有质量活动过程进行全面控制。

4. 资源

资源包括如人力资源、基础设施、工作环境、信息、供方和合作者、自然资源的可获得性、财务资源(资金是财务资源的一部分)。衡量一个实验室的资源保障,主要反映在是否具有满足检验工作所需的各种仪器、设备、设施和一批具有丰富经验、有资历的技术人员和管理人员,这是保证具有高质量检验报告的必要条件。

二、质量管理体系的建立

建立质量体系文件的作用是沟通意图、统一行动,有利于质量体系的实施、保持和改进。所以,编制质量体系文件不是目的,而是手段。因此,实验室质量体系文件的方式和程度必须结合实验室的类型、规模、业务范围、检测的难易程度和员工的素质等方面综合考虑,不能找个模式照抄硬搬。质量管理体系文件应传达或宣传贯彻至有关人员,并使之容易被有关人员获取,还应保证它们得到正确的理解和实施。在我国现阶段,文件化在临床实验室管理中起着非常关键的作用。

(一) 建立流程

依据国际、国家标准建立质量管理体系是临床实验室提高管理水平的一种有效途径。图1-1给出了质量体系建立与运行的流程图。

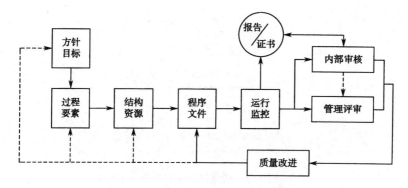

图 1-1 质量体系建立与运行流程图

由图 1-1 可以看出，一个质量体系的建立和有效运行，通常有 8 个环节，而检验报告单是运行的最终产品，即各环节的共同目的都是为保证检验报告的高质量而运行。

(二) 质量体系文件的编制

1. 质量管理体系文件的构成

一般实验室应首先给出质量体系中所用文件的架构，也就是体系文件的层次。图 1-2 给出了通用的体系文件架构图，从图中可以看出，质量手册是第一层次的文件，根据各实验室自己的业务领域及自身的特点，编制自己的质量手册。质量手册的精髓就在于具有自身特色，它是为实验室管理层指挥和控制实验室服务的。第二层次为程序性文件，是实施质量管理和技术活动的文件，主要供相关部门使用。第三层次是作业指导书，属于技术性程序，它是指导开展检测的更详细的文件，供第一线检验人员使用的。而各类质量记录、表格、报告等则是质量体系有效运行的证实性文件。

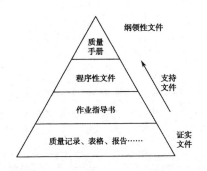

图 1-2　质量体系文件架构图

2. 质量手册的编写

质量手册是对实验室的质量体系系统、概要和纲领性的阐述，能反映出实验室质量体系的总貌。手册的内容要求包括：质量体系的范围；为质量体系所编制的、形成文件的程序或对其引用；质量体系过程的相互作用的表述。

质量体系的范围包括两个方面：一是体系覆盖所有检验项目范围，二是这些项目的检测实现过程的范围。手册是规定实验室质量体系的文件，因此，它应是实验室质量体系策划的结果描述。实验室在建立、完善质量体系时，首先应明确服务对象是谁，他们的需求又是什么。要把服务对象的需求转化为对检验报告的质量特性，确定自己的特色，有针对性地制定质量方针和目标。然后分析报告质量形成过程的各个环节是如何运转及使其受控的方法，包括为其提供支持的辅助性过程，以便达到质量目标的要求。结合自身的特点画出本实验室的模式图，给出本实验室所采取独特措施的具体规定。

3. 程序文件的编写

内容包括活动（或过程）的目的、范围，由谁做，在什么时间、地点做，怎样做，以及其他相关的物质保障条件等。一个程序文件对以上诸因素做出明确规定，也就是规定了活动（或过程）的方法。因此，在质量体系的建立和运行过程中，要通过程序文件的制定和实施，对质量体系的直接和间接质量活动进行连续恰当的控制，以此手段保证质量体系能持续有效地运行，最终达到实现实验室的质量方针和质量目标的目的。

　　程序文件是质量手册的支持性文件，是手册中原则性要求的展开与落实。程序文件应具有承上启下的功能，上承质量手册，下接作业文件，应能控制作业文件并把手册纲领性的规定具体落实到作业文件中去，从而为实现对报告质量的有效控制创造条件。程序文件应简明、易懂。其结构和内容包括：①目的（why）：为什么要开展这项活动；②范围：开展此项活动（或过程）所涉及的方面；③职责（who）：由哪个部门或人员实施此项程序，明确其职责和权限；④工作流程：列出活动（或过程）顺序和细节，明确各环节的"输入—转换—输出"。⑤引用文件和表格：开展此项活动（或过程）涉及的文件，引用标准/规程（规范）以及使用的表格等。

　　4. 作业指导书的编写

　　所谓作业指导书即标准操作规程（standard operating procedure，SOP），是用以指导某个具体过程、事物所形成的技术性细节描述的可操作性文件。临床实验室应关注以下4方面的作业指导书：①方法类：用以指导检测的过程（如标准/规程的实施细则）；②设备类：设备的使用、操作规范；③样品类：包括样品的准备、处置和制备规则；④数据类：包括数据的有效位数、异常数值的剔除以及结果测量不确定度的评定规范等。

　　作业指导书是技术性的文件。如果国际的、区域的或国家的标准，或其他公认的规范已包含了如何进行检测的管理和足够信息，并且这些标准是可以被实验室操作人员作为公开文件使用的方式书写时，则不需要再进行补充或改写为内部程序。对方法中的可选择步骤，可能有必要制定附加细则或补充文件。

　　实验室可根据中华人民共和国卫生行业标准《WS/T 227—2002 临床检验操作规程编写要求》编制本实验室的 SOP 文件。

　　5. 记录

　　记录是文件的一种，用于提供检测是否符合要求和体系有效运行的证据。

包括：质量记录，如人员培训记录、服务与供应品的采购记录、纠正和预防措施记录、内部审核与管理评审记录等；技术记录，如环境控制记录，合同或协议、使用参考标准的控制记录，设备使用维护记录，样品的抽取、接收、制备、传递、留样记录，原始观测记录，检测的报告、结果验证活动记录，客户反馈意见等。

三、质量的持续改进

在质量管理实践中，首先要建立质量管理体系，然后要实施质量管理体系，最后要保持并改进质量管理体系，这是连续的三部曲，缺一不可。但任何一个质量体系都不可能一成不变，都必须根据形势的变化而不断地加以改进和完善，持续有效地运行。质量体系的内部审核与管理评审是质量体系不断改进、自我完善的重要举措，充分利用这些措施，使实验室质量能够持续改进。持续改进是实验室质量管理的核心思想，增强持续改进的意识，可以使临床实验室的质量不断提高。

第二节　临床检验的质量管理

临床实验室的主要工作是利用各种检查手段和方法，对人体的各种标本进行检验，为服务对象提供及时、可靠的检验结果。要很好地完成这一工作，临床实验室必须建立健全实验室质量保证体系，加强检验全过程的质量控制和管理，重点抓好检测系统最重要的五要素：人员、方法、操作程序、试剂和仪器。选择敏感、特异、快速、简单和安全的检验方法，选用合格的试剂，重视分析仪器的校正、保养、维护和管理，制定规范的操作程序并严格执行。

一、《医疗机构临床实验室管理办法》的基本要求

2006 年出台的《医疗机构临床实验室管理办法》，标志着我国检验医学

质量管理迈入法治化和规范化管理的轨道，为提高临床检验质量和临床诊治水平打下坚实的基础。

同时，实验室认可是高水平临床实验室追求的一个发展方向。实验室认可是指由国家政府授权的权威机构对实验室的管理能力和技术能力按照约定标准进行评定，并将评价结果向社会公告以正式承认其能力的活动。《医疗机构临床实验室管理办法》是对实验室的基本要求，具有强制性。而实验室认可是对实验室管理较高的要求，是按照自愿原则参加的。

二、《医学实验室–质量和能力的专用要求》（ISO15189）认可标准

2002 年国际标准化组织制订了专门针对临床实验室管理的国际标准，即ISO15189《医学实验室–质量和能力的专用要求》，该标准于 2003 年首次颁布，分别于 2007 年和 2012 年再次修订。该标准在管理和技术两方面做出具体要求，管理要素包括组织和管理责任、质量管理体系、文件控制、服务协议、受委托实验室的检验、外部服务和供应、咨询服务、投诉的解决、不符合的识别和控制、纠正措施、预防措施、持续改进、记录控制、评估和审核和管理评审等 15 个方面。技术要素包括人员、设施和环境条件、实验室设备试剂和耗材、检验前过程、检验过程、检验结果质量的保证、检验后过程、结果报告、结果发布和实验室信息管理等 10 个方面。ISO15189 是目前国际医学界进行医学实验室认可通用的国际标准，在我国已组建了针对临床实验室的专门评审机构，培训评审人员，建立了评审员库，颁布了许多有关认可方面的文件，推动临床实验室资格认可工作顺利开展。我国已有一批实验室通过了 ISO15189 或 ISO17025 的认可，有的还通过了 CAP 的认可，随着对实验室认可的重视程度不断提高，将会有越来越多的实验室参与到实验室认可活动中来，这不仅有利于保证检验质量，而且有利于提高实验室管理水平，使我国实验室管理逐步与国际接轨。

《医疗机构临床实验室管理办法》的落实和临床实验室认可制度的推行，

将使我国的临床实验室管理规范化，管理模式与发达国家的管理模式接轨，必将有利于临床检验质量的提高。ISO 是医学实验室认可的国际标准，主要强调实验室内部质量体系的建立，在此基础上建立实验室认可制度是一种自愿行为，是实验室质量保证的较高标准。而《医疗机构临床实验室管理办法》着眼于政府对临床实验室质量的外部监控，是政府对实验室质控强制执行的最低要求，两者存在互补性。

第三节　临床实验室的安全管理

临床实验室从标本采集、运送、储存、检测和处理的全部过程均严格执行实验室生物安全要求。我国已制定了许多关于实验室生物安全的法规、标准和规范，并已开始执行。

一、临床实验室的生物安全隐患

（一）未知因素的风险

临床实验室与其他生物实验室的最大不同之处是存在大量未知因素带来的生物安全风险。临床实验室接收的标本很多是来源于未知疾病的个体，其中是否含有致病因子、含有何种致病因子及其危害性大小、传染途径等均未明确，实验室操作人员可能会接触到比预期危险度更高的微生物，而暴露于烈性传染病的环境。这是临床实验室生物安全的最大隐患。

（二）建筑设计的安全隐患

1. 选址受限制

临床实验室在许多情况下不能远离公共场所，也不可能远离人群，而门诊或急诊检验室有时甚至建造在人流比较密集的区域，这是临床实验室生物安全防护的先天不足。

2. 建造和设施的安全隐患

随着医疗业务的发展，临床实验室用房会愈显不足，场地和内部使用空间不够，仪器设备过度拥挤，难以保证实验室的清洁、维护和安全运行。如果实验室布局和气流方向不合理，造成实验室死角空间过大，也会导致实验室内气溶胶污染。

（三）管理方面的安全隐患

1. 内务管理的复杂性

按照实验室生物安全管理原则，非实验室工作人员未经批准是不允许进入实验室的，但在实际工作中却很难真正做到，因为除了临床实验室本身的工作人员以外，经常进入临床实验室的人员还包括标本的运送者、见习或实习的学生以及勤杂工人等，有时还有查询检验结果的医务人员、患者或其家属等。另外，进入临床实验室进行仪器维护保养、维修的工程师也越来越多。这些人员往往未曾接受过规范的生物安全培训，缺乏相关的防范意识和防护知识，容易发生违反生物安全的行为。

2. 人员和岗位管理的薄弱环节

临床实验室一般会实行岗位轮转制度，有些部门需要实行 24 小时值班，技术人员和专业岗位有相对流动性，信息传递和沟通也有可能出现脱节，发生问题有时不容易分清责任；另外由于 24 小时连续作业，有些制度（如每次工作结束后的清洁消毒制度）可能得不到有效的贯彻，这些均是临床实验室管理的薄弱环节。

二、临床实验室安全管理体系

2008 年，我国正式引入 ISO 15191，制定了 GB19489，使得临床实验室的生物安全管理与国际接轨，走向了标准化。

（一）生物安全管理制度

生物安全管理的原则和内容必须在 SOP 的各个部分得到体现，目的是保障实验室技术人员的安全与健康，保证仪器设备、有毒和易燃试剂等危险品的安全使用，使工作人员能在安全的环境下正常开展工作。

1. 明确组织结构与管理人员职责

为保障生物安全管理的实施，具有临床实验室的单位应建立关系清晰、责任明确的组织管理体系。

2. 编写生物安全手册

每个临床实验室应根据自身的实际情况编写生物安全手册，它是生物安全管理的集中体现，其内容包括：①风险评估，评估实验室中所接触微生物的危害级别；②每个工作岗位和每个技术项目的标准或特殊安全操作规程；③个人防护要求；④意外发生时紧急处理程序；⑤医疗废物处置方法；⑥实验设备安全消毒程序；⑦内务管理制度；⑧员工培训方法和有关信息记录方式。生物安全手册应简洁明了，方便工作人员取阅并遵照执行。

3. 人力安排及人员培训

实验室的工作人员必须是接受过专业教育的技术人员，在独立进行工作前还需在中高级实验技术人员指导下进行上岗培训。培训包括技术、制度、纪律和生物安全，强化"普遍性防护原则"安全意识。同时制定有关管理制度以保证临床实验室工作人员得到定期的健康监测。

4. 实验设备管理

实验设备的管理制度应涉及设备使用前（采购、安装）、使用过程中的维护和设备的更新等方面，以保障实验设备能够安全使用。

（二）生物安全准则

1. 基本原则

假设所有来自患者的血液、体液和组织标本都具有传染性，这就要求医学实验室贯彻"普遍性防护原则"。要求临床实验室人员严格按照实验室安全操作规程操作，不同实验室要求不一样，重点是降低液体溅出和气溶胶产生的可能性。

2. 防护要求

一般临床实验室应按 BSL-2 的要求，安全防护措施包括安全防范制度、安全操作规范程序和废弃物处理制度等。

3. 废弃物处理制度

医疗废弃物处理已有国家标准，2003 年国家颁布了《医疗废弃物管理条例》以及《医疗卫生机构医疗废物管理办法》，须严格参照执行。

（三）生物安全管理的内容

1. 实验室设计和建造

按照规范设计与建造实验室是实现生物安全物理防护的基础。根据临床实验室的特点，应按照 BSL-2 标准设计和建造。

按照 BSL-2 实验室生物安全防护要求，实验室应从功能上划分清洁区、防护区（缓冲区）和污染区，分区要清楚，面积应满足工作需要、方便打扫保洁并保证安全。具体建造和装修要求可参考有关标准或规范文件。

2. 安全设备和个体防护

安全设备和个体防护是避免实验室工作人员直接接触病原生物及其毒素的第一道物理屏障。

3. 技术操作规范与流程

制定技术操作规范与流程的目的是指导工作人员正确地进行实验室操作，保证实验质量，同时减少和避免对自身的生物危害，技术操作规范应涵盖实验前（标本采集、运输与接收）、实验过程中（设施与设备的使用、实验SOP）和实验后（物品消毒、隔离与处理）的各个环节。

4. 内务管理

在实验室入口明显位置张贴国际统一的生物危险标识并标明实验室生物安全级别。合理设计清洁区、防护区（缓冲区）、污染区和工作人员活动路径，保证工作区域整洁有序，限制非实验室人员和物品进入实验室，禁止在实验室内吸烟、饮食、化妆或进行其他与实验无关的活动。

5. 突发事件和职业暴露的处理

尽量避免由于不安全操作引起的意外事故。首先要针对可能的危险因素，设计保证安全的工作程序，制定处理预案；其次要事先进行有效的培训和处理突发事件的模拟训练；最后在发生意外事故时要能够提供包括紧急救助或专业性保健治疗等应对紧急情况的措施。

（四）实验室的安全操作

1. 坚持安全操作规范

根据工作种类和所涉及的生物试剂，工作人员首先要对实验室环境做好安全检查。

2. 避免利器的使用

应尽量避免在实验室使用针头、刀片、玻璃器皿等利器，以防刺伤。

3. 实验标本的采集

所有的血液、血清、未固定的组织、组织液标本、质控物和参考物质等，均应视为具有潜在传染性，都要以安全的方式进行操作，小心存放、拿取和使用。

4. 带入和带出实验室的物品

对所有带入实验室的物品都应进行检查。

（五）实验室意外和事故处理

实验室意外是指偶然发生的危险事件，而未导致个人伤害（但不能完全排除）；实验室事故是指发生了人身伤害。

1. 实验室意外和事故的紧急处理

发生意外和事故时，应根据具体情况采取措施，立即进行紧急处理，并报告实验室负责人。

2. 意外和事故的登记、报告和检测

发生意外和事故时必须进行记录。

第二章　血液学检验

血液由血细胞和血浆组成。血液不断地流动，与全身各个组织器官密切联系，参与各项生理活动，维持机体正常的新陈代谢。在病理情况下，除造血系统疾病外，全身其他组织和器官发生病变也可直接或间接引起血液成分的变化。因此，血液检验不仅能作为原发性造血系统疾病诊断、鉴别诊断、疗效观察及预后判断的主要依据，而且还能为引起继发性血液改变的其他各系统疾病的诊治提供重要检验信息，是临床诊断和分析病情的重要依据。

第一节　血液一般检验

血液一般检验是血液检验项目中最基础和最常用的检验，主要是指对外周血中细胞成分的数量和形态的检查及与血细胞有关的实验室检查。随着现代科学技术的发展，自动化检验仪器已被广泛应用于血液一般检验中，使血液检测的参数增多而且快速。由于血液一般检验标本采集容易、检测便捷，是临床医学检验中最常用、最重要的基本内容。故其目前仍然是筛检疾病的首要项目之一。

一、红细胞检查

正常人自出生至成年后，红细胞主要在骨髓生成、发育与成熟。红细胞起源于骨髓造血干细胞，在促红细胞生成素和雄激素的作用下分化成原始红细胞，再经过多次有丝分裂依次发育为早幼红细胞、中幼红细胞和晚幼红细胞后，细胞已丧失了分裂能力，经脱核后成为网织红细胞，此过程约需72小时。网织红细胞再经过 48 小时左右即发育成成熟的红细胞。

红细胞是血液中数量最多的有形成分，其主要功能是作为携氧或二氧化碳的呼吸载体和维持酸碱平衡等。可通过检测红细胞参数和形态变化对某些疾病进行诊断或鉴别诊断。

临床上常用的红细胞检查项目有：红细胞计数、血红蛋白测定、红细胞形态观察、血细胞比容测定、红细胞平均指数计算、网织红细胞计数和红细胞沉降率测定等。

（一）红细胞计数

红细胞计数（red blood cell count，RBC），即测定单位体积外周血液中红细胞的数量，是血液一般检验的基本项目，是诊断贫血等疾病最常用的检验指标之一。

【检测原理】红细胞计数方法有显微镜法和血液分析仪法。

1. 显微镜法

用等渗红细胞稀释液将血液标本稀释一定倍数后，充入改良牛鲍（Neubauer）血细胞计数板中，在显微镜下计数一定区域内的红细胞数量，经换算求出每升血液中红细胞数量。

显微镜计数法所用红细胞稀释液有：①Hayem 液：由 NaCl、Na_2SO_4、$HgCl_2$ 和蒸馏水组成。其中 NaCl 和 Na_2SO_4 调节渗透压，后者还可提高比重防止细胞粘连，而 $HgCl_2$ 为防腐剂。此配方的主要缺点是遇高球蛋白血症患者，由于蛋白质沉淀而使红细胞易凝集。②枸橼酸钠稀释液：由 NaCl、枸橼酸钠、甲醛及蒸馏水组成。NaCl 和枸橼酸钠调节渗透压，后者还有抗凝作用，甲醛为防腐剂。此液配制简单，可使红细胞在稀释后较长时间保持正常形态且不凝集，故《全国临床检验操作规程》推荐此方法。③普通生理盐水或加 1%甲醛的生理盐水：急诊时如无红细胞稀释液可用此液代替。

2. 血液分析仪法

多采用电阻抗法，也有采用流式细胞术激光检测法等。

【参考区间】①成年：男性（4.3~5.8）×10^{12}/L，女性（3.8~5.1）×10^{12}/L。②新生儿：（6.0~7.0）×10^{12}/L。

【方法学评价】红细胞计数的方法学评价见表2-1。

表 2-1　红细胞计数的方法学评价

方法	优点	缺点	适用范围
显微镜计数法	设备简单，费用低廉	费时费力，精密度低	血细胞计数和分类的参考方法，适用于基层医疗单位和分散就诊的患者
血液分析仪法	操作简便，易于标准化，效率高，精密度高	仪器较贵，工作环境条件要求高	适用于健康人群普查，大批量标本筛检

【临床意义】见血红蛋白测定。

(二) 血红蛋白测定

血红蛋白（hemoglobin, Hb 或 HGB）是在人体有核红细胞及网织红细胞内合成的一种含色素辅基的结合蛋白质，是红细胞内的运输蛋白，蛋白质部分是珠蛋白，色素部分是亚铁血红素。血红蛋白按不带氧计算相对分子质量为 64 458，每克血红蛋白可携带 1.34 mL 氧，其主要功能是吸收肺部大量的氧，并将其输送到身体各组织。

血红蛋白是红细胞的主要成分，每个 Hb 分子有 4 条珠蛋白肽链，每条折叠的珠蛋白肽链包裹一个亚铁血红素。每条肽链结合 1 个亚铁血红素，形成具有 4 级空间结构的四聚体，以利于结合 O_2 和 CO_2。

亚铁血红素无种属特异性，即人和各种动物皆相同。它由 Fe^{2+} 和原卟啉组成，Fe^{2+} 位于卟啉环中央，共有 6 条配位键，其中 4 条与原卟啉中心的 4 个原卟啉 N 连接，另 2 条配位键与血红素分子平面垂直，其中 1 条与珠蛋白肽链 F 肽段第 8 个氨基酸（组氨酸）的咪唑基连接，另 1 条为 Hb 呼吸载体，与 O_2 结合时形成氧合血红蛋白（oxyhemoglobin，HbO_2），若此配位键空着，则称为还原血红蛋白（reduced hemoglobin，Hbred）；若 Fe^{2+} 被氧化成 Fe^{3+}，则称高铁血红蛋白（hemiglobin，Hi）或正铁血红蛋白（methemoglobin，MHb）。如与 O_2 结合的配位键被 CO、S 等占据，则分别形成碳氧血红蛋白（HbCO）、硫化血红蛋白（SHb）等，这些统称为血红蛋白衍生物。在正常情况下，血液中血红蛋白主要为 HbO_2 和 Hbred，以及少量 HbCO 和 Hi。在病理情况下，HbCO 和 Hi 可以增多，甚至出现 SHb 等血红蛋白衍生物。

血红蛋白测定，即测定外周血液中各种血红蛋白的总浓度，是诊断和衡量贫血程度的重要的检查项目之一。血红蛋白测定方法很多，分为全血铁法、比重法、折射仪法、血气分析法和比色法。经过临床反复筛选与评价，现多采用分光光度法。其中比色法中的氰化高铁血红蛋白（hemoglobincyanide，HiCN）测定法在 1966 年由国际血液学标准化委员会（ICSH）推荐，并经世界卫生组织（WHO）确认为血红蛋白测定的参考方法。1978 年国际临床化学联合会（International Federation of Clinical Chemistry，IFCC）和国际病理学会（International Academy of Pathology，IAP）在联合发表的国际性文件中重申了 HiCN 法。1983 年我国临床检验方法学学术会议上将其推荐为首选方法。

【检测原理】HiCN 检测原理：血红蛋白（SHb 除外）中的亚铁离子（Fe^{2+}）被高铁氰化钾氧化为高铁离子（Fe^{3+}），血红蛋白转化成 Hi，Hi 与氰化钾（KCN）中的氰离子反应生成 HiCN，HiCN 在 540 nm 处有一最大吸收波峰，在此处的吸光度与其在溶液中的浓度成正比。在特定条件下，HiCN 毫摩尔消光系数为 44 L/（mmol·cm）。可根据吸光度直接求得每升血液中血红蛋白的浓度。常规测定可从 HiCN 参考液制作的标准曲线上读取结果。

【参考区间】①成年：男性130~175 g/L，女性115~150 g/L。②新生儿：170~200 g/L。

【方法学评价】血红蛋白测定方法大致分为4类（表2-2）。

表2-2 血红蛋白测定方法及基本原理

测定方法	测定原理
全血铁法	Hb 分子组成
比重法、折射仪法	血液物理特性
血气分析法	Hb 与 O_2 可逆性结合的特性
比色法（临床常用）	Hb 衍生物光谱特点

常用的比色法有 HiCN 测定法、十二烷基硫酸钠血红蛋白（sodium dode-cyl sulfate hemoglobin，SDS-Hb）测定法、减轻血红蛋白（alkaline haematin detergent，AHD_{575}）测定法、叠氮筒铁血红蛋白（HiN_3）测定法、溴代十六烷基三甲胺（CTAB）血红蛋白测定法等。由于 HiCN 试剂含有剧毒的氰化钾，各国均相继研发出不含氰化钾的血红蛋白测定方法，有的测定法已用于血液分析仪，但其标准应溯源到 HiCN 量值。血红蛋白测定的方法学评价见表2-3。

表2-3 血红蛋白测定的方法学评价

测定方法	优点	缺点
HiCN 测定法	参考方法，操作简单、反应速度快，可检测除 HbS 以外的所有 Hb，HiCN 稳定、参考品可长期保存，便于质控	KCN 有剧毒，对 HbCO 的反应慢，不能测定 SHb，遇高白细胞、高球蛋白血症的标本会出现浑浊

测定方法	优点	缺点
SDS-Hb 测定法	次选方法，操作简单、试剂无毒、呈色稳定、结果准确、重复性好	SDS 质量差异较大，消光系数未定，SDS 溶血活力大，易破坏白细胞，不适用于同时进行白细胞计数的血液分析仪
AHD$_{575}$ 测定法	试剂简单、无毒，呈色稳定，准确性与精密度较高	575 nm 波长比色不便于自动检测，HbF 不能检测
HiN$_3$ 测定法	准确性与精密度较高	试剂仍有毒性，HbCO 转化慢
CTAB 测定法	溶血性强且不破坏白细胞，适于血液分析仪检测	准确度、精密度略低

【临床意义】血红蛋白测定的临床意义与红细胞计数相关，但判断贫血程度的价值优于红细胞计数。同时测定两者，对贫血诊断和鉴别诊断有重要的临床意义。

1. 红细胞和血红蛋白增高

指单位容积血液中 RBC 及 Hb 高于参考值高限。多次检查成年男性 RBC >6.0×10^{12}/L、Hb>185 g/L，成年女性 RBC>5.5×10^{12}/L、Hb>160 g/L 时即认为增多。可分为相对性增多和绝对性增多两类：

（1）相对性红细胞增多：由于某些原因使血浆中水分丢失，血液浓缩，使红细胞和血红蛋白含量相对增多。如连续剧烈呕吐、大面积烧伤、严重腹泻、大量出汗等；另见于慢性肾上腺皮质功能减退、尿崩症、甲状腺功能亢进危象、糖尿病酮症酸中毒等。

（2）绝对性红细胞增多：可分为原发性红细胞增多症即真性红细胞增多症（polycythemiavera，PV）和继发性红细胞增多症。

①真性红细胞增多症：是一种病因不明的克隆性多潜能造血干细胞疾病，

以骨髓红系细胞显著持续增生为主要特点，同时伴有粒系和巨核系细胞不同程度的增生。血象示全血细胞增多，红细胞数增多，男性>$6.5×10^{12}$/L，女性>$6.0×10^{12}$/L；血红蛋白增高，男性>180 g/L，女性>170 g/L。

②继发性红细胞增多症：多与机体循环及组织缺氧、血中促红细胞生成素（EPO）水平升高、骨髓加速释放红细胞有关。

2. 红细胞及血红蛋白减少

指单位容积血液中红细胞数及血红蛋白量低于参考值低限。多次检查成年男性 RBC<$4.3×10^{12}$/L、Hb<130 g/L，成年女性 RBC<$3.8×10^{12}$/L、Hb<115 g/L 为红细胞和血红蛋白减低。根据血红蛋白浓度可将贫血分为 4 度。轻度贫血：Hb<130 g/L（女性 Hb<115 g/L）；中度贫血：Hb<90 g/L；重度贫血：Hb<60 g/L；极重度贫血：Hb<30 g/L。当 RBC<$1.5×10^{12}$/L、Hb<45 g/L 时，应考虑输血。

（1）生理性减少。如 6 个月—2 岁婴幼儿，因生长发育迅速而致造血原料相对不足，红细胞和血红蛋白可较正常人低 10%～20%；妊娠中晚期为适应胎盘血循环的需要，血浆量明显增多，红细胞被稀释而减低（减低达 16% 左右）；老年人由于骨髓造血功能逐渐减低，均可导致红细胞数和血红蛋白含量减少；长期饮酒者红细胞数和血红蛋白含量减少（减低约 5%）。

（2）病理性减少。常见于：①红细胞丢失过多；②红细胞破坏增加；③造血原料不足；④骨髓造血功能减退。

（三）红细胞形态检查

血液系统疾病不仅影响红细胞的数量，也能影响到红细胞的质量，特别是贫血患者，不仅其红细胞数量和血红蛋白浓度降低，而且还会有红细胞形态改变，呈现红细胞大小、形状、染色性质和内含物等的异常。因此在贫血的实验室诊断中，红细胞形态检查与血红蛋白浓度测定、红细胞计数结果及其他参数相结合，可以推断贫血的性质，对贫血的诊断和鉴别诊断有重要的临床价值。

外周血涂片经 Wright 或 Wright-Giemsa 染色后，先低倍镜下检查血涂片，观察细胞分布和染色情况，选择细胞分布均匀、染色良好、细胞排列均匀的区域（一般在血涂片的体尾交界处），再用油镜观察红细胞形态。

1. 正常红细胞形态

正常成熟的红细胞呈双凹圆盘形，细胞大小均一，形态较为一致，直径为 6.7~7.7 μm，平均 7.2 μm，Wright 染色后红细胞为淡粉红色，中心部位为生理性淡染区，其大小约为直径的 1/3，胞质内无异常结构。正常红细胞形态常见于健康人，但也可见于急性失血性贫血，部分再生障碍性贫血等。

2. 异常红细胞形态

各种贫血和造血系统疾病时，红细胞常可出现大小、血红蛋白含量、形状、结构和排列等异常。

（1）红细胞大小异常

①小红细胞：直径小于 6 μm 者称为小红细胞。其体积变小，中央淡染区扩大，红细胞呈小细胞低色素性，提示血红蛋白合成障碍。正常人偶见。常见于缺铁性贫血、珠蛋白生成障碍性贫血。而遗传性球形细胞增多症的小红细胞，直径也小于 6 μm，但其厚度增加，血红蛋白充盈良好，细胞着色深，中央淡染区消失。

②大红细胞：直径大于 10 μm 者称为大红细胞。见于溶血性贫血及巨幼细胞性贫血。前者可能与不完全成熟的红细胞增多有关，后者因缺乏叶酸或维生素 B_{12}、DNA 合成障碍、细胞不能及时分裂所致，也可见于骨髓增生异常综合征（myelodysplastic syndrome，MDS）、肝病及脾切除后。

③巨红细胞：直径大于 15 μm 者称为巨红细胞，直径大于 20 μm 者称为超巨红细胞。此类体积较大的红细胞内血红蛋白含量高，中心淡染区常消失。

常见于巨幼细胞性贫血、MDS。

④红细胞大小不均：是指红细胞之间直径相差 1 倍以上的，其红细胞大小悬殊，是由骨髓造血功能紊乱、造血调控功能减弱所致。见于重度的增生性贫血，巨幼细胞性贫血时特别明显。

（2）红细胞形态异常

①球形红细胞：细胞直径小于 6 μm，厚度增加大于 2.6 μm，无中心浅染区，似小圆球形，与 RBC 膜先天性或后天性异常、表面积/体积比值减小有关。常见于遗传性球形红细胞增多症，此类细胞在血涂片中高达 25%，还见于自身免疫性溶血性贫血、异常血红蛋白病（HbS，HbC 病）。

②椭圆形红细胞：细胞呈卵圆形、杆形，长度可大于宽度的 3~4 倍，最大直径可达 12.5 μm，横径可为 2.5 μm，与细胞骨架蛋白异常有关，细胞只有成熟后才会呈现椭圆形。正常人约有 1% 的椭圆形红细胞，增高多见于遗传性椭圆形细胞增多症，常超过 25%，甚至高达 75%。此种红细胞放置于高渗、等渗、低渗溶液或正常人血清中，其形态保持不变。

③靶形红细胞：细胞直径大于正常红细胞，但厚度变薄，中心部位染色较深，其外围为苍白区域，而细胞边缘又深染，形如射击之靶。有的中心深染区不像孤岛而像从红细胞边缘延伸的半岛状或柄状，成为不典型的靶形红细胞。与 Hb 组成和结构变异或脂质异常有关，常见于各种低色素性贫血，尤其是珠蛋白生成障碍性贫血（如地中海贫血）、异常血红蛋白病、胆汁淤积性黄疸、脾切除后、肝病。

④镰状红细胞：红细胞形如镰刀状，主要见于镰状细胞性贫血（HbS 病）。其形成机制是在缺氧的情况下，红细胞所含异常血红蛋白 S（HbS）溶解度降低，形成长形或尖形的结晶体，使细胞膜发生变形。检查镰状红细胞需将血液制成湿片，然后加入还原剂如偏亚硫酸钠后观察。

⑤口形红细胞：红细胞中央有裂缝，中心苍白区呈扁平状，周围深染颇似一个张开的嘴形或鱼口。多因红细胞膜异常，使 Na^+ 通透性增加，细胞膜

变硬，变形性差，因而脆性增加，使细胞生存时间缩短。正常人低于4%，遗传性口形红细胞增多症常可达10%以上。少量出现可见于弥散性血管内凝血、某些溶血性贫血及肝病等。

⑥棘形红细胞：该红细胞表面有针状或指状突起，尾端略圆，间距、长宽不等。多见于遗传性或获得性β-脂蛋白缺乏症，其棘形红细胞可高达70%~80%，也可见于脾切除后、乙醇中毒性肝脏疾病、尿毒症等。棘形红细胞应注意与皱缩红细胞区别。

⑦皱缩红细胞：也称钝锯齿形红细胞，可因制备血涂片不当、高渗等原因引起，红细胞周边呈钝锯齿形，突起排列均匀、大小一致、外端较尖。

⑧裂片红细胞：指红细胞因机械或物理因素所致细胞碎片及不完整的红细胞。其大小不一致，外形不规则，有各种形态如刺形、盔形、三角形、扭转形等。正常人血涂片中裂片红细胞小于2%，增多见于弥散性血管内凝血、血栓性血小板减少性紫癜、恶性高血压、微血管病性溶血性贫血等。

⑨泪滴形红细胞：细胞内血红蛋白饱满，形状似泪滴状或梨状，可能是由于细胞内含有Heinz小体或包涵体，或红细胞膜的某一点被粘连而拉长所致，被拉长的红细胞可长可短。正常人偶见，增多常见于骨髓纤维化、珠蛋白生成障碍性贫血、溶血性贫血等。

⑩缗钱状红细胞：多个红细胞相互聚集重叠，连接成串，形似缗钱状。主要见于多发性骨髓瘤、原发性巨球蛋白血症等。

（3）红细胞染色异常

①低色素性红细胞：红细胞的生理性中心浅染区扩大，染色淡，甚至成为环形红细胞，提示其血红蛋白含量明显减少。常见于缺铁性贫血、珠蛋白合成障碍性贫血、铁粒幼细胞性贫血、部分血红蛋白病。

②高色素性红细胞：红细胞内生理性中心浅染区消失，整个红细胞染色较深，是由于血红蛋白含量增高所致。最常见于巨幼细胞性贫血，也可见于溶血性贫血、球形红细胞增多症等。

③嗜多色性红细胞：属于尚未完全成熟的红细胞，胞体略大于正常红细胞，在 Wright-Giemsa 染色情况下，细胞呈灰蓝色或灰红色。嗜多色性红细胞增多提示骨髓内红细胞生成活跃，见于各种增生性贫血，尤以溶血性贫血最为多见。

④细胞着色不一：同一血涂片的红细胞中出现色素不一致，即血红蛋白充盈度偏离较大，如同时出现低色素性和正常色素性红细胞，常见于铁粒幼细胞性贫血。

（4）红细胞结构异常

①嗜碱性点彩红细胞（basophilic stippling cell）：在 Wright-Giemsa 染色情况下，红细胞胞质内出现形态和大小不一、多少不均的嗜碱性蓝黑色颗粒，属于未完全成熟的红细胞。正常人血涂片中少见（约占 0.01%），在铅、铋、汞、锌等重金属中毒时增多，为铅中毒的诊断筛选指标。在其他各类贫血中也可见到嗜碱性点彩红细胞，其增加常表示骨髓造血功能旺盛且有紊乱现象。

②染色质小体：又称豪-焦小体，位于成熟或幼稚红细胞的胞质中，为直径约（1~2 μm）暗紫红色圆形小体，可 1 个或多个，为核碎裂或核裂解后所剩的残余部分。常见于巨幼细胞性贫血，也可见于脾切除术后、溶血性贫血及红白血病等。

③卡-波环：在红细胞内的胞质中出现的紫红色细线圈状或"8"字形结构。可能是胞质中脂蛋白变性所致，常与染色质小体同时存在。见于溶血性贫血、巨幼细胞性贫血、脾切除术后、铅中毒及白血病等。

④有核红细胞：即幼稚红细胞。正常成人有核红细胞均存在于骨髓中，外周血液中除新生儿可见到有核红细胞外，成人均不能见到。在成人外周血涂片中出现有核红细胞属病理现象，常见于各种溶血性贫血、白血病、骨髓纤维化、脾切除后及红白血病等。

（四）血细胞比容测定

血细胞比容（hematocrit，Hct）是指一定体积全血中红细胞所占体积的相对比例。HCT高低与红细胞数量、平均体积及血浆量有关，主要用于贫血和红细胞增多的诊断、血液稀释和血液浓缩变化的测定、计算红细胞平均体积和红细胞平均血红蛋白浓度等。

【检测原理】

1. 离心沉淀法

常用温氏法和微量血细胞比容法。

（1）温氏法：为离心沉淀法中的常量法。将肝素抗凝血灌注于温氏管中，在一定条件下离心得到红细胞占全血体积的百分比。水平离心机以相对离心力（RCF）2 264 g离心30分钟，读取压实红细胞层柱高的毫米数，再离心10分钟，至红细胞层不再下降为止，读取还原红细胞层的高度。离心后血液分为5层，自上而下的成分为：血浆、血小板、白细胞、还原红细胞及带氧红细胞。当外周血出现有核红细胞时，离心后则位于白细胞和还原红细胞层之间。

（2）微量血细胞比容法：采用一次性专用的毛细玻璃管，用EDTA-K_2抗凝的静脉血或用肝素化的干燥管直接采集毛细血管血，以RCF 12 500 g离心5分钟，测量红细胞柱、全细胞柱和血浆柱的长度。红细胞柱的长度除以全细胞柱和血浆柱的长度之和，即为血细胞比容。本法为WHO推荐的参考方法。

2. 血液分析仪法

由仪器根据红细胞计数和红细胞平均体积计算出HCT，HCT＝红细胞计数×红细胞平均体积。

【方法学评价】HCT测定的方法学评价见表2-4。

表 2-4　HCT 测定的方法学评价

方法	优点	缺点
温氏法（离心法）	应用广泛，不需要特殊仪器	难以完全排除残留血浆（可达 2%~3%），单独采血用血量大，已渐被微量法取代
微量法（离心法）	WHO 推荐的首选常规方法，CLSI 推荐为参考标准。标本用量少，相对离心力高，结果准确、快速、重复性好	需微量高速血液离心机，仍有残留血浆，但较温氏法少
血液分析仪法	不需要单独采血测定，检查快速，精密度高	准确性不及微量离心法，需定期校正仪器

注：CLSI，美国临床实验室标准化研究所（Clinical and Laboratory Standards Institute）。

【参考区间】①成年：男性 0.40~0.50；女性 0.37~0.48。②新生儿：0.47~0.67。③儿童：0.33~0.42。

【临床意义】HCT 与红细胞数量、MCV 和血浆量有关。红细胞数量增多、血浆量减少或两者兼有可导致 HCT 增高；血浆量增多或红细胞减少可导致 HCT 减低（表2-5）。HCT 作为单一参数的临床价值不大，必须结合红细胞计数才具有临床价值。HCT 的主要应用价值为：

1. 临床补液量的参考

各种原因导致脱水时，HCT 都会增高，补液时可监测 HCT，HCT 恢复正常表示血容量得到纠正。

2. 作为真性红细胞增多症诊断指标

HCT>0.7，RBC 为（7~10）×10^{12}/L，Hb>180 g/L，即可诊断。

3. 计算红细胞平均指数的基础

红细胞平均值（MCV、MCHC）可用于贫血的形态学分类。

表 2-5 HCT 增高和减低的原因

HCT	机制	原因
增高	红细胞增多	真性红细胞增多症、缺氧、肿瘤、EPO 增多
	血浆量减少	液体摄入不足、大量出汗、腹泻、呕吐、多尿
减低	红细胞减少	各种原因所致的贫血、出血
	血浆量增多	竞技运动员、中晚期妊娠、原发性醛固酮增多症、过多补液

（五）红细胞平均指数计算

利用红细胞数、HCT 及 Hb，按以下公式分别可计算出红细胞 3 种平均值，以协助贫血形态学分类诊断，在临床上有着重要的价值。

1. 红细胞平均体积

红细胞平均体积（mean corpuscular volume，MCV）系指平均每个红细胞的体积，以 fl（飞升）为单位。

MCV = 每升血液中血细胞比容/每升血液中红细胞个数 = （HCT/RBC）$\times 10^{15}$

2. 红细胞平均血红蛋白量

红细胞平均血红蛋白量（mean corpuscular hemoglobin，MCH）系指平均每个红细胞内所含血红蛋白的量，以 pg（皮克）为单位。

MCH = 每升血液中血红蛋白含量/每升血液中红细胞个数 = （Hb/RBC）$\times 10^{12}$

3. 平均红细胞血红蛋白浓度

平均红细胞血红蛋白浓度（mean corpuscular hemoglobin concentration, MCHC）系指平均每升红细胞中所含血红蛋白浓度，以 g/L 表示。

MCHC＝每升血液中血红蛋白含量/每升血液中血细胞比容＝Hb/HCT

【参考区间】MCV、MCH、MCHC 的参考区间见表2-6。

表2-6　MCV、MCH、MCHC 的参考区间

人群	MCV（fl）	MCH（pg）	MCHC（g/L）
成年人	82～100	27～34	316～354
1～3 岁	79～104	25～322	80～350
新生儿	86～120	27～362	50～370

【临床意义】红细胞平均指数可用于贫血形态学分类及提示贫血的可能原因（表2-7）。

表2-7　贫血形态学分类及临床意义

形态学分类	MCV	MCH	MCHC	临床意义
大细胞性贫血	>100	>34	316～354	叶酸及维生素 B_{12} 缺乏所引起的巨幼细胞贫血
正常细胞性贫血	82～100	27～34	316～354	再生障碍性贫血，急性失血性贫血，溶血性贫血，骨髓病性贫血
单纯小细胞性贫血	<82	<27	316-354	慢性炎症性贫血，肾性贫血
小细胞低色素性贫血	<82	<27	<316	缺铁性贫血，铁粒幼细胞性贫血，珠蛋白生成障碍性贫血，失血性贫血

二、白细胞检查

白细胞（white blood cell，WBC；leukocyte，LEU）为外周血中的有核细胞，是机体抵抗病原微生物等异物入侵的主要防线。外周血白细胞数量较少，约为红细胞的 $0.1\% \sim 0.2\%$。按照细胞形态学特征，可将白细胞分为粒细胞（granulocyte，GRAN）、淋巴细胞（lymphocyte，L）和单核细胞（monocyte，M）三大类。粒细胞根据其胞质中的颗粒特点又分为中性粒细胞（neutrophil，N）、嗜酸性粒细胞（eosinophil，E）和嗜碱性粒细胞（basophil，B）3 类，因此通常将白细胞分为 5 类。另外中性粒细胞根据其核分叶情况又可分为中性杆状核粒细胞（neutrophilic stabgranulocyte，Nst）和中性分叶核粒细胞（neutrophilic segmented granulocyte，Nsg）。

根据细胞动力学原理，可将粒细胞的发育过程人为划分为 5 个池。①分裂池（mitotic pool）：包括原粒细胞、早幼粒细胞和中幼粒细胞等具有分裂能力的细胞。②成熟池（maturation pool）：包括晚幼粒、杆状核粒细胞，此阶段细胞已失去分裂能力。③贮备池（storage pool）：包括部分杆状核粒细胞及分叶核粒细胞，其数量约为外周血的 $5 \sim 20$ 倍。以上 3 个池均存在于骨髓中。④循环池（circulating pool）：由忙备池进入外周血中的成熟粒细胞约一半随血液循环，即为外周血检查的粒细胞数。⑤边缘池（marginal pool）：进入外周血的半数粒细胞黏附于血管壁构成边缘池，其与循环池的粒细胞之间可互换，处于动态平衡。

外周血白细胞检查是血液一般检验的重要项目之一。机体发生炎症或其他疾病都可引起白细胞总数及各类白细胞所占比例发生变化，因此检查白细胞总数及白细胞分类计数已成为临床辅助诊断的一种重要方法。

（一）白细胞计数

白细胞计数（white blood cell count，WBC）是指测定单位体积外周血中各类白细胞总的数量。

【检测原理】白细胞计数方法有显微镜计数法和血液分析仪法。

1. 显微镜计数法

用白细胞稀释液将血液标本稀释一定倍数并破坏红细胞后，充入改良牛鲍血细胞计数板中，在显微镜下计数一定区域内的白细胞数量，经换算求出每升血液中白细胞总数。

常用白细胞稀释液由蒸馏水、乙酸和染料（如结晶紫或亚甲蓝）组成。其中蒸馏水因为低渗以溶解红细胞；乙酸可加速红细胞的溶解，同时能固定核蛋白，使白细胞核显现，易于辨认；染料可使核略着色，且易与红细胞稀释液区别。

2. 血液分析仪法

多采用电阻抗法及光散射法等。

【方法学评价】见红细胞计数。

【参考区间】成人：（3.5~9.5）×10^9/L；儿童：（5~12）×10^9/L；6个月~2岁：（11~12）×10^9/L；新生儿：（15~20）×10^9/L。

【临床意义】白细胞总数高于参考区间的上限称为白细胞增多（leukocytosis）；低于参考区间的下限称为白细胞减少（leukopenia）。由于白细胞增多或减少主要受中性粒细胞数量的影响，其临床意义见白细胞分类计数。

（二）白细胞分类计数

由于各类白细胞的生理功能不同，其在外周血中数量变化的临床意义也不同，因此仅仅计数外周血中白细胞总数是不够的，需要对各类白细胞分别计数。白细胞分类计数（differential leukocyte count，DLC）是根据外周血中各类白细胞的形态特征进行分类计数，以求得各类白细胞所占的百分率和绝对值。

【检测原理】白细胞分类计数方法有显微镜法和血液分析仪法。

1. 显微镜白细胞分类计数法

将血液制备成薄膜涂片，经 Wright 染色后，在显微镜下根据各类白细胞的形态特征逐个分别计数，然后求出各类白细胞所占的百分率，也可以根据白细胞总数计算出各类白细胞的绝对值。

2. 血液分析仪法

利用多项技术（如电学、光学、细胞化学染色和流式细胞术）联合检测。

【参考区间】成人白细胞分类计数参考区间见表 2-8。

表 2-8 成人白细胞分类计数参考区间

白细胞	百分率（%）	绝对值（×10⁹/L）
中性杆状核粒细胞（Nst）	1~5	0.04~0.5
中性分叶核粒细胞（Nsg）	40~75	1.8~6.3
嗜酸性粒细胞（E）	0.4~8.0	0.02~0.52
嗜碱性粒细胞（B）	0~1	0~0.06
淋巴细胞（L）	20~50	1.1~3.2
单核细胞（M）	3~10	0.1~0.6

【临床意义】

1. 白细胞总数与中性粒细胞

中性粒细胞具有趋化、变形、黏附、吞噬及杀菌等功能，在机体防御和抵抗病原体侵袭过程中发挥重要作用。由于外周血液中，中性粒细胞占白细胞比例最大，白细胞总数增多或减少主要受中性粒细胞数量的影响，因此二者数量变化的临床意义基本一致。在某些病理情况下，有时二者的数量关系也表现出不一致的情况，此时需要具体分析。

（1）白细胞或中性粒细胞生理性变化：白细胞数量的生理性波动较大，一般认为白细胞计数波动在30%以内表示无临床意义，只有通过定时和连续观察才有意义。白细胞或中性粒细胞生理性变化见表2-9。

表2-9　白细胞或中性粒细胞生理性变化

状态	生理变化
年龄	新生儿白细胞总数较高（15×10^9/L），主要为中性粒细胞，到6~9天逐渐下降至与淋巴细胞大致相等，以后淋巴细胞逐渐升高。2~3岁后，淋巴细胞又开始下降，中性粒细胞逐渐上升，至4~5岁两者又基本相等，以后中性粒细胞逐渐增高至成人水平
日间变化	静息状态时较低，进食和活动后较高；午后较早晨高；一天之内变化可相差1倍
运动、疼痛和情绪	脑力和体力劳动、冷热刺激、日光或紫外线照射等可使白细胞轻度增高；剧烈运动、剧痛和情绪激动等可使白细胞显著增高妊娠期白细胞常增加，妊娠5个月以上可多达15×10^9/L；分娩时因产伤、产痛、失血等刺激，白细胞可达35×10^9/L，产后2周内可恢复正常
吸烟	吸烟者平均白细胞总数可高于非吸烟者30%

（2）中性粒细胞增多症（neutrocytosis）：引起中性粒细胞病理性增多的原因大致分为反应性增多和异常增生性增多。

①反应性增多：为机体对各种病理因素刺激产生的应激反应，动员骨髓贮备池中的粒细胞释放或边缘池粒细胞进入血循环。因此反应性增多的粒细胞多为成熟的分叶核或杆状核粒细胞。常见于：急性感染或炎症；组织损伤；急性溶血；急性失血；急性中毒；恶性肿瘤。

②异常增生性增多：类白血病反应（leukemoid reaction）是指机体在有明

确病因的刺激下，外周血中白细胞数中度增高（很少达到白血病的程度），并可有数量不等的幼稚细胞出现，常伴有中性粒细胞中毒性改变，其他细胞如红细胞和血小板一般无明显变化。引起类白血病反应的病因很多，以严重急性感染最为常见，当病因去除后，类白血病反应也逐渐消失。

（3）中性粒细胞减少症（neutropenia）：引起中性粒细胞减少的机制主要有细胞增殖和成熟障碍、消耗或破坏过多以及分布异常等。

①某些感染：某些革兰阴性杆菌（如伤寒、副伤寒）、病毒（如流感）等感染时。

②血液病：如再生障碍性贫血，白细胞可<1×10^9/L，分类时淋巴细胞相对增多，中性粒细胞绝对值为其最重要的预后指标。

③理化损伤：长期接触电离辐射（X射线）、苯、铅、汞以及化学药物（如氯霉素）等，可抑制骨髓细胞有丝分裂而致白细胞减少。

④脾功能亢进：各种原因所致的脾大可促使单核-吞噬细胞系统破坏过多的白细胞，以及分泌过多的脾素抑制骨髓造血而致白细胞减少。

⑤自身免疫性疾病：由于机体产生白细胞自身抗体，导致其破坏过多。

2. 嗜酸性粒细胞

嗜酸性粒细胞是粒细胞系统中的重要组成部分，其主要作用是抑制过敏反应、参与对寄生虫的免疫反应等。临床上有时需要准确了解嗜酸性粒细胞的变化，因此须采用直接计数法。其显微镜计数法原理类似白细胞计数，所用稀释液主要作用有保护嗜酸性粒细胞（如丙酮、乙醇）、破坏红细胞和中性粒细胞（如碳酸钾、草酸铵）及使嗜酸性粒细胞着色（如伊红、溴甲酚紫等）。

（1）生理性变化：正常人外周血嗜酸性粒细胞白天较低，夜间较高，上午波动大，下午较恒定。

（2）嗜酸性粒细胞增多（eosinophilia）：①寄生虫病；②过敏性疾病；

③某些皮肤病；④血液病；⑤某些传染病；⑥恶性肿瘤；⑦高嗜酸性粒细胞增多综合征；⑧其他：如脾切除、脑线垂体功能低下、肾上腺皮质功能不全等。

（3）嗜酸性粒细胞减少（eosinopenia）：其临床意义较小，可见于长期应用肾上腺皮质激素、某些急性传染病如伤寒初期等。

（4）嗜酸性粒细胞计数的其他应用：临床上常常用于观察急性传染病的预后、观察大手术和烧伤患者的预后及肾上腺皮质功能测定。

3. 嗜碱性粒细胞

嗜碱性粒细胞的主要功能是参与Ⅰ型超敏反应，在外周血中数量很少。

（1）嗜碱性粒细胞增多（basophilia）。常见于：①过敏性和炎症性疾病；②慢性粒细胞性白血病；③骨髓增殖性肿瘤；④嗜碱性粒细胞白血病。

（2）嗜碱性粒细胞减少（basopenia）。由于外周血中嗜碱性粒细胞数量本来很少，其减少临床上意义不大。

4. 淋巴细胞

淋巴细胞为人体重要的免疫细胞，包括B淋巴细胞、T淋巴细胞及少量NK细胞等。在普通光学显微镜下，淋巴细胞各亚群形态相同，不能区别。

（1）淋巴细胞增多（lymphocytosis）。婴儿出生一周后，淋巴细胞与中性粒细胞大致相等，可持续至6~7岁，以后淋巴细胞逐渐降至成人水平。因此整个婴幼儿及儿童期外周血淋巴细胞较成人高，属于淋巴细胞生理性增多。淋巴细胞病理性增多见于：①感染性疾病；②组织器官移植后；③白血病；④淋巴细胞相对增高。

（2）淋巴细胞减少（lymphopenia）。主要见于长期接触放射线、应用肾上腺皮质激素、免疫缺陷性疾病等。另外各种引起中性粒细胞增多的因素均可导致淋巴细胞百分率相对减少。

5. 单核细胞

单核细胞与组织中的吞噬细胞构成单核-吞噬细胞系统，具有吞噬和杀灭病原体、清除损伤或死亡的细胞以及处理抗原等功能。

（1）单核细胞增多（monocytosis）。儿童外周血单核细胞较成人稍高，妊娠及分娩期亦可增多，属于生理性增多。单核细胞病理性增多见于：①某些感染；②某些血液病；③结缔组织病等。

（2）单核细胞减少（monocytopenia）。临床意义不大。

（三）白细胞形态学检查

在病理情况下，除了白细胞总数及其分类发生变化外，有时白细胞的形态也会发生改变。白细胞形态学检查主要采用显微镜法，血涂片经 Wright 染色后在显微镜下观察白细胞的形态变化。

1. 中性粒细胞的核象变化

中性粒细胞的核象是指粒细胞的分叶状况，反映粒细胞的成熟程度。正常情况下，外周血中性粒细胞以分叶核为主，常分为 2~5 叶，杆状核较少，杆状核与分叶核之间的比值为 1：13。病理情况下，中性粒细胞的核象可发生变化，出现核左移或核右移（图 2-1）。

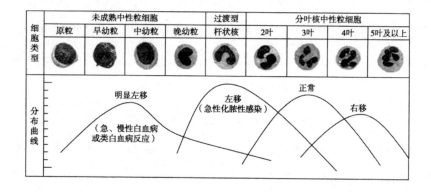

图 2-1　中性粒细胞核象变化

（1）核左移（shift to the left）：外周血中杆状核粒细胞增多或出现更幼稚的粒细胞时称为核左移。核左移是机体的一种反应性改变，常见于化脓性感染、急性溶血、急性失血等。

（2）核右移（shift to the right）：外周血中分叶核粒细胞增多，并且5叶核以上的中性粒细胞超过3%时称为核右移。核右移常伴有白细胞总数减少。

2. 中性粒细胞的毒性变化

在严重感染、败血症、中毒、恶性肿瘤、大面积烧伤等病理情况下，中性粒细胞可出现一系列形态改变。

（1）大小不均（anisocytosis）：在一些病程较长的化脓性感染时，中性粒细胞体积大小悬殊，可能与内毒素等因素作用于骨髓内幼稚细胞发生顿挫性不规则分裂有关。

（2）中毒颗粒（toxic granulation）：中性粒细胞胞质中出现粗大、大小不等、分布不均的紫黑色或紫褐色颗粒，称中毒颗粒。常见于严重化脓性感染及大面积烧伤等，可能与粒细胞颗粒生成过程受阻或变性有关。

（3）空泡（vacuolation）：多出现在中性粒细胞胞质中，可为单个，常为数个，亦可在核中出现。常见于严重感染，可能与细胞脂肪变性或颗粒缺失有关。

（4）杜勒小体（Döhle body）：又称蓝斑，指中性粒细胞胞质中出现蓝色或灰色的包涵体，呈圆形、梨形或云雾状，界限不清，直径约常见于严重感染，是胞质因毒性变而保留的嗜碱性区域，其胞质局部发育不成熟，核与胞质发育不平衡。

（5）退行性变（degeneration）：细胞发生胞体肿大、结构模糊、边缘不清晰、核固缩、核肿胀和核溶解（染色质模糊、疏松）等现象，是细胞衰老死亡的表现。

3. Auer 小体（auer body）

白细胞胞质中出现 1 条或数条紫红色细杆状物质，长约 1~6 μm，亦称为棒状小体。棒状小体对鉴别急性白血病的类型有重要意义，急性粒细胞白血病和急性单核细胞白血病可见到棒状小体，而急性淋巴细胞白血病则无。

4. 中性粒细胞胞核形态的异常

包括多分叶核中性粒细胞、巨多分叶核中性粒细胞、巨杆状核中性粒细胞、双核粒细胞和环形杆状核粒细胞等，常见于巨幼细胞性贫血、抗代谢药物治疗后、骨髓增生异常综合征（myelodysplastic syndrome，MDS）及恶性血液病等。

5. 其他中性粒细胞畸形

多与遗传因素相关，包括 Pelger‐Huët 畸形、Chediak‐Higashi 畸形、Alder‐Reilly 畸形及 May‐Hegglin 畸形等。

6. 淋巴细胞的异常形态

（1）异型淋巴细胞（atypical lymphocyte）：在病毒、过敏原等因素刺激下，外周血淋巴细胞增生并发生异常形态变化，称为异型淋巴细胞。已知异型淋巴细胞主要为 T 细胞，其形态变异是因增生亢进，甚至发生母细胞化所致，表现为胞体增大、胞质增多、嗜碱性增强、细胞核母细胞化等。Downey 按形态特征将其分为 3 型：

Ⅰ型（空泡型或浆细胞型）：最为常见，其胞体比正常淋巴细胞稍大，多为圆形；核呈圆形、肾形或不规则形，常偏位，染色质粗糙呈粗网状或块状；胞质丰富，染深蓝色，无颗粒，含空泡或呈泡沫状。

Ⅱ型（不规则形或单核细胞型）：胞体较大，外形不规则，多有伪足；核呈圆形或不规则，染色质较Ⅰ型细致；胞质丰富，染淡蓝或蓝色，有透明感，边缘处着色较深，一般无空泡，可有少数嗜天青颗粒。

Ⅲ型（幼稚型）：胞体较大；核呈圆形或椭圆形，染色质细致呈网状，可有1~2个核仁；胞质较少，染深蓝色，可有少数空泡。

（2）卫星核淋巴细胞：淋巴细胞主核旁边另有1个游离的小核，称为卫星核。常见于接受较大剂量电离辐射、核辐射、抗癌药物等造成的细胞损伤，可作为致畸、致突变的客观指标之一。

（3）浆细胞（plasmacyte）：浆细胞为 B 细胞经抗原刺激后转化而成，正常外周血一般少见或无。在传染性单核细胞增多症、流行性出血热、梅毒及结核病等外周血中可出现浆细胞。另外，在多发性骨髓瘤患者中外周血可出现异常的浆细胞，较普通浆细胞大、胞质增多、核染色质细致。

三、血小板计数

血小板（platelet，PLT）由骨髓中成熟的巨核细胞边缘部分破裂脱落后形成，通常每个巨核细胞可产生 200 个以上的血小板，其外周血中的数量受血小板生成素的调节。血小板具有维持血管内皮完整性以及黏附、聚集、释放、促凝和血块收缩等功能，主要参与一期止血过程和促进血液凝固，因此在止血与凝血，以及在心血管疾病等病理生理过程中起着重要作用。

血小板计数（platelet count）是指测定单位体积外周血中血小板的数量，为止凝血检查中最基本、最常用的筛选试验之一。

【检测原理】血小板计数方法有显微镜计数法、血液分析仪法和流式细胞仪法，其中显微镜计数法有普通光学显微镜法和相差显微镜法。

1. 普通光学显微镜计数法

其计数原理与红细胞、白细胞计数相同。常用的血小板稀释液有能溶解红细胞的草酸铵稀释液和复方尿素稀释液等。

2. 相差显微镜计数法

利用光线通过透明物体时产生的相位差而转化为光强差，从而增强被检物立体感的原理，识别血小板的形态。

3. 血液分析仪法

多采用电阻抗法及光散射法等。

4. 流式细胞仪法

利用荧光染料标记血小板特异性抗体，采用流式细胞仪计数血小板。

【参考区间】（125~350）×10^9/L。

【临床意义】

1. 生理性变化

正常人血小板数量随着时间和生理状态而变化，一天之内可增减6%~10%，午后略高于早晨；冬季较春季高；平原居民较高原居民低；月经前较低，月经后逐渐上升；妊娠中晚期增高，分娩后即减低；运动、饱餐后增高，休息后恢复；静脉血血小板计数较毛细血管血高约10%。

2. 病理性变化

（1）血小板减少。血小板低于参考区间的下限称为血小板减少，是临床上引起出血的常见原因。常见疾病有：①血小板生成障碍；②血小板破坏过多；③血小板消耗过多；④血小板分布异常；⑤先天性血小板减少：如新生儿血小板减少症、巨大血小板综合征等。

（2）血小板增多。血小板高于参考区间的上限称为血小板增多，是血栓形成的危险因素。在原因不明的血小板增多患者中，约有50%为恶性疾病。

①原发性血小板增多。如慢性粒细胞白血病、真性红细胞增多症、原发性血小板增多症等。

②反应性血小板增多。如急性大出血、急性溶血、急性化脓性感染、肿瘤等。

③其他疾病。如外科手术、脾切除等。

第二节　网织红细胞计数

网织红细胞（reticulocyte，Ret）是介于晚幼红细胞脱核到完全成熟的红细胞之间的过渡细胞，略大于成熟红细胞（直径 8.0~9.5 μm），因其胞质中残存的嗜碱性物质 RNA 经碱性染料（如煌焦油蓝、新亚甲蓝等）活体染色后，形成蓝色或紫色的点粒状或丝网状沉淀物，故名为网织红细胞。在红细胞发育过程中，胞质中的 RNA 含量有明显规律性变化，即原始阶段较为丰富，然后逐渐减低，网织红细胞自骨髓释放到外周血液后仍具有合成血红蛋白的能力，约 1~2 天后，RNA 完全消失，过渡为成熟红细胞。红细胞中网状结构越多，表示细胞越幼稚。ICSH 将网织红细胞分为 4 型（表 2-10）。

表 2-10　网织红细胞分型及特征

分型	形态特征	正常存在部位
Ⅰ型（丝球型）	嗜碱性物质呈致密块状	仅存在于骨髓
Ⅱ型（网型）	嗜碱性物质呈疏松网状结构	大量存在于骨髓，极少见于外周血液中
Ⅲ型（破网型）	嗜碱性物质呈散在的不规则枝点状结构	少量存在于外周血液中
Ⅳ型（点粒型）	嗜碱性物质少，呈分散的细颗粒、短丝状	主要存在于外周血液中

网织红细胞检测的目的：①鉴别贫血的类型；②检查骨髓的功能；③监测贫血的治疗效果；④评估骨髓移植后、再生障碍性贫血、细胞毒药物诱导治疗后或 EPO 治疗后的红细胞造血情况。

【检测原理】网织红细胞的 RNA 以弥散胶体状态存在。常规血细胞染色法（如 Wright 染色）对细胞进行了固定，即使网织红细胞的核酸物质着色，也难以在普通显微镜下识别。网织红细胞必须经活体或特殊染色后，才可用显微镜识别或经仪器分类计数。

1. 普通显微镜法

活体染料（新亚甲蓝或煌焦油蓝）的碱性着色基团（带正电荷）可与网织红细胞 RNA 的磷酸基（带负电荷）结合，使 RNA 胶体间的负电荷减少而发生凝缩，形成蓝色的点状、线状或网状结构。

2. 血液分析仪法

特殊染料与网织红细胞中 RNA 结合后进行 RNA 定量，可精确计数网织红细胞占红细胞的百分数（Ret%），并可根据 RNA 含量将网织红细胞分类及计算网织红细胞其他参数。

【方法学评价】网织红细胞计数的方法学评价见表 2-11。

表 2-11　网织红细胞计数的方法学评价

方法	评价
普通显微镜法	简便、成本低，可直观细胞形态；但影响因素多，重复性差
玻片法	水分易蒸发，染色时间短，结果偏低
试管法	易掌握，重复性较好，易复查
Miller 窥盘计数法	规范计算区域，减少了实验误差。ICSH 推荐的方法
血液分析仪法	检测细胞多，精密度高，与手工法相关性好易标准化；仪器贵；在出现豪-焦小体、有核红细胞、巨大血小板时结果常出现假性增高

【参考区间】①成人、儿童：$0.5\% \sim 1.5\%$；②新生儿：$2.0\% \sim 6.0\%$；③成人绝对值：$(24 \sim 84) \times 10^9 / L$。

【临床意义】网织红细胞计数是反映骨髓造血功能的重要指标，表示骨髓造血功能旺盛程度。

1. 网织红细胞计数

（1）增多：表示骨髓红细胞生成旺盛。常见于：①溶血性贫血（Ret 可增至 6%～8%或更高）；②放射治疗和化学治疗后；③观察贫血疗效；④脾功能亢进；⑤红细胞生成素治疗后；⑥骨髓移植后。

（2）降低：是无效红细胞造血的指征。见于：①再生障碍性贫血；②骨髓病性贫血。

（3）鉴别贫血：①小细胞性贫血：当铁蛋白和转铁蛋白饱和度正常时，网织红细胞增多常见于血红蛋白病，网织红细胞正常常见于慢性炎症性疾病；②正细胞性贫血：网织红细胞增多常见于急性出血和溶血综合征，网织红细胞正常或降低常见于骨髓衰竭或慢性贫血；③大细胞性贫血：网织红细胞增多常见于维生素 B_{12} 或叶酸治疗后。

（4）放疗和化疗的监测：网织红细胞的动态观察可指导临床适时调整治疗方案，避免造成严重的骨髓抑制。

2. 网织红细胞生成指数（reticulocyte production index，RPI）

表示网织红细胞生成相当于正常人多少倍。正常人为 1，当 RPI<1 时，提示骨髓增生低下或红细胞系统成熟障碍所致贫血；当 RPI>3 时，提示溶血性贫血或急性失血性贫血。

其公式为：

$$RPI = \frac{网织红细胞百分数}{2} \times \frac{患者血细胞比容}{0.45}$$

式中："2"为网织红细胞成熟时间，"0.45"为正常人的血细胞比容。

RPI 是衡量有效红细胞生成的很好的指标。如果贫血患者 RPI 升高至正常的 3 倍以上，说明患者的肾功能、EPO 反应、骨髓代偿能力是正常的，进一步提示贫血是由于溶血或失血引起的。骨髓代偿反应良好的贫血患者，其 RPI>1。如果 RPI<1，即使 Ret 计数升高，其骨髓的代偿能力也不充分。

第三节　红细胞沉降率测定

红细胞沉降率（erythrocyte sedimentation rate，ESR）是指在规定条件下，离体抗凝血在静止过程中，红细胞自然下沉的速率，简称血沉。ESR 是反映红细胞聚集性的一项指标。

【检测原理】

1. 手工法

主要有魏氏（Westergren）法、Wintrobe 法及潘氏法等，其基本原理相似，其中魏氏法为 ICSH 推荐的标准方法。其原理为将 3.2%枸橼酸钠抗凝血置于特制的刻度血沉管内，在室温下垂直立于血沉架 1 小时后，读取上层血浆的高度，即为红细胞沉降率，以 mm/h 报告结果。

2. 自动血沉仪法

红细胞在一定管径的玻璃管中由于重力的作用自由沉降。经过大量的实验观察发现，沉降过程分为 3 个阶段：①红细胞缗钱样聚集期，沉降较慢，约 10 分钟；②红细胞快速沉降期，聚集逐渐减弱，细胞以恒定速度下沉，约 40 分钟；③红细胞堆积期，此期红细胞缓慢下沉，试管底部聚集，约 10 分钟。

全自动血沉仪根据红细胞下沉过程中血浆浊度的改变，采用光电比浊法、红外线扫描法或摄影法动态分析红细胞下沉各个阶段血浆的透光度，以微电脑记录并打印结果。

【方法学评价】

1. 手工法

简便实用，其中魏氏法为传统方法，为国内规范方法，也是 ICSH 推荐的标准法，ICSH、CLSI 以及 WHO 均有血沉检测的标准化文件。ICSH 方法

（1993）及 CLSI（2000）方法均以魏氏法为基础，建立了新的血沉检验"参考方法"和供常规使用的"选择方法"，后者简称"常规工作方法"，并分别制定了新的操作规程。新方法对血沉管的规格、抗凝剂的使用、血液标本的制备方法等做了重新规定。使用一次性血沉管，方便、安全卫生，但成本较高，质量难以保证，结果只反映血沉的终点变化。

2. 仪器法

具有自动化程度高、测量时间短、重复性好、影响因素少且易于标准化等优点。血沉仪可动态记录整个血沉过程的变化，描绘出红细胞沉降的曲线，为临床分析不同疾病或疾病不同阶段血沉测定结果提供了新的手段。测定结果应与"参考方法"比较，制定参考区间。

【参考区间】魏氏法：成年男性 $0 \sim 15$ mm/h；成年女性 $0 \sim 20$ mm/h。

【临床意义】血沉是一项常规筛检试验，血沉的改变缺乏特异性，故不能单独根据血沉的变化来诊断疾病，但是在观察病情的动态变化、区别功能性与器质性病变、鉴别良性与恶性肿瘤等方面具有一定价值。

1. 血沉加快

（1）生理性血沉加快：12 岁以下的儿童，由于红细胞数量生理性低下，血沉略快。老年人因纤维蛋白原含量逐渐增高，血沉常见增快。女性由于纤维蛋白原含量高，血沉较男性快。妇女月经期血沉增快，妊娠 3 个月以上由于生理性贫血、胎盘剥离、产伤和纤维蛋白原含量增高，血沉增快可达 30 mm/h 或更高。

（2）病理性血沉加快：①组织损伤：如严重创伤和大手术后；②炎症疾病：急性细菌感染、风湿病活动期、结核病活动期等；③恶性肿瘤：与肿瘤组织坏死、纤维蛋白原增高、感染和贫血有关；④高球蛋白血症：多发性骨髓瘤、巨球蛋白血症、系统性红斑狼疮、肝硬化、慢性肾炎等导致免疫球蛋白增高；⑤自身免疫病：结缔组织疾病；⑥高胆固醇血症；⑦其他：退行性疾病、巨细胞性动脉炎等。

2. 血沉减慢

新生儿因纤维蛋白原含量低，红细胞数量较高，血沉较慢（<2 mm/h）。一般临床意义较小。红细胞数量明显增多，如真性红细胞增多症和各种原因所致的脱水导致的血液浓缩、弥散性血管内凝血（DIC）、纤维蛋白原含量减低、红细胞形态异常等血沉会减慢。

第四节　骨髓细胞形态学检验

骨髓细胞形态学检验是临床血液学检验中重要的组成部分。通过在光学显微镜下观察骨髓穿刺液涂片中血细胞成分数量和比例的改变，以及形态的异常，从而了解骨髓的造血功能和病理改变，在诊断血液系统疾病、观察疗效、判断预后及其他疾病的诊断方面具有一定的价值。

一、血细胞的一般规律及骨髓中正常血细胞形态学特征

（一）血细胞发育过程中形态学演变的一般规律

血细胞由造血干细胞分化为各系祖细胞后，再进一步发育成为可以从形态学上辨认的各系原始及幼稚细胞，这是一个连续的发育成熟过程，其形态学变化有一定规律性。为了研究等目的，人为地将细胞划分为各个阶段，在分类中，处于发育中间阶段的细胞可划入下一阶段。血细胞发育过程中的形态学演变规律见表2-12。

表 2-12　　血细胞发育过程中形态学演变一般规律

内容	特征	备注
细胞大小	大→小	原始粒细胞比早幼粒细胞小，巨核细胞由小变大
核质比（N/C）	高→低	
细胞核大小	大→小	成熟红细胞核消失
核形	圆→凹陷→分叶	有的细胞不分叶
核染色质	细致→粗糙，疏松紧密	
核膜	不明显→明显	
核仁	清晰→消失	
胞质量	少→多	小淋巴细胞胞质量少
胞质颜色	嗜碱性（蓝色）→嗜酸性（红色）	
颗粒	无→少多	粒细胞分中性、嗜酸及嗜碱颗粒（红细胞系统无颗粒）

（二）正常血细胞形态学特征

1. 红细胞系统

（1）原始红细胞（pronormoblast）：胞体直径 15～25 μm，呈圆形或椭圆形，常有钝角状或瘤状突起。胞核呈圆形或椭圆形，居中或稍偏位，占细胞直径的 4/5，核染色质呈细颗粒状，核仁 1～2 个，大小不一，呈淡蓝色。胞质量较丰富，深蓝色，不透明，呈油画蓝感，在核周形成淡染区。

（2）早幼红细胞（early normoblast）：胞体直径 10～18 μm，较原始红细胞小，呈圆形或椭圆形。胞核呈圆形，多居中，占细胞直径的 2/3 以上，核染色质呈较粗颗粒状或小块状，有聚集现象，核仁模糊或消失。细胞质的量相对较多，染深蓝色，不透明，因开始合成血红蛋白，故着色较原始红细胞淡，但不应出现红色调。瘤状突起及核周淡染区仍可见。

（3）中幼红细胞（polychromatic normoblast）：较早幼红细胞明显为小，直径8~15 μm，圆形。胞核呈圆形，占细胞直径的1/2，核染色质呈块状或条索状，核仁消失。细胞质的量明显增多，由于血红蛋白含量逐渐增多并与嗜碱性物质同时存在而呈嗜多色性，染灰色、灰蓝色或红蓝色。

（4）晚幼红细胞（orthochromatic normoblast）：细胞更小，直径7~10 μm，圆形。胞核圆，居中或偏位，占细胞直径1/2以下，核染色质聚集呈墨块状，染黑色。细胞质的量多，呈淡红色或浅灰色。

（5）红细胞（erythrocyte）：胞体平均直径7.2 μm，两面呈微凹圆盘状，无核，胞质淡红色，无颗粒。

2. 粒细胞系统

（1）原始粒细胞（myeloblast）Ⅰ型：直径10~18 μm，圆形或椭圆形。胞核占细胞直径的2/3以上，呈圆形或椭圆形，居中或稍偏一侧，核染色质呈细颗粒状，分布均匀似一层薄纱，核仁2~5个，呈蓝色或无色。胞质量少，呈透明天蓝色或水彩蓝色，无颗粒。

（2）原始粒细胞Ⅱ型：除具有原始粒细胞Ⅰ型的形态特点外，胞质中还有少量细小的紫红色颗粒。

（3）早幼粒细胞（promyelocyte）：直径12~20 μm，是粒细胞系各阶段细胞中最大者，呈圆形。胞核呈圆形或椭圆形，多偏位，核染色质开始聚集，呈颗粒状，多数细胞可见核仁。细胞质的量较原始粒细胞为多，呈淡蓝色、蓝色或深蓝色，细胞质中出现大小不一、形态多样、多少不等、分布不均的紫红色嗜天青颗粒。

（4）中幼粒细胞（myelocyte）：根据细胞质中出现的特异性颗粒性质，将中幼粒细胞分为3种。

①中性中幼粒细胞（neutrophilic myelocyte）：胞体直径10~18 μm，圆形。胞核呈椭圆形或一侧扁平，占细胞直径的1/2~2/3，核染色质呈粗颗粒状或凝集小块，核仁消失。胞质量丰富，淡红色，其中含细小、均匀的紫红色中性颗粒。

②嗜酸性中幼粒细胞（eosinophilic myelocyte）：略大于中性中幼粒细胞，直径15~20 μm。胞核与中性中幼粒细胞相似。细胞质中充满粗大、均匀、排列紧密的橘红色嗜酸性颗粒，较中性颗粒大、有折光性。

③嗜碱性中幼粒细胞（basophilic myelocyte）：略小于中性中幼粒细胞，直径10~12 μm。胞核呈圆形或椭圆形，染色质结构模糊，细胞质呈淡粉色，可见数目不等、大小不一、排列不均的紫黑色嗜碱性颗粒。

（5）晚幼粒细胞（metamyelocyte）：根据细胞质中的颗粒性质分为中性、嗜酸性和嗜碱性晚幼粒细胞。

①中性晚幼粒细胞（neutrophilic metamyelocyte）：直径10~16 μm，圆形。胞核明显凹陷，呈肾形、马蹄形、半月形，但凹陷程度不超过核假设直径的1/2，核染色质粗糙，呈致密块状，核仁消失。胞质量丰富呈淡粉色，其中含有许多细小均匀的紫红色中性颗粒。

②嗜酸性晚幼粒细胞（eosinophilicmeta myelocyte）：直径10~16 μm，胞质中充满大小均匀、排列紧密的橘红色嗜酸性颗粒，其他基本同中性晚幼粒细胞。

③嗜碱性晚幼粒细胞（basophilicmeta myelocyte）：直径10~12 μm，略小于中性中幼粒细胞，胞体呈圆形或椭圆形。细胞核呈肾形，染色质结构模糊，胞质呈淡粉色，可见数量不等、大小不一、分布不均的紫黑色嗜碱性颗粒。

（6）杆状核粒细胞（stab granulocyte）：根据细胞质中颗粒性质分为中性杆状核粒细胞（neutrophilic stab granulocyte）、嗜酸性杆状核粒细胞（eosinophilic stab granulocyte）和嗜碱性杆状核粒细胞（basophilic stab granulocyte）。

（7）分叶核粒细胞（segmented granulocyte）：根据细胞质中颗粒性质分

为中性分叶核粒细胞（neutrophilic segmented granulocyte）、嗜酸性分叶核粒细胞（eosinophilic segmented granulocyte）、嗜碱性分叶核粒细胞（basophilic segmented granulocyte）。

3. 淋巴细胞系统

（1）原始淋巴细胞（lymphoblast）：直径 10~18 μm，圆形或椭圆形。胞核呈圆形或椭圆形，居中或稍偏位，核染色质呈细颗粒状，但较原始粒细胞染色质粗，核仁 1~2 个。胞质量少，呈蓝色或天蓝色，透明，无颗粒。

（2）幼稚淋巴细胞（prelymphocyte）：直径 10~16 μm，圆形或椭圆形。胞核呈圆形或椭圆形，有的可见凹陷，核染色质较原始淋巴细胞粗糙，核仁模糊或消失。胞质量增多，呈淡蓝色，可出现少量紫红色嗜天青颗粒。

（3）淋巴细胞（lymphocyte）。

4. 单核细胞系统

（1）原始单核细胞（monoblast）：直径 15~20 μm，圆形、椭圆形或不规则形。胞核呈圆形或不规则形，核染色质纤细呈疏松网状，较其他原始细胞淡薄，核仁 1~3 个。细胞质的量较其他原始细胞丰富，灰蓝色，不透明，有时有伪足突出。

（2）幼稚单核细胞（promonocyte）：直径 15~25 μm，圆形或不规则形。胞核呈圆形或不规则形，可扭曲折叠或分叶，核染色质较原始单核细胞粗糙，仍呈网状，核仁可有可无。细胞质呈灰蓝色，可见多数细小的紫红色嗜天青颗粒。

（3）单核细胞（monocyte）。

5. 浆细胞系统

（1）原始浆细胞（plasmablast）：直径 14~18 μm，圆形或椭圆形。胞核呈圆形，占细胞直径的 2/3 以上，居中或偏位，核染色质呈粗颗粒网状，核仁 3~5 个不等。细胞质的量较多，深蓝色，不透明，较其他原始细胞胞质着色深而暗，无颗粒，有时有空泡。

（2）幼稚浆细胞（proplasmacyte）：直径 12~16 μm，椭圆形。胞核呈圆形或椭圆形，占细胞直径的 1/2，居中或偏位，核染色质较原始浆细胞粗糙紧密，开始聚集，核仁不清或消失。细胞质最多，染灰蓝色，不透明，有浑浊或泡沫感，可见核周淡染区，偶见嗜天青颗粒。

（3）浆细胞（plasmacyte）：直径 8~15 μm，圆形或椭圆形。胞核缩小，呈圆形或椭圆形，常偏位，核染色质紧密成块，常排列成车轮状，无核仁。细胞质的量丰富，染蓝色或红蓝相混色，有泡沫感，可见核周淡染区，有空泡，偶见少数嗜天青颗粒。

6. 巨核细胞系统

（1）原始巨核细胞（megakaryoblast）：直径 15~30 μm，圆形或不规则形。胞核呈圆形或肾形，常有小切迹，核染色质呈粗大网状，染深紫褐色或淡紫红色，可见 2~3 个核仁，染淡蓝色。细胞质的量较丰富，边缘不规则，染深蓝色，无颗粒。

（2）幼稚巨核细胞（promegakaryocyte）：直径 30~50 μm，外形不规则。胞核较大且不规则，核染色质粗糙，呈粗颗粒状或小块状，核仁可有可无。细胞质的量最多，呈蓝色或浅蓝色，近核处呈浅蓝色或淡粉红色，可有嗜天青颗粒。

（3）颗粒型巨核细胞（granular megakaryocyte）：直径 40~70 μm，有时可达 100 μm，形态不规则。胞核较大，呈圆形、不规则形或分叶状，核染色质粗糙，呈块状或条索状。细胞质的量极丰富，染粉红色，夹杂有蓝色，充满大量细小紫红色颗粒，但无血小板形成。

（4）产板型巨核细胞（thromocytogenic megakaryocyte）：是完全成熟的巨核细胞，是骨髓中最大的细胞，与颗粒型巨核细胞不同的是细胞质中局部或全部形成血小板。

（5）裸核型巨核细胞（naked megakaryocyte）：产板型巨核细胞的细胞质解体后，血小板完全脱落，只剩下一胞核，称之为裸核，它将被巨噬细胞吞噬消化而消失。

（6）血小板（platelet）：直径 2~4 μm，多数呈圆形、椭圆形，也可呈麦形、逗点状、不规则形等，染浅蓝色或淡红色，中心部位有细小紫红色颗粒，无细胞核。

二、骨髓细胞形态学检验的内容与方法

骨髓穿刺液制成骨髓涂片后，先用肉眼观察，选择制备良好、骨髓小粒多的骨髓涂片进行瑞-姬氏染色，并选择染色良好的涂片在显微镜下观察。

（一）低倍镜观察

1. 骨髓涂片情况

是否符合取材标准，涂片厚薄是否适度，细胞分布是否均匀，以及有核细胞着色是否正常。若涂片情况较差，选良好涂片，并将情况填写记录。

2. 观察骨髓有核细胞增生程度

根据骨髓涂片中所含有核细胞多少，确定骨髓的增生程度，以了解造血功能。通常于骨髓涂片中段选择几个细胞分布均匀的视野，观察成熟红细胞与有核细胞比例，将骨髓增生程度分为 5 级。

3. 计数并分类巨核细胞

浏览计数血片内全部巨核细胞，然后转换油镜进行分类计数，并观察巨核细胞及血小板形态。

4. 观察有无特殊细胞

注意涂片尾部、上下边缘及骨髓小粒周围有无体积较大或成堆出现的特殊细胞，如转移癌细胞、戈谢细胞、尼曼-匹克细胞、多核巨细胞等。

（二）骨髓涂片的油镜观察

1. 有核细胞分类计数

选择有核细胞分布均匀、结构清晰、着色良好的体尾交界部位，用油镜观察，连续分类计数有核细胞 200 个或 500 个。根据细胞形态特点逐一加以辨认，分别计入不同的细胞系和不同的发育阶段，然后计算出各系列细胞及其不同发育阶段细胞分别占有核细胞总数的百分率，再累计粒细胞系总数和幼红细胞总数，计算粒红比例（G ：E），破碎细胞和核分裂细胞不计在内（可另计），巨核细胞亦不计入。

2. 观察各系统细胞形态

（1）粒细胞系：除观察增生程度及各阶段细胞比值外，同时观察胞体的大小（如巨幼样变等），胞核的形态、成熟度（有无 Pelger 形核、核出芽、分叶过多、核溶解等），细胞质有无颗粒异常、空泡、吞噬物等，嗜酸、嗜碱性粒细胞的比值和有无形态异常。

（2）红细胞系：除观察增生程度及各阶段细胞比值外，注意有无形态异常（巨幼样变等），胞核有无固缩、破裂、出芽，细胞质中有无嗜碱性点彩、Howell-Jolly 小体、Cabot 环等。同时观察成熟红细胞大小、形态、着色深浅、血红蛋白含量等是否正常。

（3）巨核细胞-分类计数并观察细胞形态有无异常，同时观察血小板数量、大小、形态、聚集性及颗粒变化。

（4）单核细胞、淋巴细胞、浆细胞、网状细胞、内皮细胞、组织嗜碱细胞、吞噬细胞等有无数量及形态异常。

3. 观察有无异常细胞及寄生虫

观察体内有无异常细胞及寄生虫情况。

（三）检查结果的分析

1. 骨髓增生程度

可反映骨髓增生情况。

2. 骨髓中各系列细胞及其各发育阶段细胞的比例

（1）骨髓有核细胞增生活跃。

（2）粒红比值正常（2:1~4:1）。

（3）粒细胞系所占比例最大，占40%~60%，一般原始粒细胞小于2%，早幼粒细胞小于5%，二者之和小于10%，中、晚幼粒细胞各小于15%，成熟粒细胞中杆状核多于分叶核，嗜酸性粒细胞小于5%，嗜碱性粒细胞小于1%。

（4）红细胞系占20%左右，原始红细胞小于1%，早幼红细胞小于5%，以中、晚幼红细胞为主，平均各约为10%，无巨幼红细胞。成熟红细胞大小、形态正常。

（5）淋巴细胞占20%左右（小儿可达40%），不易见到原始淋巴细胞和幼稚淋巴细胞。

（6）单核细胞小于4%，主要是成熟阶段。

（7）浆细胞小于2%，主要是成熟阶段。

（8）巨核细胞在1.5 cm×3 cm的血膜上可见7~35个，难见原始巨核细胞，其中幼稚巨核细胞0~5%，颗粒型巨核细胞10%~27%，产板型巨核细胞44%~60%，裸核型巨核细胞8%~30%。髓片约每25个成熟红细胞应有1个血小板，无异形和巨大血小板。

（9）非造血细胞，如网状细胞、吞噬细胞、组织嗜酸细胞等可少量存在，它们百分率虽然很低，但却是骨髓的标志。

（10）无异常细胞和寄生虫，不易见核分裂象。

（四）配合观察血象

计数、分类血涂片中一定数量（至少 100 个）的有核细胞，同时注意各种细胞的形态。

（五）填写骨髓细胞学检查报告单

根据骨髓象和血象检查结果，按报告单的要求，逐项填写及描述骨髓象、血象所表现的特征，提出形态学诊断意见。

三、血细胞的细胞化学染色

细胞化学染色（cytochemical stain）是血液病检验和诊断最基本、最常用的技术。它以细胞形态学为基础，结合运用化学反应原理对细胞内的各种化学物质（酶类、脂类、糖类、铁、蛋白质、核酸等）做定性、定位、半定量分析。

细胞化学染色的方法较多，主要介绍常用的过氧化物酶染色、中性粒细胞碱性磷酸酶染色、糖原染色、酯酶染色及铁染色。

（一）过氧化物酶染色

【检测原理】细胞内的过氧化物酶（peroxidase，POX）能分解试剂底物 H_2O_2 而释放出新生氧，后者氧化二氨基联苯胺，形成金黄色不溶性沉淀，定位于 POX 所在部位。联苯胺法：粒细胞和单核细胞中含有的 POX 能将底物 H_2O_2 分解，产生新生态氧，后者将四甲基联苯胺氧化为联苯胺蓝。联苯胺蓝与亚硝基铁氰化钠结合，可形成稳定的蓝色颗粒，定位于细胞质内酶所在的部位。

【结果】骨髓或血涂片经染色后，在油镜下观察，颗粒细小而稀疏为弱阳性，颗粒较粗分布较密集者为阳性反应，颗粒粗大密集为强阳性。胞质中无颜色反应为阴性。二氨基联苯胺法为金黄色颗粒，联苯胺法为蓝色颗粒。

1. 原始粒细胞

粒系分化差的原始粒细胞呈阴性，分化好的原始粒细胞及以下阶段细胞均呈阳性，并随着粒细胞成熟，其阳性程度逐渐增强，中幼粒和晚幼粒细胞阳性颗粒充满胞质，少部分盖在细胞核上。嗜酸性粒细胞阳性，嗜碱性粒细胞阴性或弱阳性。

2. 单核系细胞

多数阴性，少数弱阳性，阳性反应物颗粒细小，散在分布于细胞质与细胞核上。

3. 网状细胞、吞噬细胞

可阳性。

4. 淋巴细胞、浆细胞、巨核细胞、有核红细胞、组织细胞

均阴性。

5. 遗传性过氧化物酶缺乏症

除嗜酸性粒细胞不受影响外，中性粒细胞与单核细胞 POX 缺乏或减低。

【方法学评价】POX 染色是急性白血病形态学分型中首选、最重要的细胞化学染色。由于试剂、染色等原因，会造成假阳性或假阴性。POX 染色测定 MPO 的敏感性低于流式细胞术对 MPO 的测定。ICSH 推荐二氨基联苯胺法。

【临床意义】POX 染色是辅助判断急性白血病类型的首选细胞化学染色，临床上主要用于急性白血病类型的鉴别。

1. 急性粒细胞白血病原始粒细胞

POX 染色呈局灶分布的阳性反应或阴性。

2. 急性早幼粒细胞白血病

颗粒增多的异常早幼粒细胞 POX 染色呈强阳性反应。

3. 急性单核细胞白血病原始、幼稚单核细胞 POX 染色

多呈细小颗粒弱阳性或阴性。

4. 急性淋巴细胞白血病原始、幼稚淋巴细胞 POX 染色

均呈阴性反应。

POX 染色对急性髓系细胞白血病（AML）与急性淋巴细胞白血病（ALL）的鉴别最有价值。

（二）中性粒细胞碱性磷酸酶染色

【检测原理】中性粒细胞碱性磷酸酶（neutrophilic alkaline phosphatase，NAP）染色的方法有偶氮偶联法和钙-钴法两种。前者的染色原理是血细胞内碱性磷酸酶在 pH 为 9.4~9.6 的条件下，将基质液中的 α-磷酸萘酚钠水解，产生 α-萘酚，与重氮盐偶联形成灰黑色沉淀，定位于细胞质内酶活性所在之处。钙-钴法染色是碱性磷酸酶在碱性条件下将基质液中的 β-甘油磷酸钠水解，产生磷酸钠，磷酸钠依次与硝酸钙、硝酸钴、硫化铵发生反应，形成不溶性棕黑色的硫化钴，定位于酶活性之处。

【结果】NAP 主要存在于成熟阶段的中性粒细胞（杆状核粒细胞及分叶核粒细胞）胞质内，其他血细胞基本呈阴性反应。

血涂片染色后，在油镜下观察，阳性反应为胞质中出现灰色到棕黑色颗粒，反应强度分为"-""+""++""+++""++++"5 级。反应结果以阳性反应细胞百分率和积分值来表示。在油镜下，观察 100 个成熟中性粒细胞，阳性反应细胞所占百分率即为阳性率；对所有阳性反应细胞逐个按反应强度分级，将各级所占的百分率乘以级数，然后相加，即为积分值。

【参考区间】积分为 35~120（偶氮偶联法）。由于各个实验室的参考值

差异较大，故应建立本实验室参考值。

【方法学评价】因为钙-钴法操作比较烦琐且操作时间长，而偶氮偶联法的试剂盒操作简便，染色时间短，故目前国内常用偶氮偶联法。由于实验结果受影响的因素较多，如试剂、生理波动性及不同检验人员判断标准等，使结果相差较大，各实验室应建立本室参考范围。

【临床意义】

1. NAP 活性

可因年龄、性别、应激状态、月经周期、妊娠及分娩等因素有一定的生理性变化。

2. 在病理情况下，NAP 活性的变化

常有助于某些疾病的诊断和鉴别诊断。

（1）感染性疾病：急性化脓菌感染时 NAP 活性明显增高，病毒性感染或寄生虫、立克次体感染时 NAP 积分值一般正常或降低。该检测对鉴别细菌感染与其他感染有一定价值。

（2）慢性粒细胞白血病的 NAP 活性明显减低，积分值常为 0，类白血病反应时 NAP 活性极度增高，故可作为与慢性粒细胞白血病鉴别的一个重要指标。

（3）急性粒细胞白血病时 NAP 积分值减低；急性淋巴细胞白血病时NAP 积分值多增高；急性单核细胞白血病时 NAP 积分值一般正常或减低。

（4）再生障碍性贫血时 NAP 活性增高；阵发性睡眠性血红蛋白尿时NAP 活性减低，可作为两者鉴别的参考。

（5）其他血液病：恶性淋巴瘤、慢性淋巴细胞白血病、骨髓增殖性疾病（如真性红细胞增多症、原发性血小板增多症、骨髓纤维化等）NAP 活性可增高，恶性组织细胞病时 NAP 活性降低。真性红细胞增多症时 NAP 积分值增高，继发性红细胞增多症 NAP 积分正常或降低，这是两者的鉴别方法之一。

（6）腺垂体或肾上腺皮质功能亢进，应用肾上腺皮质激素、ACTH、雌激素等 NAP 积分值可增高。

（三）过碘酸-希夫反应

【检测原理】过鹏酸-希夫（periodic acid-Schiff reaction，PAS）染色又称糖原染色。过碘酸（Periodic acid）能将细胞质内存在的糖原或多糖类物质（如黏多糖、黏蛋白、糖蛋白、糖脂等）中的乙二醇基（—CHOH—CHOH）氧化，转变为二醛基（—CHO—CHO），与希夫（Schiff）试剂中的无色品红结合，形成紫红色化合物，而沉积于胞质中糖原类物质所存在的部位。

【结果】胞质中出现红色物质为阳性反应，阳性反应物可呈弥漫状、颗粒状或块状红色。

1. 粒系细胞中原始粒细胞

为阴性反应，自早幼粒细胞至中性分叶核粒细胞均呈阳性反应，并随细胞的成熟，阳性反应程度渐增强。

2. 单核系细胞

呈弱阳性反应。

3. 淋巴系细胞

大多呈阴性反应，少数可呈阳性反应（阳性率小于20%）。

4. 幼红细胞和红细胞

均呈阴性反应。

5. 巨核细胞和血小板

均呈阳性反应，巨核细胞的阳性反应程度随细胞的发育成熟而增强，成熟巨核细胞多呈强阳性反应。

【方法学评价】PAS 染色在恶性红系疾病中常呈阳性，但有时也呈阴性，在大多数良性红系疾病中常呈阴性，但少数也可呈阳性；急性白血病的 PAS 染色结果不特异。PAS 染色受试剂等因素影响，可出现假阴性或假阳性。

【临床意义】

1. 红血病或红白血病时幼红细胞

呈强阳性反应，积分值明显增高，有助于与其他红细胞系统疾病的鉴别；严重缺铁性贫血、重型珠蛋白生成障碍性贫血及巨幼细胞贫血，部分病例的个别幼红细胞可呈阳性反应。

2. 急性粒细胞白血病，原始粒细胞

呈阴性反应或弱阳性反应，阳性反应物质呈细颗粒状或均匀淡红色；急性淋巴细胞白血病原始淋巴细胞和幼稚淋巴细胞常呈阳性反应，阳性反应物质呈粗颗粒状或块状；急性单核细胞白血病原始单核细胞大多为阳性反应，呈弥漫均匀红色或细颗粒状，有时在胞质边缘处颗粒较粗大。因此，PAS 反应对 3 种急性白血病类型的鉴别有一定参考价值。

3. 其他巨核细胞

PAS 染色呈阳性反应，有助于识别不典型巨核细胞，如急性巨核细胞白血病（M_7）和 MDS 中的小巨核细胞；Gaucher 细胞 PAS 染色呈强阳性反应，有助于与 Niemann-Pick 细胞鉴别；腺癌细胞呈强阳性反应，骨髓转移时 PAS 染色有助于与白血病细胞鉴别。

（四）酯酶染色

不同血细胞中所含酯酶的成分不同，根据酯酶特异性高低分为特异性酯酶（specific esterase，SE）和非特异性酯酶（nonspecific esterase，NSE）。特异性酯酶指氯乙酸 AS-D 萘酸酯酶染色，非特异性酯酶染色根据基质液 pH 值不同分为酸性非特异性酯酶染色（α-醋酸萘酚酯酶染色）、碱性非特异性酯酶染色（α-丁酸萘酚酯酶染色）和中性非特异性酯酶染色（α-醋酸萘酚酯酶染色和醋酸 AS-D 萘酚酯酶染色）。本书介绍常用的酯酶染色方法。

1. 氯乙酸 AS-D 萘酚酯酶染色

【检测原理】细胞内氯乙酸 AS-D 萘酸酯酶（naphthol AS-D chloroacetate esterase，NAS-DCE）能将基质液中的氯乙酸 AS-D 萘酚水解，产生萘酚 AS-D 萘酚，进而与基质液中的重氮盐偶联，形成不溶性有色沉淀，定位于细胞质内酶所在部位。

【结果】本实验常用的重氮盐为固紫酱 GBC，形成红色有色沉淀。胞质中出现红色沉淀为阳性反应。

（1）此酶主要存在于粒系细胞中，特异性高，因此又称为"粒细胞酯酶"。原始粒细胞为阴性反应或弱阳性反应，自早幼粒细胞至成熟中性粒细胞均呈阳性反应，早幼粒细胞呈强阳性反应，酶活性随细胞的成熟而逐渐减弱。嗜酸性粒细胞呈阴性或弱阳性，嗜碱性粒细胞呈阳性。

（2）单核细胞可呈阴性或弱阳性反应。

（3）淋巴细胞、浆细胞、巨核细胞、幼红细胞、血小板等均呈阴性反应，肥大细胞呈阳性。

【方法学评价】NAS-DCE 是粒细胞的特异性酯酶，由于受试剂等因素影响，可出现假阴性或假阳性。

【临床意义】主要用于辅助鉴别急性白血病细胞类型。

（1）急性粒细胞白血病时原始粒细胞呈阳性或阴性。

（2）急性早幼粒细胞白血病时酶活性明显增强，异常早幼粒细胞呈强阳性反应。

（3）急性单核细胞白血病时原始单核细胞及幼稚单核细胞几乎均呈阴性反应，个别细胞弱阳性。

（4）急性粒-单核细胞白血病时，粒系白血病细胞呈阳性反应，单核系白血病细胞呈阴性反应。

（5）急性淋巴细胞白血病和急性巨核细胞白血病均呈阴性反应。

2. α-醋酸萘酚酯酶染色

【检测原理】α-醋酸萘酸酯酶（alpha-naphthol acetate esterase，α-NAE）又称 NSE，细胞内的 α-NAE 在 pH 中性条件下，能将基质液中的 α-醋酸萘酚水解，产生 α-萘酚，再与基质液中重氮盐偶联，形成不溶性有色沉淀，定位于胞质内酶所在部位。

【结果】胞质中出现有色沉淀者为阳性反应，因所用的重氮盐不同而出现不同颜色。本实验常用的重氮盐为固蓝 B，阳性反应的沉淀为灰黑色或棕黑色。

（1）此酶主要存在于单核系细胞中，故又称之为"单核细胞酯酶"。原始单核细胞为阴性或弱阳性反应，幼稚单核细胞和单核细胞呈阳性，阳性反应能被氟化钠（NaF）抑制。

（2）粒系细胞一般为阴性或弱阳性反应，阳性反应不能被氟化钠抑制。

（3）淋巴细胞一般为阴性反应，少数弱阳性，有的 T 淋巴细胞可呈点状阳性，阳性反应不能被氟化钠抑制。

（4）巨核细胞和血小板可呈阳性，阳性反应不能被氟化钠抑制；部分幼红细胞呈弱阳性，阳性反应不能被氟化钠抑制；浆细胞呈阴性。

（5）有核红细胞多为阴性，少数弱阳性。

【方法学评价】α-NAE 染色是急性白血病形态学分型时常规的细胞化学染色。在急性单核细胞白血病时阳性较强，M_3 或 M_{2b} 也呈强阳性。试剂质量等原因可导致假阴性或假阳性。

【临床意义】主要用于辅助鉴别急性白血病细胞类型。

（1）急性单核细胞白血病时，白血病细胞呈强阳性反应，能被氟化钠抑制。

（2）急性粒细胞白血病时，呈阴性反应或弱阳性反应，但阳性反应不能被氟化钠抑制。

（3）急性早幼粒细胞白血病时，异常早幼粒细胞呈强阳性反应，阳性反应不能被氟化钠抑制。

（4）急性粒-单核细胞白血病时，粒系白血病细胞呈阴性或阳性反应，但阳性反应不能被氟化钠抑制；单核系白血病细胞呈阳性反应且能被氟化钠抑制。

（5）急性淋巴细胞白血病和急性巨核细胞白血病时，白血病细胞可呈阴性或阳性反应，阳性反应不能被氟化钠抑制。

（五）铁染色

【检测原理】骨髓中的含铁血黄素（细胞外铁）和中、晚幼红细胞胞质中的铁蛋白聚合物（细胞内铁）在酸性环境下，与亚铁氰化钾作用，经普鲁士蓝反应形成蓝色的亚铁氰化铁沉淀，定位于细胞内外铁存在的部位。

【结果】铁染色（iron stain，IS 或 ferric stain，FS）中的细胞外铁反映骨髓中铁的储存量，主要存在于骨髓小粒的巨噬细胞内，细胞内铁反映骨髓中可利用铁的量，主要指存在于中、晚幼红细胞及红细胞内的铁。

细胞外铁：骨髓涂片染色后，观察骨髓小粒中贮存在单核-巨噬细胞系统内的铁，阳性反应呈蓝绿色弥散状、颗粒状、小珠状或块状。根据阳性程度分为“-”“+”“++”“+++”“++++”5 级。

细胞内铁：正常幼红细胞（中、晚幼红细胞）的细胞核周围细小呈蓝色的铁颗粒，含有铁颗粒的幼红细胞称为铁粒幼细胞。在油镜下连续计数 100 个幼红细胞，计数含铁粒的幼红细胞数，即为铁粒幼细胞所占的百分率。如果含铁颗粒在 5 个以上，环绕细胞核排列超过核周 1/3 以上者，称为环形铁粒幼细胞。

【参考区间】细胞外铁：+~++；细胞内铁：阳性率 12%~44%。不同的实验室其细胞内铁的参考值相差较大，应建立本实验室的参考值。

【方法学评价】铁染色是临床上应用最广泛的一种细胞化学染色，是反映机体铁储存的金标准，不受多种病理因素影响，但不如血浆铁蛋白敏感。有时存在假阳性和假阴性。

【临床意义】用于缺铁性贫血和环形铁粒幼细胞贫血的诊断和鉴别诊断。

1. 缺铁性贫血

临床上将铁缺乏症分为 3 期即贮存铁缺乏期、缺铁性红细胞生成期、缺铁性贫血期。其细胞外铁均为阴性，细胞内铁阳性细胞明显减少或消失。经铁剂治疗一段时间后，细胞内铁、外铁可增多。因此，铁染色是诊断缺铁性贫血和指导铁剂治疗的可靠的检查方法。

2. 铁粒幼细胞贫血

及伴环形铁粒幼红细胞增多的难治性贫血，其环形铁粒幼细胞增多，占有核红细胞 15% 以上，细胞外铁也常增加。

3. 非缺铁性贫血

如再生障碍性贫血、巨幼细胞性贫血、溶血性贫血等，细胞外铁和细胞内铁正常或增加，而感染、肝硬化、慢性肾炎、尿毒症、血色病等，细胞外铁明显增加而铁粒幼红细胞可减少。

四、常见血液病检验

(一) 贫血的检验

1. 缺铁性贫血

缺铁性贫血 (iron deficiency anemia, IDA) 是由于机体内贮存铁消耗尽而缺乏，影响血红蛋白合成而引起的小细胞低色素性贫血。

【血象】红细胞和血红蛋白减少，呈小细胞低色素性贫血，平均红细胞容积（MCV）、平均红细胞血红蛋白量（MCH）及平均红细胞血红蛋白浓度（MCHC）均下降。血涂片红细胞以体积小的红细胞为主，可见红细胞中心淡染区扩大，严重者可见环形红细胞。白细胞数和血小板数常正常，部分患者血小板数增多，少数白细胞数轻度减少。

【骨髓象】有核细胞增生明显活跃，粒红比值下降。红细胞系增生，以中、晚幼红细胞为主，幼红细胞体积小，核固缩，胞质量少，呈蓝色，边缘不整齐。成熟红细胞体积小，部分中心浅染区扩大。粒系、巨核系一般正常。

【细胞化学染色】骨髓铁染色细胞外铁常呈阴性，细胞内铁常明显减少（铁粒幼红细胞<12%）。

2. 巨幼细胞贫血

巨幼细胞贫血（megaloblastic anemia，MgA）是由于叶酸和（或）维生素B_{12}缺乏，影响细胞DNA合成，导致细胞核发育障碍而引起骨髓三系细胞核浆发育不平衡及无效造血性贫血。

【血象】红细胞和血红蛋白均减少，以红细胞减少更明显，呈大细胞正色素性贫血（MCV增高，MCHC正常）。血涂片红细胞大小不一，易见大红细胞、椭圆形红细胞、嗜多色红细胞、嗜碱性点彩红细胞及Howell-Jolly小体，有时可见有核红细胞。网织红细胞轻度增高。白细胞和血小板数正常或下降，并可见多分叶核粒细胞、巨杆状核粒细胞及大血小板。

【骨髓象】有核细胞增生明显活跃，粒红比值下降。红细胞系增生，巨幼红细胞>10%，形态特点为胞体大、胞质量多、核大、染色质疏松。成熟红细胞形态基本同血象。粒细胞系可见巨晚幼粒细胞、巨杆状核粒细胞及粒胞核分叶过多。巨核细胞系可见巨型变及核分叶多、大血小板等。

【细胞化学染色】骨髓铁染色细胞内铁、外铁均正常。

3. 再生障碍性贫血

再生障碍性贫血（aplastic anemia，AA）是由于物理、化学、生物及某些不明原因造成骨髓造血组织减少、造血功能衰竭，引起外周血全血细胞减少为特征的疾病。

【血象】常为全血细胞减少，早期可仅有一系或两系减少。多为正细胞正色素性贫血，网织红细胞减少。粒系明显减少，淋巴细胞相对增多，无病态造血。

【骨髓象】急性再生障碍性贫血骨髓增生减低或极度减低。粒细胞系、红细胞系明显减少，血细胞形态基本正常。巨核细胞常缺如。淋巴细胞相对增多。非造血细胞如浆细胞、网状细胞、肥大细胞、成骨细胞、破骨细胞、脂肪细胞等增加。

【细胞化学染色】①NAP染色：阳性率及积分值增加；②铁染色：细胞内铁、外铁增加。

4. 溶血性贫血

溶血性贫血（hemolytic anemia，HA）是由于红细胞膜、红细胞酶和血红蛋白分子缺陷或外在因素造成红细胞寿命缩短，破坏加速，超过骨髓造血的代偿能力而发生的一类贫血。

【血象】红细胞和血红蛋白减少，血涂片易见嗜多色性红细胞、大红细胞、破碎红细胞及有核红细胞，因溶血性贫血性质不同可见球形红细胞、口形红细胞、靶形红细胞、椭圆形红细胞等。网织红细胞增加（5%～25%，甚至>90%）。白细胞和血小板数一般正常。急性溶血时，中性粒细胞比例增高，并伴有中性粒细胞核左移现象。

【骨髓象】有核细胞增生明显活跃，粒-红比例明显下降。红细胞系明显增生，以中、晚幼红细胞为主，易见核分裂象，成熟红细胞形态基本同血象，易见 Howell-Jolly 小体，可见 Cabot 环。粒系细胞百分率相对减低，巨核细胞系大致正常。

【细胞化学染色】PAS染色个别幼红细胞呈阳性。铁染色细胞内铁、细胞外铁一般正常或减少，但珠蛋白生成障碍性贫血可增加，阵发性血红蛋白尿症可呈阴性。

（二）白血病的检验

1. 急性白血病

急性白血病 FAB 形态学分型是 1976 年法、美、英三国协作组提出的急性白血病形态学分型方案及诊断标准，将急性白血病分为急性淋巴细胞白血病（acute lymphoblastic leukemia，ALL）和急性髓系细胞白血病（acute myeloblastic leukemia，AML）或称急性非淋巴细胞白血病（acute non-lymphocytic leukemia，ANLL），此后，又对 FAB 分型方案进行了多次修改和补充，被各国广泛采用。

（1）ALL 的 FAB 形态学分型：

L_1：以小细胞为主（直径小于 12 μm），大小较一致，胞质量少，核染色质较粗，核仁小而不清楚。

L_2：以大细胞为主，大小不一，核染色质较疏松，核仁较大，1 至多个。

L_3：大细胞为主，大小一致，核染色质细点状均匀，核仁清楚，1 个或多个。胞质嗜碱，深蓝色，有较多空泡。

【血象】红细胞数、血红蛋白量及血小板数常减少，白细胞数常明显增多（$>50\times10^9/L$），有时白细胞数也减少。血液涂片分类时常以原始淋巴细胞、幼稚淋巴细胞为主（>70%）。涂抹细胞易见。

【骨髓象】有核细胞增生极度活跃。淋巴细胞系极度增生，原始淋巴细胞、幼稚淋巴细胞>30%，多数占 80%~90% 以上，篮状细胞易见。其他细胞系增生明显受抑制或缺如。

（2）急性髓细胞白血病 FAB 分型如下：

M_1：（急性粒细胞白血病未分化型）骨髓中原始粒细胞（Ⅰ型+Ⅱ型）占

非红细胞系统细胞（nonerythrocyte，NEC）≥90%，早幼粒细胞很少，中幼粒细胞以下各阶段细胞不见或罕见。

M_2：急性粒细胞白血病部分分化型。

M_{2a}：骨髓中原始粒细胞30%～89%（NEC），早幼粒细胞及以下阶段细胞>10%，单核细胞<20%。

M_{2b}：骨髓中原始及早幼粒细胞明显增多，以异常中性中幼粒细胞为主，≥30%（NEC），此类细胞核浆发育明显不平衡，其胞核常有核仁。

M_3：（急性早幼粒细胞白血病）骨髓中以颗粒异常增多的异常早幼粒细胞增生为主，30%～90%（NEC），始粒细胞及中幼粒以下细胞各阶段较少。

M_{3a}：（粗颗粒型）胞质中充满粗大颗粒，且密集融合分布，颗粒也可覆盖在核上。

M_{3b}：（细颗粒型）胞质中颗粒细小而密集。

M_4：急性粒-单核细胞白血病。

M_{4a}：骨髓中以原始粒细胞、早幼粒细胞增生为主，原始单核细胞、幼稚单核细胞及单核细胞≥20%（NEC）。

M_{4b}：骨髓中以原始单核细胞、幼稚单核细胞增生为主，原始粒细胞、早幼粒细胞≥20%（NEC）。

M_{4c}：骨髓中的原始细胞既具有粒细胞系特征又具有单核细胞系特征，此类细胞≥30%（NEC）。

M_{4Eo}：除上述特点外，嗜酸性粒细胞增加>5%，其嗜酸颗粒粗大而圆，还有着色较深的嗜碱颗粒。

M_5：（急性单核细胞白血病）骨髓中原始单核细胞加幼稚单核细胞≥30%。

M_{5a}：（急性单核细胞白血病未分化型）骨髓中原始单核细胞≥80%（NEC）。

M_{5b}：（急性单核细胞白血病部分分化型）骨髓中原始单核细胞<80%。

M_6：（红白血病）骨髓中红系前体细胞≥50%，且有形态异常，原始粒细胞（或原始单核细胞+幼稚单核细胞）>30%（NEC）；血液涂片中原始粒细胞（或原始单核细胞）>5%，骨髓中原始粒细胞（或原始单核细胞+幼稚单核细胞）>20%。

M_7：（急性巨核细胞白血病）外周血中有原巨核（小巨核）细胞；骨髓中原始巨核细胞≥30%；原始巨核细胞经电镜或单克隆抗体证实；骨髓细胞少，往往干抽，活检有原始巨核细胞增多，网状纤维增加。

WHO造血和淋巴组织肿瘤分类2001年3月里昂会议上，国际血液学及血液病理学专家推出一个造血和淋巴组织肿瘤WHO新分型方案的建议。该分型应用了MICM分型技术，即形态学（morphology）与细胞化学、免疫学（immunology）、细胞遗传学（cytogenetics）和分子生物学（molecular biology），结合临床综合进行分型，力求反映疾病的本质，成为国际上一种新的分型诊断标准。WHO建议将骨髓原始细胞数≥20%作为诊断急性白血病的标准，并且将骨髓原始细胞<20%、但伴有重现性遗传学异常者均诊断为急性白血病。新分型方案结合临床、结合染色体核型改变及其受累基因的异常表达，将急性白血病分类与发病机制、靶基因治疗相结合，具有重要的临床和研究价值。

2. 慢性粒细胞白血病

慢性粒细胞白血病（chronic myelogenous/granulocytic leukemia，CML/CGL）为克隆性多能造血干细胞恶性增殖性疾病，主要表现为外周血白细胞持续性、进行性增高，分类主要为中幼粒以下阶段细胞，90%以上患者可有Ph染色体阳性。

【血象】①慢性期：红细胞数、血红蛋白量早期正常甚至增加，随着病情进展而明显下降，血涂片中有时可见幼红细胞。白细胞数常明显增加，一般为（100~300）×10^9/L，最高达500×10^9/L。血涂片中以中性中、晚幼粒细胞和杆状核、分叶核粒细胞为主（新的标准为幼粒细胞>10%），嗜酸性及嗜碱性粒细胞较易见。各期粒细胞形态基本正常。血小板数早期可正常或增加，高者可达800×10⁹/L，随着病情进展而明显下降，血涂片中有时可见小巨核细胞。②加速期：嗜碱性粒细胞≥20%，原始细胞≥10%。③急变期：原始粒细胞Ⅰ型+Ⅱ型（或原始单核细胞+幼稚单核细胞或原始淋巴细胞+幼稚淋巴细胞）≥20%，或原始粒细胞+早幼粒细胞≥30%。

【骨髓象】①慢性期：a. 有核细胞增生极度活跃，粒：红比例明显升高。b. 粒细胞系统极度增生，以中性中幼粒细胞以下为主，嗜酸性及嗜碱性粒细胞较易见，原始细胞≤10%。粒细胞形态基本正常或少数粒细胞有巨幼样变。c. 红细胞系统早期增生，晚期常明显受抑制，形态无明显异常。d. 巨核细胞系统早期增生，晚期受抑制，部分病例可见病态巨核细胞如淋巴样小巨核细胞、小巨核细胞、大单圆核巨核细胞、多圆核巨核细胞等。有时可见戈谢样、海蓝样或尼曼匹克样吞噬细胞。②加速期：原始细胞≥10%。③急变期：原始粒细胞Ⅰ型+Ⅱ型（或原始单核细胞+幼稚单核细胞或原始淋巴细胞+幼稚淋巴细胞）≥20%，或原始粒细胞+早幼粒细胞≥50%。

【遗传学及分子生物学检查】CML患者>90%有特异性Ph染色体t（9；22）（q34；q11）形成 *bcr/abl* 融合基因。

【细胞化学染色】NAP染色：慢性期积分及阳性率明显下降或为0，合并感染、妊娠或慢性粒细胞白血病急变时积分可增高。治疗完全缓解时，NAP活性恢复正常，预示预后较好。

3. 骨髓增生异常综合征

骨髓增生异常综合征（myelodysplastic syndrome，MDS）是一组克隆性造血干细胞疾病，多发生于老年人，表现为一系或多系髓系血细胞减少或发育异常，有20%~40%可转化为急性白血病。

【血象】骨髓增生异常综合征常表现为全血细胞减少，也可表现为两系或一系血细胞减少。血涂片红细胞常明显大小不一，可见嗜多色性红细胞、嗜碱性点彩红细胞、有核红细胞、大红细胞、巨大红细胞，还可见卵圆形、靶形、球形、泪滴形、破碎红细胞；中性粒细胞可见颗粒减少、核分叶过多或过少，有的可见原始粒细胞、幼稚粒细胞、巨大血小板、颗粒减少血小板等，偶见小巨核细胞。

【骨髓象】主要表现为三系或两系或一系病态造血。①骨髓增生活跃或明显活跃，少数增生减低。②幼红细胞增生（可>60%）或减低（可<5%），原始红细胞及早幼红细胞增多，可见幼红细胞巨幼样变、核碎裂、核畸形、双核、多核、Howell-Jolly 小体、嗜碱性点彩。成熟红细胞形态改变同血液涂片。③粒细胞系增生或减低，原始粒细胞增多，有的伴有成熟障碍。粒细胞表现为巨幼样变、双核、环形核、核分叶过少或过多，颗粒减少或增多等，有时 RAEB-2 型的原始细胞胞质中可见 Auer 小体。④巨核细胞系增生或减低，可见病态巨核细胞如淋巴样小巨核细胞、单圆核小巨核细胞、大单圆核巨核细胞、多圆核巨核细胞，还可见变性巨核细胞、巨核细胞分叶过度等，血小板改变同血液涂片，以淋巴样小巨核细胞最有诊断意义。

【骨髓活检组织学】是诊断 MDS 的主要依据。粒系前体细胞簇（ALIP）≥3 个为阳性。

【细胞化学染色】①铁染色：细胞外铁及内铁增加，RAS 患者环形铁粒幼红细胞≥15%。②PAS 染色：疾病早期幼红细胞多为阴性，随着疾病进展转为阳性（阳性率在 20% 左右）。③NAP 染色：积分常明显下降。

（三）常见其他血液病检验

1. 多发性骨髓瘤

多发性骨髓瘤（multiple myeloma，MM）为单克隆分泌免疫球蛋白的 B 细胞系浆细胞恶性增生疾病。发病年龄大多在 50~60 岁之间，骨髓瘤细胞的浸润、破坏可引起多器官受累。

【血象】红细胞和血红蛋白有不同程度减少，常为正细胞正色素性贫血，血涂片中红细胞可呈缗钱状排列。白细胞和血小板正常或减少。血涂片可见少数骨髓瘤细胞（多为2%~3%）、幼红细胞和幼粒细胞。

【骨髓象】有核细胞增生活跃或明显活跃。骨髓瘤细胞增生，一般占有核细胞总数10%以上。骨髓瘤细胞大小和形态明显变异，分化好者与正常浆细胞相似，分化不良者，骨髓瘤细胞形态呈多样性。粒细胞系、红细胞系及巨核细胞系早期正常，晚期增生常受抑。红细胞常呈缗钱状排列。

【M蛋白】IgG>35 g/L，IgA>20 g/L，尿液本-周蛋白>1 g/24h。

2. 恶性淋巴瘤

恶性淋巴瘤是起源于淋巴组织的恶性肿瘤，多发于淋巴结，也可发生于淋巴结外其他器官。可发生于任何年龄。根据组织病理学可分为霍奇金淋巴瘤和非霍奇金淋巴瘤。

【血象】红细胞和血红蛋白正常或减少，白细胞及血小板常正常，嗜酸性粒细胞可增加。当骨髓受侵犯时，可表现为全血细胞减少或白细胞增加；血涂片可见数量不等的淋巴瘤细胞。

【骨髓象】淋巴瘤细胞未侵犯骨髓，常无特异性改变，粒细胞系、红细胞系及巨核细胞系基本正常。淋巴瘤细胞侵犯骨髓，粒细胞系、红细胞系及巨核细胞系正常或减少。淋巴瘤细胞数量多少不一，常有明显多态性，淋巴瘤细胞的形态取决于恶性淋巴瘤的病理类型。

【病理组织学检查】是淋巴瘤最主要的诊断依据。

3. 特发性血小板减少性紫癜

特发性血小板减少性紫癜是由于机体免疫功能紊乱引起血小板破坏过多造成的疾病，又称为免疫性血小板减少性紫癜（immunothrombocytopenic pur-pura，ITP）。

【血象】红细胞数、血红蛋白量及白细胞数一般正常，严重出血或慢性反复出血者其红细胞及血红蛋白量可减低。血小板数持续下降或明显下降，急性特发性血小板减少性紫癜（ITP）时血小板数在 $20×10^9/L$ 以下，血小板形态大致正常，慢性 ITP 时血小板数为（30~80）$×10^9/L$。血液涂片中可见体积增大、形态特殊、颗粒减少或染色过深的血小板。

【骨髓象】有核细胞增生活跃至增生明显活跃，巨核细胞系增生活跃或明显活跃，急性型以原、幼巨核细胞居多，慢性型以颗粒型巨核细胞居多，两型产血小板型巨核细胞均明显减少，巨核细胞可见胞质量少、颗粒减少、空泡变性等改变，可见幼稚巨核细胞产生血小板现象。无明显出血者，粒、红两系一般无明显异常。

【血小板表面相关性抗体】PAIgG、PAIgA、PAIgM、PAC_3 一项或多项增高。

第五节　血栓与止血一般检验

在生理情况下，机体内存在着正常的止血、凝血、抗凝血以及纤维蛋白溶解和抗纤溶系统，它们之间互相作用、互相制约，共同维持着动态平衡，保证血液既能够在血管内有序地、顺畅地流动，又不至于溢出血管外。在病理情况下，这些系统的一个或几个环节发生异常，则可破坏这个动态平衡而引起出血或血栓形成。血栓与止血检验主要在判断患者手术前止凝血功能、出血性疾病、血栓性疾病及血栓前状态的诊断、鉴别诊断、疗效观察和预后判断以及抗凝及溶栓药物治疗的监测等方面具有一定的价值。

一、止凝血及纤溶机制

（一）止血机制

初期止血包括血管的止血和血小板的止血。在血管和血小板的共同作用下，形成初级血栓，完成机体的初期止血或一期止血。

1. 血管壁的止血作用

血管受到损伤，通过神经轴突反射和收缩血管的活性物质，使受损的血管发生收缩，血流减慢，利于止血。受损伤的内皮细胞合成并释放 vWF 等物质，vWF 因子可和血小板表面受体结合，激活血小板，使血小板发生黏附、聚集和释放反应，形成血小板血栓即白色血栓，堵住伤口。而暴露的内皮组织，可启动内源性凝血系统；损伤的内皮细胞释放组织因子，可启动外源性凝血系统，最终在损伤部位形成纤维蛋白凝块即红色血栓，使止血更加牢固。

2. 血小板的止血作用

血小板在生理性止血及病理性血栓形成过程中起着至关重要的作用。

（1）黏附功能：血管内皮受损时，血小板可直接黏附于暴露的内皮下成分，如胶原纤维和弹性蛋白等，也可由 vWF 及纤维连接蛋白等介导，与暴露的胶原纤维及弹性蛋白等结合，使血小板黏附于受损血管局部，利于止血。

（2）聚集功能：黏附的血小板可进一步被激活，血小板形态发生变化，伸出大量伪足，在 Ca^{2+} 参与下，血小板发生聚集，此为血小板的"第一相聚集"，为可逆反应；同时由于激活的血小板释放出 ADP 等内源性致聚剂可加速血小板的聚集，使血小板发生不可逆的"第二相聚集"，最终形成白色的血小板血栓，完成初期止血或一期止血。

（3）释放反应：在致聚剂的作用下，贮存在血小板 a 颗粒、致密颗粒和溶酶体中的某些活性物质如 TXA_2、ADP 等可通过开放管道系统释放到血小板外，进一步增强血小板的活化和聚集，并参与凝血过程。

除此之外血小板还具有促凝、血块收缩及维护血管内皮细胞完整性等功能。

（二）凝血因子及凝血机制

凝血是由凝血因子按一定顺序相继激活，生成凝血酶，最终使纤维蛋白原转变为纤维蛋白的过程。

1. 凝血因子及其特性

凝血因子（coagulation factors）至少有 14 个，包括 12 个经典的凝血因子即凝血因子 I 至 XIII，其中凝血因子 VI 是因子 V 的活化形式而被废除，前四个凝血因子分别称为纤维蛋白原、凝血酶原、组织因子和钙离子，此外还有激肽释放酶原（prekallikrein，PK）和高分子量激肽原（high molecular weight kininogen，HMWK）。

在凝血因子中，除 IV 因子是无机钙离子（Ca^{2+}）外，其余均为蛋白质，而且多数是蛋白酶（原）；除 III 因子广泛存在于脑、胎盘和肺等全身组织中的糖蛋白外，其余均存在于新鲜血浆中，且多数由肝脏合成。

2. 凝血机制

凝血机制仍以瀑布学说为基础，即在生理条件下，凝血因子一般处于无活性状态，当某些凝血因子被激活时，便启动凝血过程，通过一系列酶促连锁反应，最终形成凝血酶，并催化纤维蛋白原转变为纤维蛋白。凝血过程分为外源性、内源性和共同凝血 3 个途径或外源性和内源性 2 个凝血系统。但内源性或外源性凝血系统并非绝对独立，而是互有联系的。

（1）外源性凝血途径：从凝血因子 VII 被激活到形成外源性凝血途径复合物即 VIIa-Ca^{2+}-TF 复合物，并激活因子 X 为 Xa 的过程。从外源性凝血途径启动开始到纤维蛋白形成称为外源性凝血系统。

Ⅶa-Ca²⁺-TF 的功能：①激活 X 因子为 X a；②激活Ⅸ因子，从而部分代替因子Ⅻa、Ⅺa 的功能，激发内源性凝血；③TF 与Ⅶ a 形成复合物后可加快激活Ⅶ因子。

（2）内源性凝血途径：从凝血因子Ⅻ被激活到形成外源性凝血途径复合物即Ⅸa-PF₃-Ca²⁺-Ⅷa 复合物，并激活因了 X 为 X a 的过程。从内源凝血途径启动开始到纤维蛋白形成称为内源性凝血系统。

（3）共同凝血途径：因子 X 被激活为 X a，形成凝血活酶即 X a-PF₃-Ca²⁺-V a 复合物，也称凝血酶原酶（prothrombinase），激活凝血酶原形成凝血酶，在凝血酶的作用下，纤维蛋白原裂解为纤维蛋白肽 A 和纤维蛋白肽 B，聚合成可溶性纤维蛋白单体（soluble fibrin monomer，SFM），后者在Ⅷa 的作用下发生交联，形成不溶性的纤维蛋白复合物。这个过程是内源、外源凝血的共同途径。

在共同凝血途径中，当 X a 形成后，可反馈激活因子 V 、Ⅶ 、Ⅷ 、Ⅸ ；当凝血酶形成后，可反馈激活因子 V 、Ⅶ 、Ⅷ 、X 、Ⅺ以及凝血酶原，这两个重要的正反馈反应，极大地加速了凝血过程。同时机体也存在负反馈调节，组织因子途径抑制物（tissue factor pathway inhibitor，TFPI）参与的负调节作用尤为重要。TFPI 可与Ⅶa（或Ⅶ）和 X a 形成无活性的复合物，从而阻断外源性凝血。此外，机体也启动抗凝系统和纤溶系统，使受损部位纤维蛋白凝块的形成受到制约或溶解。

（三）血液抗凝及纤维蛋白溶解机制

在正常生理情况下，即使有少量的凝血因子被激活，血液也不会发生凝固，而是保持正常的血液循环，这主要与机体的抗凝及纤溶作用有关。

1. 抗凝机制

主要包括细胞抗凝作用和体液抗凝作用。

（1）细胞抗凝作用：主要包括血管内皮细胞、单核-巨噬细胞系统、肝细胞（可灭活某些激活的凝血因子如 F Ⅶa 和 FⅨa）。

（2）体液抗凝作用：抗凝血酶（antithmmbin，AT），是血浆中最重要的生理性抗凝物质之一，能够完成 70%～80% 的凝血酶的灭活。AT 主要由肝细胞合成，是丝氨酸蛋白酶的抑制剂，对以丝氨酸为激活中心的凝血因子和蛋白酶均有抑制作用。AT 与凝血因子（酶）形成 1：1 结合的复合物后发挥抗凝血作用，肝素是其辅因子，能使抗凝血酶抗凝活性增强 2000 倍以上。

体液抗凝还包括蛋白 C 系统和组织因子途径抑制物。

2. 纤维蛋白溶解机制

纤维蛋白溶解系统（fibrinolytic system）简称纤溶系统，包括纤溶酶原（plasminogen，PLG）、纤溶酶（plasmin，PL）、纤溶酶原激活物（包括组织纤溶酶原激活物 t-PA、尿激酶样纤溶酶原激活物 u-PA）和纤溶酶原激活抑制物（包括纤溶酶原抑制物 PAI-1 和 PAI-2、纤溶酶抑制物 AP、α_1-AT、α_2-MG 等）。纤溶过程主要是指纤溶酶原在纤溶酶原激活物的作用下转化为纤溶酶（plasmin，PL），并降解纤维蛋白和其他蛋白质的过程。纤溶系统在清除血凝块和防止血栓形成中起重要作用。

纤溶过程是一系列蛋白酶催化的连锁反应过程，参与纤溶过程的酶在血液中通过相互激活或抑制，从而调节纤溶酶的形成，最终纤溶酶降解纤维蛋白（原）形成纤维蛋白（原）降解产物等，消除已形成的血栓，维持血液流动通畅。

二、血管壁及内皮细胞的检验

血管壁尤其是血管内皮细胞能合成和分泌多种促凝物质（如血管性血友病因子、内皮素等）和抗凝物质（如 6-酮-前列腺素 $F_{1\alpha}$、血浆凝血酶调节蛋白等），参与初期止血过程。血管壁检测常用的筛检试验是出血时间的测定；

诊断试验包括血管性血友病因子抗原和活性的测定、血管内皮素测定、6-酮-前列腺素 $F_{1\alpha}$ 测定和血浆凝血酶调节蛋白的测定。本节只介绍常用的筛检试验出血时间的测定。

出血时间（bleeding time，BT）是指特定条件下，皮肤小血管被刺破后，血液自行流出到自然停止所需要的时间。出血时间异常与血小板的数量和功能、血管壁的完整性以及某些凝血因子缺乏等有关。

【检测原理】

1. 出血时间测定器法（template bleeding time，TBT）

在上臂用血压计袖带施加固定压力，成人维持在 5.3 kPa（40 mmHg）、儿童维持在 2.6 kPa（20 mmHg），在肘窝下方 2~3 cm 处消毒皮肤，用标准型号的出血时间测定器贴于消毒皮肤表面，按动按钮，刀片弹出并刺入皮肤，作一"标准"切口，待血液自然流出即启动秒表开始计时，每隔 30 s 用滤纸吸去切口流出的血液（注意避免滤纸接触皮肤），直至血流停止，停止计时，血液自然流出到自然停止所经历的时间，即为 TBT 测定的出血时间。

2. Ivy 法

原理及操作等与 TBT 法基本相同，先在上臂用血压计袖带施加压力后，用采血针刺破皮肤，观察血液自然流出到自然停止所经历的时间。

【参考区间】TBT 法：6.9 分钟±2.1 分钟；Ivy 法：2~7 分钟。

【方法学评价】

1. TBT 法

是目前推荐的方法。皮肤切口的长度、宽度和深度固定，易于标准化，准确性、灵敏性和重复性较好。采用不同型号的测定器，作不同长度和深度的标准切口，适用于不同年龄段的患者。但操作烦琐、伤口大，患者不易接受、出血时间测定器价格较贵等原因，尚未广泛应用。

2. Ivy 法

为传统方法，该法切口的深度和长度难以标准化，准确度和重复性不如 TBT 法。

【临床意义】

1. BT 延长

见于：

（1）血小板数量异常：如血小板减少症、原发性血小板增多症。

（2）血小板功能缺陷：如血小板无力症、巨大血小板综合征。

（3）血管性疾病：如血管性血友病、遗传性出血性毛细血管扩张症等。

（4）某些凝血因子缺乏：如低（无）纤维蛋白原血症和 DIC。

（5）纤溶亢进症。

2. BT 缩短

主要见于某些严重的血栓前状态和血栓性疾病：如心肌梗死、脑血管病变、妊娠高血压综合征、DIC 高凝期等。

二、血小板检验

血小板的检验包括血小板数量的检验（即血小板计数）和血小板质量的检验。血小板常用的筛检试验包括血小板计数、血块收缩试验（clot retraction test，CRT）、血小板黏附试验（platelet adhesion test，PadT）和血小板聚集试验（platelet aggregation test，PagT）。确证试验包括血小板相关免疫球蛋白（Palg）的测定、血浆血小板 p-选择素（p-selectin）的测定、血浆 β-血小板球蛋白（β-thromboglobulin，β-TG）和血小板第 4 因子（Platelet factor4，PF4）的测定。血块收缩试验与血小板的数量和质量均有关，也可反映其他凝血因子的量与功能以及纤溶功能。本节仅介绍血块收缩试验。

血块收缩试验（clot retraction test，CRT），是在体外观察血块形成、血块收缩所需的时间，血块收缩后状态或计算血块收缩率，以反映血块收缩能力的试验。测定方法有定性法和定量法，后者可分为全血定量法和血浆定量法。

1. 定性法

【检测原理】血液凝固过程中，释放出血小板退缩蛋白，使尚完整的血小板变形而伸出伪足，伪足附着在纤维蛋白网上，血小板收缩，纤维蛋白亦即收缩、拉紧，使有形成分包裹在纤维蛋白网内，挤出血清。将静脉血静置于37℃水浴箱中温育，分别于温育30分钟、1小时及24小时后观察血块收缩情况。

【结果】

（1）完全收缩：血块与试管壁完全分离，析出血清占全血量的40%~50%。

（2）部分收缩：血块与试管壁部分粘连，析出血清量小于50%。

（3）收缩不良：血块大部分与试管壁粘连，只有少量血清出现于管底或管壁。

（4）不退缩：血块保持原样，无血清析出。

血块收缩试验结果判断模式图见图2-2。

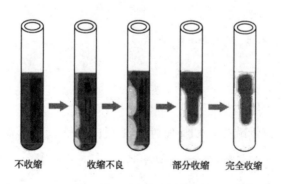

不收缩　　　收缩不良　　　部分收缩　　完全收缩

图2-2　血块收缩试验模式图

2. 全血定量法（Macfarlane 法）

【检测原理】同定性法。全血凝固后析出血清，计算血清析出量占原有血浆量的百分数即为血块的收缩率，以此反映血块收缩的能力。

3. 血浆定量法

【检测原理】在富含血小板的血浆中加入 Ca^{2+} 或凝血酶，使血浆凝固形成血浆凝块，由于血小板血栓收缩蛋白的作用，血浆凝块中的纤维蛋白网发生收缩，析出血清，计算析出血清的量占原血浆量的百分数为血块收缩率，以此反映血块收缩的能力。

【参考区间】定性法血块退缩时间：于凝固后 0. 5～1 小时开始退缩，24 小时内退缩完全。全血定量法：48%～60%。

血浆定量法：>40%。

【方法学评价】

（1）定性法：准确性差，只能粗略估计血小板收缩情况。

（2）全血定量法：本法较准确，但结果受红细胞数量及纤维蛋白原含量影响，特异性差。

（3）血浆定量法：本法排除了红细胞因素的影响，测定结果更为准确。

【临床意义】

1. 血块收缩不良或血块不收缩

见于：

（1）血小板功能异常：即血小板无力症。

（2）血小板数量减少：如特发性血小板减少性紫癜、血栓性血小板减少性紫癜，常见于血小板数量 $<50×10^9/L$ 时。

（3）某些凝血因子缺乏：如低或无纤维蛋白原血症，凝血因子Ⅱ、Ⅴ、Ⅶ、Ⅸ等严重缺乏。

（4）原发性或继发性红细胞增多症：如真性红细胞增多症。

（5）纤溶亢进症。

（6）异常血浆蛋白血症：如多发性骨髓瘤、巨球蛋白血症等。

2. 血块过度收缩

见于先天性或获得性ⅩⅢ因子缺乏症、严重贫血等。

四、凝血因子检验

凝血因子的检验用于出血性疾病的诊断和血栓前状态的监测，筛检试验主要有反映内源性凝血系统有无异常的凝血时间测定（clotting time，CT）、活化部分凝血活酶时间（activated partial thromboplastin time，APTT）测定，反映外源性凝血系统有无异常的血浆凝血酶原时间（prothrombin time，PT）。确证试验包括简易凝血活酶生成试验（simple thromboplastin generation test，STGT）及纠正试验、血浆中凝血因子（Ⅲ及Ca^{2+}除外）含量及活性的测定、血浆凝血酶原片段1+2（Prothrombin fragment 1+2，F1+2）的测定、血浆纤维蛋白肽A（fibrin peptide A，FPA）的测定、血栓前体蛋白及同型半胱氨酸等的测定。

（一）APTT 测定

在体外模拟体内内源性凝血的全部条件，测定血浆凝固所需的时间。反映内源性凝血因子、共同途径是否异常和血液中是否存在抗凝物质，APTT是常用且比较灵敏的内源性凝血系统的筛检指标。

【检测原理】在受检血浆中，加入足量的活化接触因子激活剂（如白陶土）激活凝血因子ⅩⅡ、ⅩⅠ，脑磷脂代替血小板第3因子，即满足内源性凝血的全部条件，测定加入Ca^{2+}后血浆开始凝固所需的时间，即为APTT。

【参考区间】25~35 s，超过正常对照值10 s为异常。但每个实验室必须建立相应的参考区间。

【方法学评价】APTT 是检测内源性凝血因子是否缺乏的比较灵敏的试验，而且检测 FⅧ、FⅨ的灵敏度比 FⅪ、FⅫ和共同途径中凝血因子更高，能检出 FⅧ：C 小于 25% 的轻型血友病，故已替代试管法凝血时间（CT）。APTT 测定手工法重复性差，但多次重复测定仍有相当程度的准确性，且操作简便，临床上仍在应用，并可用于仪器法校正。血凝仪法检测的准确性和灵敏度高于试管法，并且检测快速、简便，易于标准化。

【临床意义】

1. APTT 延长

见于：

（1）较显著的因子Ⅷ、Ⅸ减低（如血友病甲、乙），因子Ⅺ缺乏症。

（2）严重的因子Ⅴ、因子Ⅹ、纤维蛋白原和凝血酶原缺乏（如肝病、新生儿出血症、口服抗凝剂、应用肝素以及低或无纤维蛋白原血症）。

（3）血管性血友病。

（4）原发性或继发性纤溶活性增强。

（5）血液中抗凝物质增多，如存在抗凝血因子Ⅷ或因子Ⅸ抗体、狼疮抗凝物、华法林或肝素等。

2. APTT 缩短

见于：

（1）血栓前状态：如 DIC 高凝期等。

（2）血栓性疾病：如心肌梗死、肺梗死、深静脉血栓形成、糖尿病血管病变、妊娠高血压综合征、肾病综合征、高血糖症及高脂血症等。

3. 监测肝素治疗

APTT 对血浆肝素的浓度很敏感，是目前监测普通肝素抗凝治疗的首选指标。临床上，在应用中等剂量和大剂量肝素治疗期间必须作监测试验，一般使 APTT 维持在正常对照的 1.5 ~ 2.5 倍（75 ~ 100 s 之间）。同时注意动态观察血小板数量，以血小板计数小于 $50×10^9/L$ 为停药的指征。以保证抗凝治疗的安全、有效。

（二）PT 测定（Quick 一步法）

在体外模拟体内外源性凝血的全部条件，测定血浆凝固所需的时间。PT是常用的外源性凝血途径和共同凝血途径的筛检指标之一。

【检测原理】在受检血浆中，加入足够量的组织凝血活酶和适量的 Ca^{2+}，即可满足外源凝血的全部条件，测定加入 Ca^{2+} 后血浆开始凝固所需的时间，即为血浆凝血酶原时间。

【结果】

（1）直接报告：待检者 PT：××．×秒；正常对照 PT：××．×秒。

（2）凝血酶原比值（prothrombin ratio，PTR）：PTR = 待检者 PT/正常对照 PT。

（3）国际标准化比值（international normalized ratio，INR）即 PTR^{ISI}，ISI（international sensitivity index）为国际敏感度指数。

【参考区间】每个实验室必须建立相应的参考区间。

1. PT

成人 11~13 s，超过正常对照值 3 s 为异常。

2. INR

因 ISI 不同而异。

3. PTR

成人 0.85~1.15。

【方法学评价】PT 检测分手工法和仪器法，检测原理均采用 1935 年 Quick 创建的一步凝固法。手工法虽重复性差，但多次重复测定仍有相当程度的准确性，且操作简便，临床上仍在应用，并可用于仪器法校正。血凝仪法，干扰因素少、操作过程实现了标准化，检查快速、简便。

【临床意义】

1. PT 延长

见于：

（1）先天性因子Ⅱ、Ⅴ、Ⅶ、Ⅹ减低及低（无）纤维蛋白原、异常纤维蛋白原血症。

（2）获得性凝血因子缺乏，如 DIC 晚期（PT 是 DIC 实验室筛检诊断标准之一）、严重肝病、阻塞性黄疸、维生素 K 缺乏等。

（3）血液循环中抗凝物质增多，如双香豆素、肝素等。

（4）原发性纤溶亢进。

2. PT 缩短

见于高凝状态（如 DIC 早期）、血栓前状态及血栓性疾病、口服避孕药等。

3. 口服抗凝药物的监测

INR 为目前推荐的监测口服抗凝药的首选指标。国内一般将口服抗凝药达到有效剂量时的 INR 值定为 2.0~3.0。

五、抗凝物质检验

抗凝物质分为生理性和病理性两类，其筛检试验包括凝血酶时间测定、血浆游离肝素时间（free heparin time）或甲苯胺蓝纠正试验及狼疮抗凝物质的检测。确证试验包括血浆抗凝血酶活性的测定和血浆凝血酶抗凝血酶复合物（thrombin-antithrombin complex，TAT）的测定等。

血浆凝血酶时间（thrombin time，TT）是反映血浆中纤维蛋白原转变为纤维蛋白的筛检指标之一。TT 延长主要反映 Fg 浓度减少或功能异常以及血液中存在相关的抗凝物质（肝素、类肝素等）或纤溶亢进。

【检测原理】37 ℃条件下，在待检血浆中加入标准化凝血酶溶液后，直接将血浆纤维蛋白原转变为纤维蛋白，使乏血小板血浆凝固，测定其凝固所需的时间即为血浆凝血酶时间。

【参考区间】16~18 s，超过正常对照值 3 s 为异常。

由于试剂中凝血酶浓度不同，其检测结果存在差异。因此，每个实验室必须建立相应的参考区间。

【方法学评价】手工法重复性差、耗时，但多次重复测定仍有相当程度的准确性，且操作简便，临床上仍在应用，并可用于仪器法校正。血凝仪法，干扰因素少，操作过程实现了标准化，检查快速、简便。用 TT 检测来了解凝血作用有时也会出现误差，除纤维蛋白原含量低可造成 TT 时间延长外，过高纤维蛋白原，因其抑制纤维蛋白单体交联也会使 TT 延长。

【临床意义】

1. TT 延长

见于：

（1）低（无）纤维蛋白原血症、遗传性或获得性异常纤维蛋白原血症。

（2）血中存在肝素或类肝素物质（如肝素治疗、SLE 和肝脏疾病等）。类肝素增多，可加做 TT 纠正试验，若延长的 TT 能被甲苯胺蓝纠正，则提示有类肝素物质存在。

2. TT 可作为链激酶、尿激酶溶栓治疗的监测指标

TT 对肝素、水蛭素（hirudin）非常敏感，也是肝素、水蛭素等抗凝治疗的监测指标。一般认为，当患者的 TT 为正常对照的 1.5~2.5 倍时，溶栓治疗安全有效。

六、纤溶活性检验

纤溶活性检验的筛检试验包括纤维蛋白原定量测定、血浆纤维蛋白

（原）降解产物测定以及优球蛋白溶解时间（euglobulin lysis time，ELT）等的测定。确证试验包括血浆 D-二聚体测定、血浆硫酸鱼精蛋白副凝固试验（plasma protamine paracoagulation test，3P 试验）、血浆纤溶酶原活性测定、血浆纤维蛋白肽 $B\beta_{1-42}$ 和 $B\beta_{15-42}$（fibrin peptide $B\beta_{1-42}$ and $B\beta_{15-42}$）等的测定。本节介绍纤维蛋白原定量测定、血浆纤维蛋白（原）降解产物测定及 D-二聚体的测定。

（一）血浆纤维蛋白原定量测定

纤维蛋白原（Fg）由肝脏合成，是血浆浓度最高的凝血因子。纤维蛋白原浓度或功能异常均可导致凝血障碍。因此，纤维蛋白原是出血性疾病与血栓性疾病诊治中常用的筛检指标之一。纤维蛋白原检测方法有多种，包括凝血酶凝固时间法（Clauss 法）、双缩脲比色法、比浊法、PT 衍生纤维蛋白原测定法、RAI 法和 ELISA 法等。有的准确性较差，已趋向淘汰。目前常用的方法有 Clauss 法、PT 衍生法等。

【检测原理】

1. 凝血酶凝固时间法（Clauss 法）

在受检血浆中加入凝血酶，使血浆中的纤维蛋白原转变为纤维蛋白，血浆中纤维蛋白原的含量与血浆凝固的时间呈负相关。被检血浆的纤维蛋白原实际含量可从国际标准品纤维蛋白原参比血浆测定的标准曲线中获得。

2. 酶联免疫法

用抗纤维蛋白原的单克隆抗体、酶联辣根过氧化酶抗体显色、酶联免疫检测仪检测血浆中的纤维蛋白原含量。

3. PT 衍生纤维蛋白原法

在血凝仪测定 PT 时，记录血浆开始凝固时的光密度值 S_1 和血浆完全凝固时的光密度值 S_2，计算此过程光密度的变化值 ΔS（$\Delta S-S=S_2-S_1$），ΔS 与血浆中纤维蛋白原含量成正比，从制作的纤维蛋白原含量对 AS 的标准曲线中查获待测血浆的纤维蛋白原含量。

【参考区间】成人：2.00~4.00 g/L；新生儿：1.25~3.00 g/L。

【方法学评价】

1. Clauss（凝血酶法）

（1）是检测纤维蛋白原含量最常用的方法，操作简单，结果可靠，敏感性和特异性较高，是目前推荐使用的测定方法。仪器法精密度比手工法高，但当通过血凝仪检测 PT 方法来换算纤维蛋白原浓度时，如结果可疑，则应采用 Clauss 法复核确定。

（2）本方法检测需要纤维蛋白的结构正常，且有一定的含量，对低（无）纤维蛋白原血症和异常纤维蛋白原血症患者应用 ELISA 或 RAI 等免疫学方法测定。

2. 免疫学法

操作简便，但特异性不高，所测的不仅有凝固功能的纤维蛋白原，还包括部分 FDP、其他蛋白以及异常纤维蛋白原，与生理性纤维蛋白原活性不一定呈平行关系。

3. PT 衍生纤维蛋白原测定法　该法测定纤维蛋白原的线性范围较窄，故当血浆纤维蛋白原含量过高时需要稀释血浆，尤其是纤维蛋白原的含量过低时结果往往偏高，需要采用 Clauss 等检测方法复核。

【临床意义】纤维蛋白原是一种急性时相反应蛋白，在急慢性炎症和组织损伤坏死时可增高。纤维蛋白原水平增高是冠状动脉粥样硬化心脏病和脑血管病发病的独立危险因素之一。临床上纤维蛋白原含量测定主要用于出血性疾病或血栓性疾病的诊断以及溶栓治疗的监测。

1. 增高

见于：

（1）炎症及组织损伤，如急性心肌梗死、肺炎、肝炎、胆囊炎、风湿性关节炎、大手术、放射治疗、烧伤等。

（2）血栓前状态、糖尿病、恶性肿瘤等。

（3）月经期、妊娠期也可增高。

2. 减低

见于：

（1）DIC 晚期、肝硬化、无纤维蛋白原血症或异常纤维蛋白原血症、原发性纤溶。

（2）某些药物，如雄激素、鱼油、纤溶酶原激活、高浓度肝素等。

3. 溶栓治疗监测

溶栓治疗（如用 UK、t-PA）及蛇毒治疗（如用抗栓酶、去纤酶）的监测。

（二）血浆纤维蛋白（原）降解产物测定

纤维蛋白原、可溶性纤维蛋白单体、纤维蛋白多聚体和交联纤维蛋白均可被纤溶酶降解，生成纤维蛋白（原）降解产物（FDP）。血液 FDP 浓度增高是体内纤溶亢进的标志，但不能鉴别原发性纤溶亢进与继发性纤溶亢进。

测定方法有胶乳凝集法、酶联免疫吸附法和仪器法（免疫比浊法），下面介绍胶乳凝集法。

【检测原理】将 FDP 抗体包被于胶乳颗粒上，可与受检者血浆中的 FDP 发生抗原抗体反应，导致乳胶颗粒凝集。血浆中 FDP 浓度达到或超过 5 mg/L 时，出现肉眼可见的凝集反应。根据待检血浆的稀释度可计算出血浆中 FDP 含量。

【参考区间】胶乳凝集法：阴性（＜5 mg/L）；酶联免疫吸附法（ELISA）：<10 mg/L；仪器法（免疫比浊法）：<5 mg/L。

【方法学评价】

1. 胶乳凝集法

操作简单，是目前测定 FDP 常用的方法。

2. 酶联免疫吸附法

特异性高，可定量测定，但操作较复杂，影响因素较多。

3. 仪器法（免疫比浊法）

操作简单、快速，结果准确，且易于质量控制，但成本较高。

【临床意义】FDP 阳性或 FDP 浓度增高见于原发性纤溶亢进，或继发性纤溶亢进，如 DIC、肺栓塞、深静脉血栓形成、恶性肿瘤、肝脏疾病、器官移植排斥反应和溶栓治疗等。

（三）血浆 D-二聚体测定

D-二聚体（D-dimer，D-D）是交联纤维蛋白在纤溶酶作用下的降解产物之一。继发性纤溶中纤溶酶的主要作用底物是纤维蛋白，生成特异性纤维蛋白降解产物 D-D，所以 D-D 是继发性纤溶特有的代谢产物，对继发性纤溶的诊断具有特异性。下面介绍胶乳凝集法。

【检测原理】将抗 D-D 单克隆抗体包被于胶乳颗粒上，可与受检者血浆中的 D-D 发生抗原抗体反应，导致乳胶颗粒凝集，且凝集的强度与血浆 D-D 的含量成正比。

【参考区间】胶乳凝集法：阴性（＜250μg/L）；ELISA 法：<400μg/L；仪器法（免疫比浊法）：<400μg/L。

【方法学评价】

1. 胶乳凝集法

操作简便、快速，是一种较理想的筛检试验，但有一定的假阴性率，必要时可采用灵敏度更高的酶联免疫吸附法和仪器法。

2. ELISA 法

特异性高，可定量测定，但操作较复杂，影响因素较多。

3. 仪器法（免疫比浊法）

操作简单、可快速定量测定，结果准确，且易于质量控制，但成本较高。

【临床意义】健康人血液 D-D 浓度很低，在血栓形成与继发性纤溶时 D-D 浓度显著增高。因此，D-D 是 DIC 实验诊断中特异性较强的指标，并在排除血栓形成中有重要价值。

1. 阳性

见于：

（1）继发性纤溶亢进症，如 DIC。

（2）血栓性疾病，如脑栓塞、深静脉血栓、肺栓塞、动脉血栓栓塞等，是体内血栓形成的指标。

（3）其他疾病，如肝硬化、恶性肿瘤、妊娠（尤其产后）、手术等。

2. 原发性与继发性纤溶亢进症鉴别指标

继发性纤溶亢进 D-D 浓度增高，而在原发性纤溶亢进早期 D-D 浓度正常，可作为两者的鉴别指标之一。D-D 阳性可作为继发性纤溶如 DIC 或其他血栓性疾病诊断的依据，其灵敏度达 90%～95%。特异性仅为 30%～40%，但阴性预测值可达 95% 以上，因此，D-D 阴性基本可排除血栓形成。

3. 溶栓治疗的监测

使用尿激酶治疗时，D-D 含量增高，用药后 6 小时最高，24 小时后恢复至用药前水平。

七、血栓与止血检验的临床应用

（1）止血缺陷筛检。

（2）手术前止凝血功能筛检。

（3）DIC 实验诊断。

（4）监测抗凝与溶栓治疗。

第三章　排泄物、分泌物及体液检验

第一节　尿液检验

尿液是血液经过肾小球滤过、肾小管和集合管的重吸收和排泄所产生的终末代谢产物，尿液的组成可以反映泌尿系统及其他组织器官的代谢状况，因此尿液检验对泌尿系统疾病（如泌尿系统的炎症、结石、肿瘤等）和其他系统疾病（如糖尿病、肝胆疾病等）的诊断、预后判断和疗效监测具有重要意义。

一、尿液标本的采集、保存和检测后处理

（一）尿液标本的采集

不合格的尿液标本，其检查结果并不能反映待检者的实际状态，易导致误诊、漏诊等情况发生，因此必须正确、合理地采集尿液标本。

1. 尿液标本采集的容器

应使用清洁、干燥、有盖的一次性尿杯，容器上应标有患者姓名、条形码等信息。收集微生物检查标本时应使用干燥无菌的容器。

2. 尿液标本的采集

尿液标本有随机尿、晨尿、计时尿等类型，不同类型的尿液标本适用于不同的检查项目，尿液常规检查常采用随机尿或晨尿标本。尿液采集时应采

取清洁中段尿，成年女性应避免阴道分泌物等混入。

（1）随机尿（random urine）：指患者不需要任何准备、不受时间限制、随时排出的尿液标本。随机尿易受多种因素（如运动、饮食、用药、情绪、体位等）的影响，不能准确反映患者的状况。但随机尿标本新鲜、易得，最适合于门诊、急诊患者的尿液筛检。

（2）晨尿（first morning urine）：指清晨起床后，在未进早餐和做运动之前排出的尿液。晨尿一般在膀胱中存留 6~8 小时，各种成分均较浓缩，有利于提高检出率。由于晨尿在膀胱中停留时间过长，硝酸盐及葡萄糖易被分解，因而推荐采集第 2 次晨尿代替首次晨尿。第 2 次晨尿（second morning urine）是指首次晨尿后 2~4 小时内的晨尿标本，要求患者从前一晚 22：00 时起到采集尿液时，只饮水 200 mL，以提高有形成分计数和细菌培养的阳性检出率。

（二）尿液标本的接收和保存

1. 尿液标本的接收

严格执行标本接收制度，对标本标识内容与检验申请单内容不一致、尿量不足、有粪便或杂物污染、防腐剂使用不当、容器破损等不合格的标本可以拒收。

2. 尿液标本的保存

尿标本应在采集后 2 小时内完成检验，对不能及时检验的尿标本，必须进行适当处理或保存，以降低因标本检验延时而引起的理化性状改变。

（1）冷藏：低温能抑制细菌的生长，如果尿标本不能及时完成检测，则宜置于 2~8 ℃条件下保存，但不能超过 6 小时（微生物学检查标本在 24 小时内仍可进行培养），且要避光加盖。但低温冷藏后析出的盐类结晶会影响显微镜检查，因此低温冷藏适用于尿液化学成分（如葡萄糖、蛋白质和激素等）的检查。

（2）防腐：对计时尿标本和采集后 2 小时内无法进行检查的尿标本，根据检查项目的特点，可加入相应的防腐剂，同时尿液仍需冷藏保存。

（三）尿液标本检测后处理

检测后尿液应按生物危害物处理，必须经过 10 g/L 过氧乙酸或漂白粉消毒处理后，才能排入下水道内。如所用的容器不是一次性的，必须在 30~50 g/L 漂白粉或 10 g/L 次氯酸钠溶液中浸泡 2 小时，也可用 5 g/L 过氧乙酸浸泡 30~60 分钟，再用清水冲洗干净。一次性尿杯需消毒、毁形后，再置入医疗废弃物袋中，按照医疗废弃物进行无害化处理。

二、尿液理学检查

尿液理学检查包括颜色、透明度、尿比重等检查项目。

（一）尿液颜色和透明度

【检测原理】通过肉眼或尿液分析仪判断尿液颜色和透明度。透明度可分为清晰透明、轻微浑浊、浑浊、明显浑浊 4 个等级。尿液浑浊程度与其所含有形成分的种类和数量多少有关，也与盐类结晶、酸碱度和温度有关。

【方法学评价】尿液颜色和透明度的判断，受检验人员主观因素和尿液分析仪设计标准的影响，尿液透明度还易受某些盐类结晶的影响。

【参考区间】淡黄色、清晰透明。

【临床意义】常见的病理性改变有红色、酱油色、深黄色、脓样、白色乳样等。

1. 血尿（hematuria）

尿液内含有一定量的红细胞时称为血尿。分为：①肉眼血尿：1L 尿液中含有 1 mL 以上血液，尿液呈淡红色、洗肉水样；②镜下血尿：尿液外观变化不明显，经离心沉淀后镜检时发现红细胞数>3/HP。血尿常见于泌尿生殖系统疾病（如炎症、结石、肿瘤）、出血性疾病（如血友病、血小板减少性紫癜）等。

2. 血红蛋白尿（hemoglobinuria）

血管内溶血时血浆游离血红蛋白增多，超过珠蛋白结合能力，因其相对分子质量较小，可通过肾小球滤出而形成血红蛋白尿。尿液呈棕红色或酱油色。血红蛋白尿常见于蚕豆病、阵发性睡眠性血红蛋白尿（PNH）、血型不合的输血反应等。

3. 胆红素尿（bilirubinuria）

尿液呈深黄色，振荡后泡沫仍呈黄色，胆红素定性试验阳性。常见于胆汁淤积性黄疸及肝细胞性黄疸。但尿液放置过久后，胆红素被氧化为胆绿素使尿液呈棕绿色。

4. 乳糜尿（chyluria）

乳糜液或淋巴液进入尿中，尿液呈乳白色浑浊称为乳糜尿，若含血较多则称为血性乳糜尿。乳糜尿是由于泌尿系统淋巴管破裂或深部淋巴管阻塞所致，常见于丝虫病，也可见于结核、肿瘤、肾病综合征或某些原因引起的肾周围淋巴循环受阻。

5. 脓尿（pyuria）

外观呈黄白色或白色，是由于尿液中含有大量白细胞所致，将其放置后可有白色絮状沉淀。常见于泌尿系统化脓性感染，如肾盂肾炎、膀胱炎、前列腺炎、精囊炎和尿道炎等。

6. 结晶尿

主要是由于尿液含有高浓度的盐类结晶所致，可呈白色或淡粉红色。以磷酸盐和碳酸盐最常见，其在碱性或中性尿液中呈灰白色浑浊，加酸后磷酸盐溶解无气泡，碳酸盐溶解有气泡。此外，还可见尿酸盐、草酸盐结晶。

（二）尿比重

尿比重（specific gravity，SG）是指尿液在 4 ℃时与同体积纯水的重量之比。尿液比重的高低与尿液溶质（氯化钠、尿素等）的浓度成正比，受饮食和尿量影响较大。在病理情况下，易受尿糖、尿蛋白、细胞和管型等成分的影响。

【检测原理】

1. 干化学试带法

又称干化学法，有目视比色法和仪器比色法。试带模块中含有多聚电解质、酸碱指示剂（溴麝香草酚蓝）及缓冲物。多聚电解质直接与尿液中的电解质反应，释放出 H^+ 使指示剂显色，不同颜色代表不同的尿液离子浓度。

2. 折射计法

利用光线折射率与溶液中总固体量相关性进行测定。

3. 尿比重计法

采用特制的尿比重计测定 4 ℃时尿液与同体积纯水的重量之比。

【方法学评价】

1. 干化学试带法

测定简便、快速，不受高浓度的葡萄糖、蛋白质或放射造影剂的影响，但灵敏度低，精密度差，只用作过筛试验。

2. 折射计法

①为 CLSI 和中国临床实验室标准化委员会（CCCLS）推荐的参考方法；②易于标准化，标本用量少，可重复测定，尤其适合于少尿患者和儿科患者；③测定结果通常比尿比重计法低 0.002。

3. 尿比重计法

操作简便，但标本用量大，易受温度、尿糖、尿蛋白、尿素或放射造影剂影响，结果准确性低，现已少用。

【参考区间】成人：随机尿 1.003 ~ 1.030；晨尿 > 1.020。新生儿：1.002~1.004。

【临床意义】尿比重可粗略反映肾脏浓缩稀释功能。

1. 高比重尿

①尿少比重高：见于急性肾炎、心功能不全、肝病、高热、脱水或大量排汗等；②尿多比重增高：常见于糖尿病、使用放射造影剂等。

2. 低比重尿

晨尿比重<1.015 时，称为低比重尿。如尿液比重固定在 1.010±0.003，称为等渗尿，提示肾脏浓缩稀释功能严重受损，如急性肾衰多尿期、急性肾小管坏死。尿崩症常出现严重的低比重尿（<1.003，可低至 1.001）。

三、尿液化学检查

（一）酸碱度

【检测原理】

1. 试带法

采用双指示剂法。模块中含溴麝香草酚蓝（pH 6.0~7.6）和甲基红（pH 4.6~6.2），变色范围为橙红色（pH 4.5）—黄绿色（pH 7.0）—蓝色（pH 9.0），检测结果多由仪器判读，也可肉眼目测与标准比色板比较来判断。

2. pH 试纸法

pH 广泛试纸是浸渍有多种指示剂混合液的试纸条，变色范围为棕红色至深黑色，与标准比色板比较，肉眼可判断尿液 pH 近似值。

3. 指示剂法

采用酸碱指示剂原理。常用 0.4 g/L 溴麝香草酚蓝溶液，当指示剂与尿液混合后，显示黄色为酸性尿，蓝色为碱性尿，绿色为中性尿。

【方法学评价】

1. 试带法

配套应用于尿液分析仪，是应用最广泛的筛检方法，能满足临床对尿液 pH 检查的需要。

2. pH 试纸法

操作简便，采用 pH 精密试纸可提高检测的灵敏度，但试纸易吸潮而失效。

3. 指示剂法

溴麝香草酚蓝变色范围为 pH 6.0~7.6，当尿液 pH 偏离此范围时，检查结果不准确；黄疸尿、血尿可直接影响结果的判读

【参考区间】正常饮食条件下，晨尿 pH 5.5~6.5，随机尿 pH 4.5~8.0。

【临床意义】尿液酸碱度检测主要用于了解机体酸碱平衡和电解质平衡情况。尿液 pH 受食物种类、进餐后状态、药物和病理状态等影响。酸性尿见于进食肉类、高蛋白、氯化铵等后和各种酸中毒（肾小管性酸中毒除外），碱性尿见于进食蔬菜、水果、利尿剂等后和各种碱中毒（低钾碱中毒除外）。

（二）蛋白质

正常情况下，由于肾小球滤过膜的孔径屏障和电荷屏障作用，血浆的中、大分子量的白蛋白、球蛋白不能通过肾小球滤过膜，只有分子量小的蛋白质，如 β_2 微球蛋白（β_2-microglobulin，β_2-M）、α_2 微球蛋白（α_2-microglobulin，α_2-M）和溶菌酶等能够自由通过肾小球滤过膜，但绝大部分（95%）被近端

肾小管重吸收。因此健康人终尿中只含有极微量的蛋白质（约 30~130 mg/24h 尿），定性检查为阴性。当尿液中蛋白质超过 150 mg/24h（或超过 100 mg/L）时，定性检查呈阳性，称为蛋白尿。

【检测原理】

1. 试带法

采用 pH 指示剂蛋白误差原理。在 pH 3.2 的条件下，酸碱指示剂（溴酚蓝）产生的阴离子与带阳离子的蛋白质结合后生成复合物，引起指示剂进一步电离，当超越缓冲范围时，指示剂发生颜色改变。颜色的深浅与蛋白质含量成正比。

2. 磺基水杨酸法

又称磺柳酸法。在酸性环境下，磺基水杨酸根阴离子与蛋白质氨基酸阳离子结合，生成不溶性蛋白盐沉淀。沉淀或浑浊的程度可反映蛋白质的含量。

3. 加热乙酸法

加热可使蛋白质变性，加稀酸使尿液 pH 降低并接近蛋白质等电点（pH 4.7），使变性凝固的蛋白质进一步沉淀，同时消除某些磷酸盐或碳酸盐析出所造成的浑浊干扰。

【方法学评价】

1. 试带法

主要用于尿液分析仪，必要时也可用于肉眼观察。操作简便、快速、易于标准化，适用于健康普查或临床筛检，目前已广泛应用于临床。不同类型试带的灵敏度可有一定差异，一般为 70~100 mg/L，与使用的酸碱指示剂种类有关。试带对白蛋白灵敏，对球蛋白的灵敏度仅为白蛋白的 1/100~1/50，容易漏检本周蛋白。影响因素有：①假阳性：见于尿液 pH>9；应用奎宁、嘧啶或尿液中含有聚乙烯、磷酸盐、季铵盐消毒剂等；试带浸渍时间过长，反应颜色变深。②假阴性：见于尿液 pH<3；滴注大剂量青霉素或应用庆大霉

素、含碘造影剂；试带浸渍时间过短、反应不完全，或浸渍时间过长使模块中的试剂流失。

2. 磺基水杨酸法

操作简便，反应灵敏（灵敏度达 50 mg/L），结果显示快，与白蛋白、球蛋白、糖蛋白和本周蛋白均能发生反应。CLSI 将其推荐为尿蛋白检测的确证试验。影响因素有：①假阳性：见于尿液中含高浓度尿酸、尿酸盐、草酸盐；使用碘造影剂、大剂量青霉素钾盐；尿液中混有生殖系统分泌物。②假阴性：见于尿液偏碱（pH>9）或偏酸（pH<3）。

3. 加热乙酸法

特异性强，干扰因素少，与白蛋白、球蛋白均能发生反应。但灵敏度较低，为 150 mg/L，且操作较烦琐。影响因素有：①假阳性：见于尿液混有生殖系统分泌物。②假阴性：见于尿液偏碱（pH>9）或偏酸（pH<3）；对于无盐或低盐饮食者，检测前应在尿液中加入少许盐溶液。

【参考区间】阴性。

【临床意义】

1. 生理性蛋白尿

泌尿系统无器质性病变，由于肾小球毛细血管壁通透性增高或肾脏瘀血，导致尿液内暂时出现少量蛋白质。可见于剧烈运动、发热、精神紧张和直立后。

2. 病理性蛋白尿

①肾性蛋白尿：由于肾小球滤过功能障碍或肾小管重吸收功能降低所产生的蛋白尿，见于各种急慢性肾小球肾炎、肾盂肾炎、肾病综合征以及重金属中毒、肾移植排异反应等。②肾前性蛋白尿：因血浆中相对分子量较小或带阳性电荷蛋白质异常增多，经肾小球滤出，超过肾小管重吸收能力所形成的蛋白尿，又称为溢出性蛋白尿。主要见于浆细胞病、血管内溶血性疾病、

急性肌肉损伤，见到本周蛋白尿（尿中含大量免疫球蛋白轻链）、血红蛋白尿和肌红蛋白尿。③肾后性蛋白尿：主要见于膀胱以下尿道的炎症、结石、结核和肿瘤等。

（三）葡萄糖

健康人血浆中葡萄糖经肾小球全部滤过，在近曲小管几乎全部被重吸收。因此，健康人尿液中仅含有极微量的葡萄糖（<2.8 mmol/24h），常规方法检测为阴性。当血浆葡萄糖含量超过肾糖阈（>8.88 mmol/L）或肾小管重吸收能力下降时，尿液中葡萄糖增加。尿糖定性试验阳性的尿液称为糖尿。尿糖主要是指葡萄糖，也有微量乳糖、半乳糖、果糖和核糖等。

【检测原理】

1. 试带法

采用葡萄糖氧化酶法。试带模块中含有葡萄糖氧化酶、过氧化物酶和色素原等。尿液葡萄糖经试带中葡萄糖氧化酶催化，产生 H_2O_2，在有过氧化氢酶的情况下，以 H_2O_2 为电子受体使色素原氧化而呈现颜色变化，颜色深浅与葡萄糖含量成正比。色素原不同反应后颜色也不同。

2. 班氏法

在高热和强碱溶液中，葡萄糖或其他还原性糖，能将溶液中蓝色的硫酸铜还原为黄色的氢氧化亚铜沉淀，进而形成红色的氧化亚铜沉淀。根据沉淀的有无和颜色变化判断尿糖含量。

【方法学评价】

1. 试带法

特异性强，灵敏度高（1.67~2.78 mol/L），简便快速，适用于自动化检测。影响因素有：①假阳性：见于容器有强氧化性物质如漂白粉等残留；尿液比重过低；尿液中含有氟化钠等。②假阴性：见于标本久置后葡萄糖被细菌分解；尿液酮体浓度过高（>0. 4 g/L）；高浓度的维生素 C（>500 mg/L）（与试带中的试剂发生竞争性反应）；尿液含有左旋多巴、大量水杨酸盐等。

2. 班氏法

本法稳定，实验要求及成本低，但操作较烦琐，灵敏度低于试带法，特异性差，还原性糖类（果糖、乳糖、戊糖等）和非糖还原性物质（肌酐、尿酸、维生素 C、阿司匹林等）可引起假阳性。

【参考区间】阴性。

【临床意义】

1. 血糖增高性糖尿

指由于血糖浓度增高所导致的糖尿。见于糖尿病、甲状腺功能亢进、Cushing 综合征等内分泌疾病，也可见于颅脑损伤等应激状态。一次性摄入大量糖，可使血糖暂时性增加。

2. 血糖正常性糖尿

血糖正常，但肾小管对葡萄糖吸收功能减退及肾糖阈降低所致的糖尿，也称为肾性糖尿（renal glucosuria）。见于慢性肾小球肾炎、肾病综合征和间质性肾炎等。

3. 其他糖尿

某些遗传代谢性疾病如半乳糖血症、糖原贮积症、黏多糖沉积病和果糖尿症等也会在尿中出现相应的还原性糖。

（四）酮体

酮体（ketone bodies，KET）是脂肪代谢的中间产物，包括乙酰乙酸、β-羟丁酸和丙酮 3 种成分。正常生理情况下，血浆中含量仅为 2. 0~4. 0 mg/L，常规化学定性方法检测不出。当糖代谢发生障碍、脂肪分解过多、酮体产生速度超过机体组织利用速度时，生成的大量酮体便在血中蓄积称为酮血症。

一旦血浆酮体浓度超过肾阈值，则从尿中排出形成酮尿。

【检测原理】

1. 亚硝基铁氰化钠法

乙酰乙酸和丙酮与亚硝基铁氰化钠反应生成紫色化合物，但 β-羟丁酸不与亚硝基铁氰化钠发生反应。基于该原理的方法较多，包括试带法、Lange 法和改良 Rothera 法等。

2. Gerhardt 法

高铁离子（$FeCl_3$，Fe^{3+}）与乙酰乙酸的烯醇式基团发生螯合，形成酒红色的乙酰乙酸复合物。

【方法学评价】

1. 亚硝基铁氰化钠法

基于该原理的所有方法均可检测乙酰乙酸和丙酮，对乙酰乙酸最敏感，丙酮次之，但都对 β-羟丁酸不敏感，因而不能检测 β-羟丁酸。改良 Rothera 法敏感性不是最高，但操作简便，为常用的湿化学检测方法。试带法更敏感、方便，基本取代了湿化学法。

2. Gerhardt 法

只能检测乙酰乙酸，且敏感性不高，少用。

【参考区间】阴性。

【临床意义】

1. 糖尿病酮症酸中毒

由于糖尿病未控制或治疗不当，血酮体增高。尿酮体检查有助于糖尿病酮症酸中毒早期诊断（尿酮体阳性）。

糖尿病酮症酸中毒早期的主要酮体成分是 β-羟丁酸（一般试带法无法测定），而乙酰乙酸很少或缺如，此时测得结果可导致对酮体量估计不足。当糖尿病酮症酸中毒症状缓解后，β-羟丁酸转变成乙酰乙酸，乙酰乙酸的含量比早期高，此时易造成对病情估计过重。

2. 其他

饥饿、剧烈呕吐、严重腹泻、剧烈运动和寒冷等情况下，也可见尿酮体阳性。

（五）胆红素

胆红素（bilirubin，BIL）包括未结合胆红素（unconjugated bilirubin，UGB）和结合胆红素（conjugated bilirubin，CB）。由于血中结合胆红素水平很低，未结合胆红素不能透过肾小球滤过膜，故正常人尿中胆红素定性试验阴性。当血中结合胆红素水平升高，超过肾阈值，则随尿液排出，此时尿胆红素定性试验阳性，称为胆红素尿（bilirubinuria）。

【检测原理】

1. 偶氮法

在强酸介质中，结合胆红素与重氮盐发生偶联反应，生成红色偶氮化合物，其颜色深浅与胆红素量成正比。

2. 氧化法

①Harrison法：胆红素被硫酸钡沉淀吸附并浓缩，在酸性环境中被三氯化铁氧化为胆绿素、胆青素和胆黄素复合物，呈蓝绿色、绿色或黄绿色，呈色快慢和深浅与胆红素含量成正比。②Smith碘环法：胆红素被碘氧化成胆绿素，在尿液与试剂接触面呈现绿色环。

【方法学评价】

1. 偶氮法

灵敏度不高，但采用试带法操作简便、快速。接受大剂量氯丙嗪治疗或尿液含有盐酸苯偶氮吡啶代谢产物可致假阳性，尿液中存在亚硝酸盐或含高浓度维生素 C 可致假阴性。

2. 氧化法

Harrison 法灵敏度和准确性均较高，为目前国内推荐的试带法确证试验，但操作烦琐，必要时需在尿液中加入适量硫酸铵以促使沉淀产生；同样原理的氯化钡试纸法，则操作简便、快速。Smith 碘环法简便，但灵敏度低。

【参考区间】阴性。

【临床意义】尿液胆红素检查主要用于黄疸的诊断和鉴别诊断。尿液胆红素阳性见于胆汁淤积性黄疸、肝细胞性黄疸，而溶血性黄疸尿液胆红素为阴性。

（六）尿胆原

结合胆红素随胆汁排泄至肠道后，在肠道细菌作用下生成粪胆原。肠道中形成的粪胆原，大部分又经肠肝循环被肝细胞摄取转化成胆红素；少部分粪胆原进入血液后由尿中排出，称为尿胆原（urobilinogen，URO 或 UBG）；还有一部分粪胆原被氧化成粪胆素随粪便排出体外。

【检测原理】

1. 试带法

①醛反应法：基于改良的 Ehrlich 醛反应原理；②偶氮法：在强酸性条件下，尿胆原与对-四氧基苯重氮四氟化硼发生偶联反应，生成胭脂红色化合物，其呈色深浅与尿胆原含量成正比。

2. 改良 Ehrlich 法

在酸性溶液中，尿胆原与对二甲氨基苯甲醛发生醛化反应，生成樱红色缩合物，其呈色深浅与尿胆原含量成正比。

【方法学评价】

1. 醛反应法

易受胆红素和某些药物的影响。吩噻嗪类、磺胺类、普鲁卡因等药物以及胆红素可引起尿液颜色变化，叶胆原、吲哚类化合物等可与 Ehrlich 醛试剂作用显红色，引起假阳性；尿液中含大量维生素 C 可致假阴性。如尿中含有胆红素可采用硫酸钡或氯化钙去除后再检测。

2. 偶氮法

不受胆红素干扰，对尿胆原较为特异。

【参考区间】弱阳性（1∶20 稀释后阴性）。

【临床意义】尿胆原是尿液分析仪试带法组合检验项目之一。胆红素、尿胆原等检查有助于黄疸的诊断与鉴别诊断。

（七）血红蛋白

正常尿液中血红蛋白含量极微，定性检测为阴性。发生血管内溶血时，红细胞破坏，大量血红蛋白释放入血液，当游离血红蛋白超过了结合珠蛋白的结合能力，血浆游离血红蛋白则由肾小球滤过，随尿液排出，从而形成血红蛋白尿。

【检测原理】

1. 试带法

过氧化物酶法。血红蛋白含有血红素基团，具有过氧化物酶样活性，能催化 H_2O_2 作为电子受体使色素原氧化呈色，其呈色深浅与血红蛋白含量成正比。常用的色素原有邻联甲苯胺、氨基比林和四甲基联苯胺等。

2. 免疫法

采用免疫胶体金法测定。

【方法学评价】

1. 试带法

基于过氧化物酶原理的试带法操作简便、快速，常作为尿液血红蛋白的筛查试验。不同种类试带的灵敏度有所差异，一般为 $0.15 \sim 0.30$ mg/L，除与游离血红蛋白反应外，也与完整红细胞反应。但影响因素较多，如尿液中含热不稳定性触酶、尿液被氧化剂污染、尿路感染时某些细菌产生过氧化物酶等可致假阳性，检测前可将尿液煮沸约 2 分钟，以破坏白细胞过氧化物酶等热敏性触酶。尿中含有大剂量维生素 C 等其他还原性物质可致假阴性，需通过煮沸去除后再检测，或待其在尿中排泄完后再重新留取尿标本检测。

2. 免疫法

操作简便，灵敏度高，特异性强，不受动物来源的血红蛋白的影响，可作为确证实验。但尿中游离血红蛋白过高时，可因抗原过剩而出现假阴性。

【参考区间】阴性。

【临床意义】游离血红蛋白和红细胞均可使该检测项目呈阳性，因此当该项目结果阳性时需结合显微镜检查结果以判断尿中到底是血红蛋白还是红细胞增加。尿液出现血红蛋白是血管内溶血的证据之一，常见于蚕豆病和血型不合的输血反应等。

(八) 亚硝酸盐

尿液中含有来源于食物蛋白质代谢产生的硝酸盐（nitrate），如果感染了大肠埃希菌或其他具有硝酸盐还原酶的细菌时，则可将硝酸盐还原为亚硝酸盐（nitrite，NIT）。

【检测原理】Griess 法。尿液中 NIT 先与对氨基苯磺酸或对氨基苯砷酸反应形成重氮盐，再与 3-羟基-1，2，3，4-四氢苯并喹啉（或 N-1-萘基乙二胺）结合形成红色偶氮化合物，其颜色深浅与 NIT 含量成正比。

【方法学评价】采用基于 Griess 法原理的干化学试带法灵敏度为 0.3~0.6 mg/L，临床常用。但陈旧尿液、偶氮剂污染以及应用非那吡啶后可致假阳性，使用利尿剂、大量维生素 C 后可致假阴性。

【参考区间】阴性。

【临床意义】亚硝酸盐作为尿液干化学检查组合项目之一，主要用于尿路感染的快速筛查。NIT 与大肠埃希菌感染的相关性高，阳性结果常表示有细菌存在，但阳性程度不一定与细菌数量成正比。阴性结果也不能排除菌尿的可能。因此，解释结果时需与白细胞酯酶、尿沉渣显微镜检查结果相结合。尿细菌培养法为确证试验。

（九）白细胞酯酶

【检测原理】中性粒细胞含有特异性酯酶，该酶能水解吲哚酚酯生成吲哚酚和有机酸，吲哚酚与重氮盐反应形成紫红色缩合物，颜色深浅与中性粒细胞数量成正比。

【方法学评价】该法灵敏度为 5~15 个粒细胞/μL，特异性较强，只对中性粒细胞反应，不与淋巴细胞等其他白细胞发生反应。尿液标本被阴道分泌物或甲醛污染，或含高浓度胆红素、非那吡啶等影响尿液颜色的物质，可致假阳性；尿液中含维生素 C、庆大霉素、头孢菌素等以及高比重尿液可致假阴性。

【参考区间】阴性。

【临床意义】用于诊断泌尿系统感染。肾移植后发生排斥反应时，尿液中以淋巴细胞为主，白细胞酯酶呈阴性，此时，应以显微镜检查为准。

（十）维生素 C

【检测原理】还原法：在酸性条件下，维生素 C（具有 1，2-烯二醇还原性基团）能将试带模块中氧化态的粉红色 2，6- 二氯酚靛酚还原成无色的 2，

6- 二氯二对酚胺，呈色反应由深蓝色或绿色至粉红色变化，其呈色深浅与尿液中维生素 C 含量成正比。

【方法学评价】维生素 C 有左旋抗坏血酸（还原型）和左旋脱氢抗坏血酸（氧化型）两种天然形式。试带法只能检测左旋抗坏血酸，灵敏度，因试带不同而异，一般为 50～100 mg/L。龙胆酸、左旋多巴或尿液 pH>4.0 时的内源性酚及巯基化合物、半胱氨酸和硫代硫酸钠等可致假阳性；碱性尿液因维生素 C 易分解可致假阴性。

【参考区间】阴性。

【临床意义】维生素 C 浓度增高可对隐血/血红蛋白、胆红素、葡萄糖、亚硝酸盐试带反应产生严重的干扰。检测维生素 C 并非用于维生素 C 的定量，而是用于判断试带法其他检测项目是否准确可靠，是否受到维生素 C 的影响，以对阴性结果给予正确的分析和评价。

四、尿液有形成分检查

尿液有形成分是指随尿液排出体外并能在显微镜下观察到的成分，如细胞、管型、病原体和结晶等。尿液有形成分的检查对泌尿系统疾病的诊断、鉴别诊断及预后判断等有重要意义。

（一）检查方法

目前，尿液有形成分检查的方法有显微镜检查法和尿液分析仪法，前者又可以分为直接镜检法、离心浓缩镜检法，这 2 种方法分别又有染色法与不染色法之分。尿液显微镜检查法是尿液有形成分检查的"金标准"。

1. 未染色镜检法

【检测原理】

（1）涂片镜检法

①直接涂片法：取 1 滴混匀的新鲜尿液滴于载玻片上，覆以盖玻片，直接采用普通光学显微镜检查。管型用低倍镜（LP）观察 20 个视野，以最低数~最高数/LP 报告。细胞用高倍镜（HP）观察 10 个视野，以最低数~最高数/HP 报告。结晶按高倍镜下所占视野面积报告："–"表示无结晶，"+"表示结晶占 1/4 视野，以此类推至"++++"为满视野。细菌、寄生虫虫卵在报告中描述见到的情况。

②离心尿液涂片法：取混匀尿液 10 mL 于刻度离心管中，400 g 离心 5 分钟，弃上清液留沉淀物 0.2 mL，混匀后取约 20 μL 沉淀物于载玻片上，用 18 mm×18 mm 盖玻片覆盖后显微镜检查，观察方法、结果报告与未离心直接涂片法相同。

（2）定量检查法

①血细胞计数板法：取混匀尿液直接充入改良牛鲍计数板的 2 个计数池内，在低倍镜下计数 10 个大方格中的管型总数，高倍镜下计数 10 个大方格中的红细胞、白细胞总数，即为 1 μL 尿液中有形成分的含量。

②尿沉渣定量计数板法：尿沉渣定量计数板为特制的一次性塑料计数板，结构如图 3-1 所示，每块计数板上有 10 个计数池，可供 10 个标本计数用。每个计数池一侧有大的长方形计数区，内含 10 个大方格，为便于计数，每个大方格又分为 9 个小方格。每个大方格面积为 1 mm²，深 0.1 mm，故容积为 0.1 μL。每个计数池 10 个大方格总体积为 1 μL。尿液用上述方法离心后，取 1 滴充入尿沉渣定量计数板中。先用低倍镜计数管型，再用高倍镜计数细胞，得到 1 μL 尿液内的管型和细胞数，以××个/μL 报告。而结晶、细菌、寄生虫虫卵等的报告方式同直接涂片法。

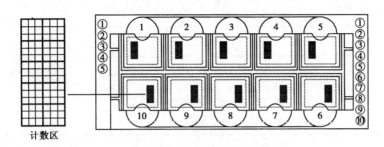

计数区

图 3-1 尿沉渣定量计数板

【方法学评价】尿沉渣未染色显微镜检查法的方法学评价见表 3-1。

表 3-1 尿沉渣未染色显微镜检查法的方法学评价

方法	评价
直接涂片法	简单易行，成本低廉，但阳性率低，重复性差，易漏诊，仅能定性或半定量
离心尿液涂片法	①阳性检出率高，重复性好，适用于外观清晰、有形成分较少的尿标本；②难以标准化和准确定量，仅能做半定量；③离心可能会破坏有形成分形态
血细胞计数板法	①能准确定量；②耗时，但能达到尿液有形成分要求的规范化、标准化；③计数板清洗、消毒不方便
尿沉渣定量计数板法	①规范、标准，符合 CLSI 和 CCCLS 的要求；②耗时，但阳性率高；③目前推荐的尿液有形成分定量检查方法

【参考区间】尿液主要有形成分检查的参考区间见表 3-2。

表 3-2 尿液主要有形成分检查的参考区间

方法	红细胞	白细胞	透明管型	上皮细胞	细菌/真菌
直接涂片法	0~偶见/HP	0~3 个 /HP	0~偶见/LP	少见	–

续　表

方法	红细胞	白细胞	透明管型	上皮细胞	细菌/真菌
离心尿液涂片法	0~3/HP	0~5 个 /HP	0~偶见/LP	少见	-
尿沉渣定量计数板	男：0~4	男：0~5			
法（个/μL）	女：0~9	女：0~12	-	-	-

2. 染色镜检法

检查尿液有形成分一般不需要染色，但为了鉴别病理性有形成分，防止透明管型漏检，可对尿沉渣进行染色后再显微镜检查。染色后的镜检方法同未染色时的镜检方法。

【检测原理】

（1）Sternheimer-Malbin（S-M）染色法：主要染料有结晶紫和沙黄，尿沉渣中的各类细胞、管型等成分化学性质不同，其对染料的物理吸附与化学亲和程度也不同，所以，染色后不同的有形成分呈现特定的颜色，形态清晰，易于识别。

（2）Sternheime（S）染色法：主要染料是阿利新蓝和派洛宁，其染色原理与S-M染色法类似。

【方法学评价】尿液染色方法有多种，如 S-M 染色、S 染色、瑞氏染色、苏丹 m 染色等，可根据需要选择合适的方法。S-M 染色法为常用方法，能辨别管型（尤其是透明管型）及红细胞、白细胞和上皮细胞等。S 染色法能弥补 S-M 染色法染料容易沉淀而出现染色偏深的缺陷。

（二）有形成分的形态和意义

1. 细胞

尿中常见细胞形态见图 3-2。

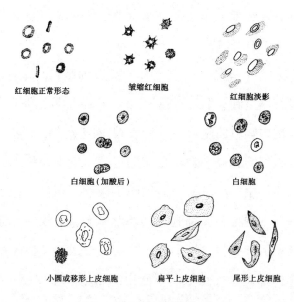

红细胞正常形态　　皱缩红细胞　　红细胞淡影

白细胞(加酸后)　　白细胞

小圆或移形上皮细胞　　扁平上皮细胞　　尾形上皮细胞

图 3-2　尿中常见细胞形态

（1）红细胞：未染色的正常红细胞为双凹圆盘状，淡黄色，直径约 7~8 μm。尿红细胞形态变化与渗透压、pH 及在体外放置的时间等因素相关。在高渗尿中，红细胞皱缩，体积变小，似锯齿形、棘形或桑葚状；在低渗尿中，红细胞胀大，血红蛋白溢出，仅留下细胞膜，成为大小不等的空环或面包圈样，称为影形红细胞、环形红细胞或红细胞淡影；在酸性尿中，红细胞膜脂质内层面积增加，体积变小；在碱性尿中，红细胞膜脂质外层面积增加，细胞肿胀，边缘不规则，容易溶解破裂。

离心尿红细胞>3/HP，称为血尿。根据尿红细胞的形态可将血尿分为 2 种：①均一性红细胞血尿：多为非肾小球性血尿，>70%红细胞为正常或形态单一红细胞。红细胞外形及大小正常，呈双凹圆盘状，细胞膜完整。②非均一性红细胞血尿：多为肾小球性血尿，尿液中>70%红细胞为畸形红细胞，且类型在 2 种以上。

尿液红细胞增加（血尿）提示泌尿系统有出血，常见于泌尿系统炎症、结石、结核或恶性肿瘤。尿红细胞形态观察有助于区分血尿的来源。均一性红细胞血尿见于肾小球以下部位的泌尿系统出血，如膀胱炎、尿道炎、输尿管结石等；非均一性红细胞血尿常见于急慢性肾小球肾炎、肾盂肾炎、红斑狼疮性肾炎、肾病综合征等。

（2）白细胞：正常情况下尿中可有少量白细胞，且主要为中性粒细胞。尿液中的中性粒细胞呈圆球形，直径为 10~14 μm，较红细胞大，不染色时的细胞核较模糊，胞内颗粒清晰可见。中性粒细胞常分散存在，外形完整。在低渗尿中，中性粒细胞胞质内颗粒呈布朗运动，由于光的折射，其运动似星状闪光，称为闪光细胞。高渗尿中白细胞常皱缩。在炎症过程中被破坏、变性或坏死的中性粒细胞称为脓细胞。其外形多变、不规则，细胞质内充满颗粒，细胞核模糊不清，细胞边界不清，常聚集成团。其临床意义同正常白细胞，因此与正常白细胞合并计数。尿液白细胞增多主要见于泌尿系统炎症，如肾盂肾炎、膀胱炎、尿道炎、前列腺炎等。

（3）吞噬细胞：吞噬细胞大小约为白细胞的 2~3 倍，为胞质中吞噬有异物的白细胞。正常尿液中无吞噬细胞。尿液中出现吞噬细胞可见于泌尿系统急性炎症，如急性肾盂肾炎、膀胱炎和尿道炎等，且常伴有白细胞增多。

（4）上皮细胞：尿液中的上皮细胞来源于肾小管、肾盂、肾盏、输尿管、膀胱和尿道等，不同部位的细胞形态各异，对泌尿系统病变的定位诊断有重要意义。

①肾小管上皮细胞：来自肾小管，形态与白细胞相似，略大于白细胞，一般不超过 15 μm，有 1 个较大的圆形细胞核，核膜很厚，胞质中有小泡、颗粒或脂肪小滴，颗粒分布不规则、多少不定。如在尿中出现，常提示肾小管病变。慢性肾炎时，肾小管上皮细胞可发生脂肪变性，胞质内有较多的脂肪颗粒，称复粒细胞或脂肪颗粒细胞。

②移行上皮细胞：来自肾盂、输尿管、膀胱等处，尿中单独出现少量移行上皮细胞并无明显的临床意义。a. 表层移行上皮细胞：主要来自膀胱，约为白细胞的 4~5 倍，类圆形，胞核居中，因细胞体积大又称大圆上皮细胞。b. 中层移行上皮细胞：主要来自肾盂，体积大小不一，常呈梨形、纺锤形或

带尾形，又称尾形上皮细胞。核较大，呈圆形或椭圆形。c. 底层移行上皮细胞：来自输尿管、膀胱和尿道，形态较圆，与肾小管上皮细胞统称为小圆上皮细胞，但两者有差别，底层移行上皮细胞体积较大，而核较小；肾小管上皮细胞则反之。正常尿液中偶见移行上皮细胞，在输尿管、膀胱、尿道有炎症时可增多。

③鳞状上皮细胞：主要来自尿道前段。鳞状上皮细胞是尿液中最大的上皮细胞，形状不规则，多边多角，边缘常卷曲，胞核很小，呈圆形或卵圆形。正常尿中可见少量鳞状上皮细胞，如大量增多并伴有白细胞增多，则提示有炎症。

2. 管型

管型（cast）是蛋白质、细胞及其崩解产物在肾小管、集合管内凝固而成的圆柱形蛋白凝集体。管型形成应具备 3 个条件：①原尿中有白蛋白、Tamm-Horsfall 蛋白（T-H 蛋白），其中 T-H 蛋白最易形成管型的核心；②肾小管有浓缩和酸化尿液的能力；③肾脏具有可供交替使用的肾单位。尿中各种管型形态见图 3-3。

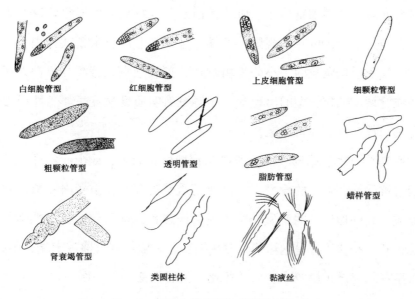

白细胞管型　　　红细胞管型　　　上皮细胞管型　　　细颗粒管型

粗颗粒管型　　　透明管型　　　脂肪管型　　　蜡样管型

肾衰竭管型　　　类圆柱体　　　黏液丝

图 3-3　尿中各种管型和类似管型物质

（1）透明管型：透明管型（hyaline cast）主要由 T-H 蛋白构成，也可有白蛋白参与。呈无色透明的圆柱体，通常两边平行，两端钝圆，平直或略弯曲，甚至扭曲，质地菲薄，大小长短可不一致。健康成人尿中偶见透明管型，在急性和慢性肾小球肾炎、肾病综合征、急性肾盂肾炎等时可增多。

（2）细胞管型：管型基质中含有细胞，细胞含量超过管型体积的 1/3 时称为细胞管型。根据细胞种类不同，可分为红细胞管型、白细胞管型和上皮细胞管型等。①红细胞管型：管型基质中嵌入形态完整红细胞且多在 10 个以上，常见于急性肾小球肾炎、肾出血等；②白细胞管型：管型中充满白细胞（或脓细胞），且多为退化变性或坏死白细胞，常重叠聚集成块，提示肾实质有感染性病变，常见于急性肾盂肾炎等；③上皮细胞管型：管型内含肾小管上皮细胞，管型中的细胞呈瓦片状排列，可充满管型，细胞大小不等，胞核模糊，见于各种原因的肾小管损伤；④混合细胞管型：管型基质中同时存在两种以上细胞的管型，主要见于活动性肾小球肾炎、缺血性肾小球坏死、肾梗死及肾病综合征等。

（3）颗粒管型：管型中的颗粒含量占管型体积 1/3 以上时称为颗粒管型。颗粒来自崩解变性的细胞残渣、血浆蛋白及其他物质。外形常较透明管型短而宽大，容易断裂，可有不规则的断端，呈无色、淡黄褐色或棕黑色，其颗粒轮廓清晰。根据颗粒的大小分为粗颗粒管型和细颗粒管型。正常人尿中一般无颗粒管型，颗粒管型的出现常提示肾脏有实质性病变，如急性或慢性肾小球肾炎、肾盂肾炎和肾病综合征等。

（4）蜡样管型：蜡样管型由细颗粒管型衍化而来，或因淀粉样变性的上皮细胞溶解后逐渐形成的管型，也可能是透明管型在肾小管内停留时间过长演变而成。其外形似透明管型，但颜色为浅灰色或淡黄色，折光性强、质地厚、易折断、有切迹或呈泡沫状，较短而粗，一般略有弯曲，末端常不整齐。蜡样管型提示有严重的肾小管变性坏死，预后不良。

（5）脂肪管型：管型中脂肪滴含量占管型体积的 1/3 以上时称脂肪管型。

它是由肾小管上皮细胞脂肪变性、崩解，大量脂肪滴进入管型内而形成。管型内可见大小不等的折光性强的脂肪滴。该类管型提示肾小管损伤、肾小管上皮细胞发生脂肪变性，可见于肾病综合征、慢性肾小球肾炎等。

（6）肾衰竭管型：肾衰竭管型也称宽大管型，来自破损扩张的肾小管、集合管或乳头管，多数由颗粒管型和蜡样管型演变而来，也可由其他管型演变而成。其宽度可达 50 μm 以上，是一般管型的 2~6 倍，形态不规则，有时呈扭曲状。肾衰竭管型提示肾脏病变严重，可见于急性或慢性肾衰竭。

（7）其他管型和类管型物：在某些病理情况下，尿中还可出现一些少见管型和一些类似管型的物质，如细菌管型、胆红素管型、混合管型、黏液丝、类圆柱体等。

3. 结晶

（1）酸性尿液中的结晶：酸性尿液内的结晶包括草酸钙结晶、尿酸结晶、非晶形尿酸盐、硫酸钙结晶及马尿酸结晶等。①草酸钙结晶：为无色方形闪烁发光的八面体或信封样，有 2 条对角线相互交叉，有时呈菱形，偶见哑铃形或饼状。如新鲜尿液有大量草酸钙结晶，并伴有较多红细胞，提示有肾结石的可能。②尿酸结晶：呈黄色、暗棕色，其形状为三棱形、哑铃形、蝴蝶形或不规则形。大量尿酸结晶见于高尿酸肾病及尿酸结石。

（2）碱性尿液中的结晶：碱性尿液内的结晶包括非晶性磷酸盐、磷酸铵镁、磷酸钙、碳酸钙、尿酸胺及尿酸钙等。①非晶性磷酸盐：为白色颗粒状，属于正常代谢产物，一般没有临床意义；②磷酸铵镁结晶：呈无色的方柱形、信封状或羽毛状，有强折光性，一般无临床意义；③磷酸钙结晶：有非晶形、三棱形，排列成星状或束状，如尿液中持续出现大量磷酸钙结晶，则应排除甲状旁腺功能亢进、肾小管性酸中毒或因长期卧床引起的骨质脱钙。

（3）其他结晶：①胆红素结晶：成束的针状或小块状、橘红色结晶，见于黄疸、急性重型肝炎、肝癌、肝硬化、急性磷中毒等；②亮氨酸结晶：呈淡黄色或褐色小球形或油滴状，并有密集辐射状条纹，折光性强，见于急性重型肝炎、急性磷中毒等；③酪氨酸结晶：略带黑色的细针状结晶，成束状或羽毛状，常与亮氨酸结晶同时出现；④胱氨酸结晶：呈无色六边形、边缘清晰、折光性强的薄片状结晶，大量胱氨酸结晶是肾或膀胱结石的先兆；⑤胆固醇结晶：无色透明，缺角的长方形或方形结晶，见于膀胱炎及肾盂肾炎。

4. 尿液其他有形成分

（1）细菌：尿液细菌有革兰阴性杆菌和革兰阳性球菌，其中以大肠埃希菌、葡萄球菌、链球菌、变性杆菌等多见。健康人尿液中并无细菌生长，少量的细菌主要由污染所致，一般无临床意义。若出现大量细菌，并伴有许多脓细胞和上皮细胞时，多为尿路感染。

（2）真菌：真菌所致尿路感染的发病率很低，但近年来随着抗肿瘤药物、广谱抗生素的广泛应用，其发病率呈日益上升趋势。引起尿路感染的真菌主要有白色假丝酵母菌。

（3）寄生虫及虫卵：尿中出现寄生虫虫卵多因标本被污染所致。主要有阴道毛滴虫、微丝蚴、肠道寄生虫或虫卵等。

（4）精子：多见于男性遗精后、性交后或逆行射精后的尿中。

（5）纤维状物：如毛发、棉花和化学织物纤维等，体积大，中度或高度折光性，边缘暗而厚实。

（6）其他：若混入前列腺液，可能会见到磷脂酰胆碱小体、前列腺颗粒细胞和淀粉小体等。

五、尿液其他检查

（一）尿液人绒毛膜促性腺激素

人绒毛膜促性腺激素（human chorionic gonadotropin，hCG）是受孕妇女胎盘滋养层细胞分泌产生、具有促性腺发育的一种糖蛋白激素，相对分子质量为 47 000。受精卵着床后不久滋养细胞即开始产生 hCG。妊娠 1 周后血液 hCG 为 5~50 IU/L，尿液 hCG>25 IU/L，至妊娠第 8~10 周时达到峰值（50 000~100 000 IU/L），持续 1~2 周后迅速减低，以后逐渐下降并以 1/10~1/5 峰值水平维持至分娩。分娩后若无胎盘残留，产后 2 周内消失。

【检测原理】

1. 免疫胶体金试纸条法

胶体金是由氯金酸和枸橼酸合成的胶体物质，直径为 5~150 nm 的胶体金颗粒在液体状态中呈紫红色，以胶体金颗粒作为示踪物标记抗人 hCG P 链单克隆抗体（McAb），将羊抗人 hCG 和羊抗鼠 IgG 多克隆抗体固相化在硝酸纤维膜上，待检 hCG 在检测线处形成 McAb-hCG-羊抗人 hCG 双抗体夹心的抗原抗体复合物，呈现紫红色。对照线（控制线）则形成 McAb-羊抗鼠 IgG 多克隆抗体复合物，也呈紫红色。

2. 其他方法

检测 hCG 的方法还有酶联免疫吸附试验（ELISA）、电化学发光免疫法（ECLIA）、微粒子化学发光免疫法（MCLIA）和放射免疫法等。

【方法学评价】

1. 免疫胶体金试纸条法

操作简便、不需要特殊设备、试剂商品化、特异性强，P-hCG 单克隆抗体与黄体生成素、尿促卵泡素等无交叉反应，是常用的早孕诊断方法。

2. 其他方法

酶联免疫吸附法灵敏度高，特异性强，可半定量。电化学发光免疫法快速，灵敏度高，可定量，但需专用仪器。

【参考区间】阴性。

【临床意义】尿液 hCG 常用于诊断早期妊娠和异位妊娠，判断流产效果，辅助诊断滋养细胞肿瘤（如恶性葡萄胎、绒毛膜癌等）和其他系统的恶性肿瘤（如肺癌、胃癌、卵巢癌等）。

(二) 本周蛋白

本周蛋白（Bence Jones protein，BJP），是骨髓瘤细胞产生的异常免疫球蛋白轻链，有 κ 型和 λ 型两种，轻链单体的相对分子质量为 23 000。BJP 能自由通过肾小球滤过膜，当血中游离轻链过剩，浓度超过近曲小管重吸收能力时，可自尿中排出，即本周蛋白尿或轻链尿。BJP 在 pH 4.9 ± 0.1 条件下，加热至 $40\sim60$ ℃时可发生凝固，温度升至 $90\sim100$ ℃时溶解，而温度减降至 56 ℃左右时，又可发生凝固，故又称凝溶蛋白。

【检测原理】本周蛋白检测方法有多种，其方法和原理见表 3-3。

表 3-3　本周蛋白检测方法和原理

方法	原理
热沉淀-溶解法	基于 BJP 在 $40\sim60$ ℃，凝固，$90\sim100$ ℃溶解的特性
对-甲苯磺酸（TSA）法	对甲苯磺酸法能沉淀 BJP，且不与白蛋白和球蛋白发生反应
乙酸纤维素膜和 SDS-PAGE 电泳	基于蛋白电泳分离的检测原理
免疫电泳（IEP）	基于区带电泳原理和特异性抗原抗体反应原理
热沉淀-溶解法	灵敏度低，假阳性率高，所需标本量大，较少使用

续 表

方法	原理
对甲苯磺酸（TSA）法	操作简便，为灵敏度较高的筛检试验、不与白蛋白反应，球蛋白>5 g/L 时，可出现假阳性

【参考区间】阴性。

【临床意义】尿液本周蛋白检测主要用于多发性骨髓瘤、原发性淀粉样变性、巨球蛋白血症及其他恶性淋巴增殖性疾病的诊断和鉴别诊断。

第二节　粪便检验

粪便是食物在体内被消化后剩余的终产物。粪便标本采集是确保其检验结果准确性的重要环节；粪便检验包括理学、化学、有形成分检查等内容。粪便检验对消化道出血鉴别与肿瘤筛查有重要价值。

一、粪便标本采集

粪便标本的收集、存放及送检是否得当，直接关系到检验结果的准确性。粪便收集应避免尿液、消毒液及污水等污染，灌肠或服用油类泻药后的粪便不宜做检验标本。粪便标本收集方法因检验目的不同而有差别，盛粪便的容器应清洁、干燥、无吸水性及具有密封功能。粪便标本采集方法及注意事项如下：

1. 常规检验

标本取新鲜粪便，选含有异常成分的部分，如黏液或脓血等；外观无异常的粪便须从表面、深处多处取材。一般采集约 3~5g（稀便应取 2 mL）送检，并于 1 小时内检查完毕。

2. 寄生虫检查标本

标本采集因寄生虫的生活及感染特性而不同。如检查阿米巴滋养体时应取粪便脓血和稀软部分立即送检，运送及检查时均须保温；检查蛲虫卵可用软黏透明拭子或生理盐水浸泡的棉签，于清晨排便前由肛门四周拭取标本，须立即镜检。

3. 化学法粪便隐血试验

标本收集前 3 天起禁食动物性食物、铁剂及维生素 C 等，标本采集后应立即检查。

4. 细菌检查

应全部用无菌操作技术收集标本，并立即送检。

5. 其他

无粪便排出且必须检查时，可用直肠指诊或采便管采集标本。

二、粪便一般检查

(一) 粪便理学检查

1. 颜色

正常粪便呈棕黄色，可受饮食及用药影响。常见的异常改变有：①红色：直肠癌、肛裂、痔疮等出血；②果酱色：阿米巴痢疾、肠套叠等；③黑色(柏油样)：上消化道出血，食用铁剂、动物血、活性炭等；④白色、灰白色：胆管阻塞、阻塞性黄疸、胰腺疾病等，或服用硫酸钡、过量的脂肪等；⑤绿色：婴儿肠炎或服用甘汞；⑥淡黄色：新生儿粪便、胆红素未氧化或脂肪不消化等，也可见于服用中药后。

2. 性状

正常粪便为有形软便。粪便不同性状特点及临床意义见表3-4。

表 3-4 粪便性状特点及临床意义

粪便性状	外观特点	临床意义
稀糊或稀汁便	脓样或黄绿色，含有膜状物	各种感染或非感染性腹泻
黏液便	小肠病变时黏液混于粪便中，大肠病变时黏液附着于粪便表面	各种肠炎、细菌性痢疾、阿米巴痢疾等
脓血便	脓样、脓血样、黏液血样、黏液脓血样	阿米巴痢疾（以血为主，血中带脓）、细菌性痢疾（以黏液和脓为主）、结肠癌、溃疡性结肠炎等
鲜血便	排便后有鲜血滴落或鲜血附着于粪便表面	结肠癌、直肠息肉、肛裂、痔疮等
胨状便	黏胨状、膜状或纽带状	慢性细菌性痢疾、过敏性肠炎
溏便	粥状且内容物粗糙	消化不良、慢性胃炎、胃窦潴留
米泔样便	白色淘米水样，含黏液片块	霍乱、副霍乱
乳凝块	黄白色乳凝块或蛋花样	消化不良、婴儿腹泻
变形便	干结便	便秘、老年人排便无力
	细条状便	直肠狭窄

3. 寄生虫及结石

各种肠道寄生的蠕虫虫体，如蛔虫、蛲虫、绦虫等或其片段，肉眼可观察分辨。粪便中还可见到胆石、胰石、粪石等。

（二）粪便有形成分检查

粪便有形成分检查是常规检查中的重要内容之一，主要是观察粪便中有无病理成分，如：各种细胞、寄生虫及虫卵、致病细菌及真菌等。可采用显微镜下观察或粪便分析工作站分析。粪便分析工作站是集粪便标本浓缩收集、自动加样、流动计数、显微摄像、电脑控制等部分于一体的自动化分析装置，基本实现粪便检查自动化。本节只介绍粪便显微镜检查。

1. 粪便涂片制备

洁净玻片上加 1~2 滴生理盐水，选择粪便异常部分或挑取粪便表面、深处多处取材，直接涂成薄片，加盖玻片，涂片的厚度以能透过玻片隐约可辨书上的字迹为宜。

2. 显微镜观察

先用低倍镜浏览全片，观察是否有虫卵、原虫及其他异物，再用高倍镜仔细辨别各种病理成分形态特点并对其数量进行估计。

（1）细胞：粪便中常见细胞为白细胞、红细胞。在细胞镜检时，至少应观察 10 个以上高倍镜视野。

（2）寄生虫卵及原虫：粪便检查是诊断肠道寄生虫感染最直接可靠的方法。粪便涂片可见到寄生虫虫体或虫卵，显微镜观察时应注意虫卵的大小、色泽、形状、卵壳厚薄及内部结构等。亦可见到原虫滋养体和包囊，如阿米巴滋养体、蓝氏贾第鞭毛虫等。

（3）结晶：正常粪便中可见少量结晶，无病理意义。阿米巴痢疾、钩虫病、肠道溃疡等患者的粪便中可见夏科-莱登结晶，呈无色透明菱形结晶，两端尖长，大小不等，折光性强。

（4）细菌：粪便中细菌较多，多属于正常菌群。正常情况下粪便中菌量处于相对恒定状态，菌谱保持动态平衡，球菌（革兰阳性）和杆菌（革兰阴性）的比例大致为 1：10。某些病理情况下，该比例可增大，正常菌群减少甚至消失。此时，除涂片染色找细菌外，应采用不同培养基进行细菌、真菌培养鉴定。

（5）食物残渣：正常情况下，食物消化充分，粪便中极少见食物残渣。当消化道发生病变时，粪便中可见淀粉颗粒（大小形态不一，可见无色同心形的折光条纹，滴加碘液后呈黑蓝色）、脂肪颗粒（折光性强的小球状，苏丹Ⅲ染色后呈朱红色或橘红色）、肌纤维、植物细胞等食物残渣增多。

（三）粪便化学检查

粪便化学检查主要有隐血试验、粪胆原、脂肪测定等，其中最有意义的是粪便隐血试验。当消化道出血量小于 5 mL，特别是上消化道出血，红细胞被破坏，显微镜检查亦不能证实有红细胞存在，而需用化学法、免疫法等才能证实出血，称为隐血。检查粪便隐血的试验称为粪便隐血试验。

【检测原理】

1. 化学法

血红蛋白中的亚铁血红素有类似过氧化物酶的活性，通过催化过氧化氢作为电子受体，使色素原被氧化呈蓝色，颜色深浅与血红蛋白（出血量）呈正相关。本试验中色素原有邻联甲苯胺、愈创木酯等。

2. 免疫学方法

目前国内外多采用单克隆抗体免疫胶体金法。

【参考区间】阴性。

【方法学评价】

1. 化学法

为常用方法，其灵敏度因色原性反应底物不同而不同。为了减少粪便隐血假阳性和假阴性，一般宜采用中度灵敏度的方法。邻联甲苯胺法方法简便、灵敏度高，此试验阴性时，即确认隐血为阴性。但试剂不稳定、特异性低，受动物源性血红蛋白、还原性及氧化性药物等因素影响。

2. 单克隆抗体胶体金法

稳定性好，可定性、半定量测定，判断结果准确，灵敏度高，检测便捷、特异等。但当消化道大量出血时，粪便血红蛋白浓度过高，可出现后带现象导致假阴性，也可因血红蛋白被消化酶降解变性，丧失免疫原性或单克隆抗体与粪便血红蛋白抗原不匹配，导致结果假阴性。

【临床意义】粪便隐血试验主要用于消化道出血、消化道肿瘤筛检和鉴别。

1. 消化道出血的判断

阳性见于消化道出血、胃黏膜损伤、胃炎、胃溃疡、消化道恶性肿瘤等。

2. 消化性溃疡与肿瘤出血的鉴别

对消化道溃疡的阳性诊断率为 40%~70%，呈间断性阳性；消化道恶性肿瘤阳性率早期为 20%，晚期可达 95%，且呈持续性阳性。

3. 消化道肿瘤的筛查

消化道肿瘤患者隐血试验阳性率平均为 87%，因此粪便隐血检查具有十分重要的意义。

第三节　浆膜腔积液和脑脊液检验

一、浆膜腔积液检验

人体胸膜腔、腹膜腔和心包膜腔统称为浆膜腔。正常情况下，浆膜腔内仅含有少量液体起润滑作用。病理情况下，浆膜腔内有大量液体潴留而形成浆膜腔积液。根据产生的原因及性质不同，浆膜腔积液分为漏出液和渗出液。

漏出液为非炎性积液，而渗出液为炎性积液。

（一）浆膜腔积液标本采集和处理

1. 标本采集

由临床医师行浆膜腔穿刺术获得。留取中段液体于消毒试管内。常规及细胞学检查留取 2 mL，宜用 EDTA-K$_2$ 抗凝；化学检查留取 2 mL，宜用肝素抗凝；厌氧菌培养留取 1 mL，结核杆菌检查则留取 10 mL。另留 1 管不加抗凝剂，用于观察凝固现象。

2. 标本保存及转运

①为防止出现凝块、细胞变形、细菌破坏自溶等，标本采集后应立即送检，否则应将标本置 2~4 ℃环境中保存。②标本转运须保证安全。如标本溢出，应立即用 0.2% 过氧乙酸溶液或 75% 乙醇溶液消毒处理。

（二）浆膜腔积液一般检验

1. 理学检查

（1）颜色：正常为清亮、淡黄色。漏出液颜色一般较浅，多为淡黄色；渗出液颜色随病情而改变，可呈深浅不同的红色、棕黄色、绿色等。

（2）透明度：正常清晰透明。透明度常与积液所含的细胞、细菌数量及蛋白质浓度等相关。漏出液因含细胞、蛋白质少而呈透明或微浑；渗出液因含细胞、细菌等成分较多而呈不同程度浑浊。

（3）比重：漏出液<1.015，渗出液>1.018。漏出液含细胞、蛋白质少，比重常低于 1.015；渗出液含细胞、蛋白质多，比重常大于 1.018。

（4）凝固性：正常不易凝固。渗出液因含有较多纤维蛋白原等凝血物质而易于凝固，但当渗出液含有大量纤维蛋白溶解酶时亦可不发生凝固。

2. 化学检查

（1）蛋白质

【检测原理】①黏蛋白定性检查（Rivalta 试验）：黏蛋白是一种酸性糖蛋白，其等电点为 pI 3~5，可在稀乙酸溶液（pH 3~5）中产生白色雾状沉淀。②蛋白质定量：同血清蛋白测定（双缩脲法）。

【结果】Rivalta 试验：加标本后，①清晰不显雾状为（-）；②渐呈白雾状为（±）；③立即显白雾状为（+）；④白薄衣状为（++）；⑤白浓石状为（+++）。

【参考区间】①Rivalta 试验：漏出液为阴性，渗出液为阳性。②蛋白质定量：漏出液<25 g/L；渗出液>30 g/L。

【方法学评价】①Rivalta 试验：是一种简易黏蛋白过筛试验，简便、快速，不需要特殊仪器，可粗略区分漏出液和渗出液。②蛋白质定量：可以准确测定白蛋白、球蛋白、纤维蛋白原等蛋白质的含量，更有助于积液性质的判断。

【临床意义】综合分析浆膜腔积液蛋白质的变化对鉴别渗出液和漏出液及积液形成的原因有重要意义。

（2）葡萄糖

【检测原理】测定方法同血清葡萄糖定量：葡萄糖氧化酶法或己糖激酶法。

【参考区间】3.6~5.5 mmol/L。

【临床意义】漏出液葡萄糖含量与血清相似或稍低；渗出液因受细菌或炎症细胞影响，常降低。

3. 细胞学检查

【检测原理】

（1）细胞总数计数：①仪器法：体液细胞分析仪自动分析计数。②显微镜计数法：对清亮或微浑的标本，混匀后吸取少量标本，充入改良 Neubauer 血细胞计数板内，静置 2~3 分钟，低倍镜下计数 2 个计数室内 4 个角和中央大方格共 10 个大方格内的细胞总数，最后换算成每升标本中细胞总数报告；对细胞过多、浑浊或血性标本，用红细胞稀释液稀释后再计数，最后换算成每升标本中细胞总数报告。

(2) 白细胞计数：①仪器法：体液细胞分析仪自动分析计数。②计数法：对非血性标本，用吸管吸取冰乙酸后全部吹出，然后用同一吸管吸取少量混匀的浆膜腔积液标本，充入改良 Neubauer 血细胞计数板中计数，最后换算成每升标本中的白细胞总数报告；对白细胞过多的标本，用白细胞稀释液稀释后再计数，计数结果乘以稀释倍数即为白细胞数。为排除穿刺损伤引起的血性浆膜腔液，白细胞计数结果必须校正。校正公式：

$$白细胞/L（校正）=浆膜腔液白细胞/L-\frac{浆膜腔液红细胞/L×血液白细胞/L}{血液红细胞/L}$$

(3) 白细胞分类计数：①仪器法：体液细胞分析仪分类计数。②直接分类法：如白细胞数不超过 $0.15×10^9/L$，可不分类计数；否则应分类计数，即在白细胞直接计数后，于高倍镜下根据细胞核的形态分别计数单个核细胞与多个核细胞，计数 100 个有核细胞，以百分比表示。③染色分类法：直接分类不易区分细胞时，可将浆膜腔积液离心沉淀，取沉淀物推片制成均匀薄膜，干燥后行 Wright 染色，于油镜下分类计数，如遇不能分类的细胞，应另行描述报告。

【参考区间】漏出液<$0.1×10^9/L$；渗出液>$0.5×10^9/L$。

【方法学评价】①仪器分类、计数法：简单、快速、重复性好，可自动化分析，不受主观因素影响；但受组织、细胞碎片、凝块等因素影响，且无法识别异常细胞，若出现形态学报警时，须进行显微镜法复查。②直接计数、分类法：简单、快速、重复性差，受主观因素影响大，对于陈旧标本，细胞变形，分类、识别困难，结果误差较大。③染色分类法，细胞识别率较高，结果准确可靠，为首选方法，但操作复杂、费时。

【临床意义】①白细胞：中性粒细胞增高，常见于化脓性渗出液、结核性浆膜腔炎早期渗出液。淋巴细胞增高，主要见于慢性炎症，如结核、梅毒、肿瘤等所致渗出液。如见多量浆细胞样淋巴细胞，可能是增殖型骨髓瘤。嗜酸性粒细胞增高常见于超敏反应、寄生虫病、系统性红斑狼疮等所致渗出液。②红细胞：增多常见于恶性肿瘤、结核及创伤等。

4. 病原学检查

①寄生虫检查：乳糜样积液可检查是否有微丝蚴；怀疑阿米巴胸水（果酱色积液）可查找阿米巴滋养体；②微生物检查：如疑为渗出液，可将标本离心后取沉淀涂片，行革兰染色查找细菌或行抗酸染色查找抗酸杆菌。

（三）浆膜腔积液检查临床应用

浆膜腔积液检查对判断积液的性质和病因具有重要价值。漏出液是由非炎性原因引起的积液，其含蛋白质、糖及细胞均较少或无，因此一般清亮、不凝固、比重低；而渗出液一般为生物毒素、缺氧及炎性损伤等刺激，导致毛细血管通透性增加引起的积液，其中白蛋白、球蛋白等大分子物质，甚至各种血细胞均可通过毛细血管进入积液中，因此多浑浊、易凝固，比重高。

二、脑脊液检验

脑脊液是来源于脑室、蛛网膜下腔和脊髓中央管中的无色透明液体。正常脑脊液含有一定的细胞和化学成分，其含量与血浆成分相等或稍低。病理情况下，被血-脑脊液屏障隔离在外的物质可进入脑脊液，使相应物质增高。因此，脑脊液检查对中枢神经系统疾病的诊治有重要意义。

（一）脑脊液标本采集和处理

1. 标本采集

由临床医师进行腰椎穿刺采集，必要时从小脑延髓池或侧脑室穿刺采集。脑脊液分别收集于 3 个无菌容器中：第 1 管做细菌学检查，成人 2 mL，儿童 1 mL；第 2 管做化学或免疫学检查；第 3 管做常规检查。常规及化学检查标本量成人 2~8 mL，儿童 1~1.5 mL。检验申请单上应注明采集日期和时间。

2. 标本保存及转运

①标本采集后应立即送检，如不能及时检查，需置 2~4 ℃环境中保存，常规检查一般不应超过 4 小时。②标本转运须保证安全。如标本溢出，应立即用 0.2%过氧乙酸溶液或 75%乙醇溶液消毒被污染的区域。

3. 标本接收与处理

容器标识应与检查申请单一致。检验完毕后，余下的标本和使用过的器皿均须消毒或灭菌处理。

（二）脑脊液一般检验

1. 理学检查

（1）颜色：正常无色或淡黄色。当中枢神经系统发生感染、出血、肿瘤时，脑脊液可因过多的白细胞、红细胞、其他色素等而呈不同颜色改变。

（2）透明度：正常清澈透明。病理情况下，脑脊液可因细胞、蛋白质、病原微生物等而出现不同程度的浑浊。脑脊液透明度常分"清晰透明""微浑""浑浊"3 级报告。

（3）凝固性：正常无凝块、无沉淀（放置 24 小时不形成薄膜）。蛋白质（特别是纤维蛋白原）含量超过 10 g/L，可出现薄膜或凝块。脑脊液凝固性常按"无凝块""有凝块""有薄膜""胶冻状"等描述。

2. 脑脊液蛋白质定性检查

【检测原理】潘迪试验（Pandy test）：脑脊液中球蛋白与苯酚结合，形成不溶性蛋白盐，而产生白色浑浊或沉淀，浑浊程度与球蛋白含量相关。

【结果】清晰透明，不显雾状为（－）；仅黑色背景下呈微白色雾状为（±）；灰白色云雾状为（＋）；白色浑浊或白色薄云状沉淀为（＋＋）；白色絮状沉淀或白色浓云块为（＋＋＋）；立即形成白色凝块为（＋＋＋＋）。

【参考区间】阴性或弱阳性。

【方法评价】操作简便，标本用量少，结果观察较为明确，临床应用广泛。但过于敏感，部分正常人可出现弱阳性（±）结果。

【临床意义】正常脑脊液蛋白质含量较血浆低，约为血浆的1%，主要为清蛋白。在中枢神经系统发生病变时，脑脊液蛋白质含量可有不同程度增高。此外，早产儿、新生儿脑脊液蛋白水平亦可增高，出生2个月后逐渐降至正常水平。

3. 细胞学检查

【检测原理】

（1）细胞总数计数及白细胞计数：计数及校正方法与浆膜腔积液检查相同。

（2）白细胞分类计数：①仪器法：体液细胞分析仪分类计数。②显微镜直接分类法：同"浆膜腔积液检查"。如白细胞总数不足100个，可直接写出单个核细胞和多个核细胞的具体个数，如白细胞总数在30以下，可不做直接分类计数，改做染色分类计数。③显微镜染色分类法，同"浆膜腔积液检查"。如有内皮细胞或不能分类细胞，应另行描述报告。

【参考区间】红细胞：无。白细胞：成人（0～0.008）×10^9/L；儿童（0～0.015）×10^9/L。

【方法学评价】同"浆膜腔积液检查"。

【临床意义】中枢神经系统病变的脑脊液中细胞数量增多，其增多程度及细胞种类与病变的性质及转归有关。如化脓性感染时，细胞显著增高且以中性粒细胞为主，但经有效抗生素治疗后，细胞总数迅速下降；结核感染早期以中性粒细胞为主，以后则以淋巴细胞为主；病毒感染，细胞仅轻度增多且以淋巴细胞为主；寄生虫感染时，细胞增加且以嗜酸性粒细胞为主；中枢神经系统出血时，脑脊液中可见大量红细胞。

4. 病原学检查

正常脑脊液中无病原体。在排除污染的前提下，如脑脊液标本中找到病原体，不仅为临床提供病因学诊断依据，更具有确诊价值。①细菌：细菌检查方法主要有显微镜检查、细菌培养、酶联免疫吸附试验及分子生物学检验等。②真菌：常用优质墨汁染色法寻找新型隐球菌；亦可用免疫学方法查找真菌多糖抗原。③寄生虫：常用显微镜法查找寄生虫虫卵、滋养体或虫体。

第四节 精液和前列腺液的常规检验

一、精液检查

精子是男性生殖细胞，随精液排出体外。精液是男性生殖系统的分泌物，由精子和精浆组成。精子产生于睾丸，在附睾中发育成熟。睾丸内的生精细胞经精原细胞、精母细胞及精子细胞的发育演变，经减数分裂后发育成为成熟的精子。精浆是男性副性腺分泌的混合液，主要包括前列腺液、精囊液、尿道球腺液和尿道旁腺液，精浆内含有供精子生存的营养物质和精子运动所需的能量物质，是精子生存的介质和能量来源。精液中水分占90%，有形成分主要包括精子和生殖道脱落细胞。

精液检查的目的主要在于：①评价男性生育能力，寻找男性不育症的诊断及其疗效观察依据；②辅助诊断男性生殖系统疾病；③为精子库和体外受精筛选优质精子；④输精管结扎术后的疗效观察；⑤法医学鉴定。

（一）标本采集和运送

1. 精液的采集

①一般采取手淫法，将一次射出的精液用清洁干燥广口塑料瓶或玻璃小瓶收集送检，不宜采用避孕套内的精液。②选择其他合适的采集方法，尽量保证采集全部精液，不引起标本污染或者影响采集量。③标本采集前让患者知情，应禁欲 3~5 天。如果需要多次采集标本，每次禁欲时间应尽可能保持一致。④标本采集前应排净尿液，洗净双手和生殖器。采集精液的容器应预温。

2. 精液运送

①标本容器应注明患者姓名（标本号或条码），标本采集日期和时间，并立即保温送检。②精液采集后应立即全部送检，送检温度应保持在 20~37 ℃，冬季采集和运送标本应注意保温。③精液送检的申请单应注明受检者姓名、禁欲天数、标本采集的日期和时间、标本采集是否完整及标本从采集到分析的时间间隔等。

（二）一般检查

精液一般检查包括性状检查和显微镜检查，检验精子的形态、数量和一般功能等，对男性不育症和男性生殖系统疾病的诊断及疗效观察有重要意义，也常用于男性绝育术后疗效观察。

1. 理学检查

（1）精液量：精液一般采集在广口带刻度容器中，方便直接读取精液量，该法比较准确。也可以待精液完全液化后用 10 mL 刻度吸管或小量筒测量一次射精全部精液量，该法可能会导致精液量减少，不推荐使用。

【参考区间】一次射精量 1.5~6 mL。

【临床意义】一次射精量与射精频度相关。一次排精液量少于 1 mL、大于 6 mL 可视为精液量异常。精液放置一段时间后可自行液化，排精后 1 小时精液不液化视为异常。久未射精者可呈现淡黄色，精囊炎或前列腺炎时精液可呈黄色脓性；生殖系统炎症、结石、结核或肿瘤时，精液可呈暗红酱油色或鲜红色。

（2）外观：

【参考区间】新鲜的精液为灰白色或乳白色不透明胶冻状，液化后为半透明样。

【临床意义】精液放置一段时间后可自行液化，排精后 1 小时精液不液化视为异常。久未射精者可呈现淡黄色，精囊炎或前列腺炎时精液可呈黄色脓性；生殖系统炎症、结石、结核或肿瘤时，精液可呈暗红酱油色或鲜红色。

（3）精液黏稠度：精液黏稠度指精液在纤溶酶作用下液化后的黏度。

【检测原理】用玻棒法或滴管法检测液化精液黏稠度。玻棒法：待精液全部液化后，用玻棒挑取精液，观察有无拉丝和拉丝长度，判断黏稠度。滴管法：精液完全液化后，用 5 mL 的尖头滴管吸入精液，使其依靠重力滴落，观察拉丝长度，判断黏稠度。将采集的新鲜精液全部放置在容器内记录采集时间，立即观察其凝固性，然后将其放在 37 ℃ 恒温箱中，每隔 5 分钟观察一次，记录精液由胶冻状变为流动液体状所需时间为液化时间。

【方法学评价】玻棒法和滴管法都不需要特殊设备，方法简单，便于临床开展。

【参考区间】拉丝长度<2 cm，呈水样，形成不连续小滴。

【临床意义】精液黏稠度降低与先天性精囊缺如、精囊液流出受阻或生殖系统炎症所致的精子数量减少或无精子症有关，黏稠度增加多见于附属腺功能异常，如前列腺炎、附睾炎等。精液的黏稠度太大，对精子的运动有严重的制动作用，致使精子穿透障碍。

（4）液化时间：精液的液化时间是指精液由胶胨状转变为流动状所需的时间。

【检测原理】将采集的新鲜精液全部放置在容器内记录采集时间，立即观察其凝固性，然后将其放在 37 ℃恒温箱中，每隔 5 分钟观察一次，记录精液由胶冻状变为流动液体状所需时间为液化时间。

【参考区间】射精后精液立即凝固，液化时间<60 分钟。

【临床意义】精液液化过程极其复杂，与前列腺、精囊的分泌物和室温高低有关。前列腺炎时精液液化时间延长或不液化，可抑制精子的活动力而影响生育。

（5）酸碱度：

【检测原理】用精密 pH 试纸或 pH 计，检测液化后精液 pH。

【方法学评价】pH 试纸简单但准确度低，pH 计操作复杂但准确性高。

【参考区间】pH 7.2~8.0。

【临床意义】①pH<7.0：多见于少精症或无精症，常见原因有输精管阻塞、先天性精囊缺如、慢性附睾炎等。②pH>8，0：常见于急性感染，如前列腺、精囊腺、附睾和尿道球腺的炎症。

2. 显微镜检查

精液液化后，取 1 滴于洁净的载玻片上，在显微镜下先观察有无精子。若镜检未见精子，将标本离心后再检查，若仍无精子，则称为无精子症（azoospermia），不必继续检查其他指标。精液显微镜检查的内容主要包括精子形态学检查、精子活动力、精子活动率、精子密度和精子凝集等。

（1）精子活动率（sperm activate rate）：精子活动率是指活动精子占精子总数的百分率。

【检测原理】取液化精液 1 滴于载玻片上，加盖片后，直接在高倍镜下观察 100 个精子，计算活动精子所占的比例。

【方法学评价】精子活动率检查操作简单、方便，但主观性强、误差大，只能做初筛检查。

【参考区间】精子活动率：排精后 60 分钟内，精子活动率为 80%～90%（至少>60%）。

【临床意义】精子活动率减低是男性不育的主要原因之一。精子活动率<70%可以引起男性生育力下降；精子活动率<40%，可以导致男性不育。引起精子活动率下降的因素主要有：①精索静脉曲张；②生殖系统感染，如淋病、梅毒等；③物理因素，如放射线、高温环境（热水浴）等；④免疫因素，如存在抗精子抗体等；⑤化学因素，如某些药物（抗代谢药、抗疟药、雌激素）、乙醇等。

（2）精子存活率：采用活精子所占比例表示。精子死亡后，细胞膜完整性受损，失去屏障功能，很容易着色。用伊红 Y（eosin Y）或锥虫蓝（trypan blue）等染料对液化精液进行染色，在高倍镜下观察 200 个精子，以不着色精子的百分率报告。当精子活动率低于 50%时，应检查精子存活率。

【检测原理】湿片法和干片法操作简便，适合临床应用。

【参考区间】存活率>58%（伊红染色法）。

【临床意义】精子存活率降低是男性不育症的重要原因之一。死精子超过 50%，即可诊断为死精子症（可能与附属性腺炎症和附睾炎有关）。

（3）精子活动力：精子向前运动的能力，它反映活精子的质量。WHO 将精子活动力分为 3 级：①前向运动（progressive motility，PR）：精子运动活跃，表现为快速直线运动或大圈运动。②非前向运动（non-progressive motility，NR）：精子运动不活跃，表现为小圈运动，鞭毛力量很难推动头部运动，或只有鞭毛抖动。③无运动（immotility，IM）：精子不运动。

【参考区间】PR≥32%，（PR+NP）≥40%。

【临床意义】精子活动力与男性生殖能力关系密切。活动力低下的精子难以抵达输卵管与卵子结合而完成受精过程，精子活力减弱为男性不育症的主要因素之一，常见原因主要有附属性腺感染、精子结构（精子鞭毛缺乏）异常所致，如生殖系统的感染、精索静脉曲张及某些抗代谢药、抗疟疾药、氧氮芥、雌激素等药物影响。

（4）精子计数：是指单位体积精液中的精子数目，也称精子浓度。

【检测原理】显微镜法：液化精液标本经精液稀释液稀释，稀释液中碳酸氢钠破坏精液黏稠度，甲醛杀死并固定精子。稀释后的样本充入细胞计数池，显微镜下计数一定范围的精子数量，换算为每升精液中的精子数，即精子浓度。精子浓度乘以精液量即为精子总数。

【方法学评价】改良 Neubauer 血细胞计数板法为推荐方法，计数准确。也可以用 Makler 精子计数板法：标本不需要稀释，能够同时检测精子浓度，精子活力和精子活率等参数，但价格昂贵。

【参考区间】精子浓度≥15×10^9/L；精子总数≥39×10^6/1 次射精。

【临床意义】连续 3 次精子计数的结果均低于 20×10^9/L，称为少精子症。精子数量减少常见原因为：①炎症或肿瘤；②精索静脉曲张；③先天性或后天性睾丸疾病；④输精管、精囊缺陷；⑤长期食用棉酚等；⑥内分泌疾病；⑦50 岁以上的老年人。健康人的精子数量存在显著的个体差异，而且同一个体在不同的时间内，精子数量也有很大的变化。无精子症常见于严重的输精管疾病和睾丸损伤，也可见于原因不明无精子症和男性绝育手术后。

（5）精子凝集：指活动的精子相互黏附在一起，如头对头、尾对尾等方式的凝集。这些精子常呈摇动式的旺盛运动，但有时也因黏附而使精子运动受到限制。

【参考区间】无凝集。

【临床意义】精子凝集提示抗精子抗体的存在，但不能作为不孕的证据。

（6）精子形态：正常精子呈蝌蚪状，由头、体、尾 3 部分构成。长约 50~60 μm。头部正面呈卵圆形，侧面呈扁平梨形，长 4.0~5.0 μm，宽 2.5~

3.5 μm，长宽之比应在 1.50~1.75，顶体的界限清晰，约占头部的 40%~70%。中段细，宽度小于 1 μm，约为头部长度的 1.5 倍，且在轴线上紧贴头部。尾部应是直的、均一的，比中段细，其长约为 45 μm。精子的头部、中部颈段和尾部出现的各种异常都视为异常精子形态。

【检测原理】①湿片法：即精子计数后于高倍镜或相差显微镜下直接观察精子形态。②染色法：将液化精液涂片后进行巴氏染色等，油镜下观察计数 200 个精子，计算正常或异常精子的百分率。

【方法学评价】湿片普通显微镜法：操作简单方便，但检测结果受工作人员经验影响，误差大，重复性差，故不推荐使用；相差显微镜法：临床不易广泛开展，应用较少。WHO 推荐瑞氏染色法，形态清晰，易于辨认，结果准确，重复性好，缺点是操作烦琐，费时。

【参考区间】正常形态精子大于 4%。

【临床意义】少量畸形精子的出现不表示生殖细胞的功能丧失，但是感染、外伤等因素可以使畸形精子的数量增加。精液中异常形态精子大于 20% 为异常，如畸形率超过 40% 则会影响到精液质量，超过 50% 者常可导致男性不育。如果正常形态精子低于 30%，称为畸形精子症。异常形态精子增多常见于：①生殖系统感染；②精索静脉曲张；③睾丸、附睾功能异常；④放射线损伤；⑤应用某些化学药物，如卤素、重金属、乙二醇、雌激素等。

（7）其他细胞成分：精液中含有非精子细胞成分，主要包括泌尿系统生精细胞、上皮细胞、精囊细胞、少量红细胞和白细胞，精液中还可见到结晶体、卵磷脂小体、淀粉样小体、脂滴等。男性生殖系统任何部位的感染均可从精液中检测到病原生物。精液中细菌毒素可以严重影响精子的生成和精子活动力，导致男性不育。

（三）精液特殊检测

从精液化学成分、免疫学指标和精子功能的变化可以了解睾丸及附属性腺的分泌功能，对男性不育症的诊断、治疗均有重要意义。特殊检测包括精浆果糖测定、抗精子抗体检测、穿透实验、精子低渗膨胀实验等。精液检查项目较多，传统的手工检测由于受检测手段、实验室条件、检验人员的经验水平影响，结果分析有很大的主观性，对精子运动能力的判断缺乏严格的量化标准，导致不同检验人员结果分析相差很大，不同实验室结果缺乏可比性。

（四）计算机辅助精液分析系统

20 世纪 80 年代出现了用于精液分析的计算机辅助精液分析系统（Computer-aided semen analysis，CASA），一定程度上提高了精液检查的准确性。CASA 系统主要由硬件系统和软件系统两部分组成，硬件系统包括显微摄像系统、温控系统、微机处理系统和图像采集系统等。软件系统是专用的精子质量分析软件。

【检测原理】精液标本通过摄像机与显微镜相连，跟踪、确定和采集精子动、静态图像并输入计算机，计算机根据系统设定的精子运动移位、大小和灰度等，分析处理采集到的各种图像，报告并打印结果。CASA 所有参数均按 WHO 规定的标准设定，尤其在精子运动能力分析方面显示出独特的优越性。既可定量分析精子活力、活动率，又可分析精子运动速度和运动轨迹特征。

【方法学评价】CASA 系统精确度高、高效客观，但是设备昂贵；识别精子的准确性受精液中细胞成分和非细胞颗粒的影响；分析结果受系统参数阈值设定的影响，导致精子活率实测值低于真实值；CASA 系统测定的是单个精子的运动参数，仅将可产生一定位移的精子记为活动精子；不能进行精子形态检测系统设置，缺乏对精子群体的了解。

二、前列腺液检验

前列腺是男性生殖器中的最大附性腺，其分泌的前列腺液是精液的重要组成部分，精液中常伴有前列腺液，约占精液的 30%。前列腺液主要包括酶类（纤溶酶、酸性磷酸酶、β-葡萄糖腺苷酶等）、无机离子（钠、钾、锌、钙等）、免疫物质（免疫球蛋白、补体等）、脂类（磷脂、胆固醇）和一些有形成分（磷脂酰胆碱小体、红细胞、白细胞、上皮细胞、淀粉样小体等）。前列腺液具有维持精液 pH、参与精子能量代谢、抑制细菌生长、促使精液液化等生理功能。

前列腺液检查主要用于前列腺炎、前列腺结核、前列腺肥大和前列腺癌等疾病的辅助诊断与疗效观察，也可用于性传播性疾病的诊断。

（一）标本采集和送检

前列腺液标本通常由临床医师进行前列腺按摩术采集。采集前应掌握前列腺按摩禁忌证，如患者疑有前列腺急性炎症、结核、脓肿以及肿瘤时，应禁止或慎重采集标本。标本量少时可以直接涂在载玻片上，量多时弃去第一滴，采集于洁净、干燥的试管中。用于前列腺采集的试管、载玻片在检查后可在 5% 甲酚皂溶液中浸泡 24 小时或 0.1% 过氧乙酸中浸泡 12 小时。若标本用于细菌培养，应无菌采集并立即送检。

（二）一般检查

1. 理学检查

（1）量：正常成人前列腺液量为数滴至 2 mL 不等。①增多：比较少见，见于前列腺慢性充血、过度兴奋。②减少：见于前列腺炎、老年男性或者前列腺分泌功能严重不足；若严重减少或采集不到前列腺液，见于前列腺炎性纤维化和某些性功能低下者。

（2）颜色和透明度：正常成人前列腺液呈乳白色、稀薄、有光泽而不透明的液体。①黄色浑浊、脓性黏稠：提示化脓性感染，见于化脓性前列腺炎或精囊炎。②红色：提示有出血征象，见于精囊炎、前列腺炎、前列腺结核、结石及肿瘤等，也可因按摩过度所致。

（3）酸碱度：正常成人前列腺液为弱酸性，pH 6.3～6.5，75 岁以上者 pH 略增高。pH 增高可见于前列腺液中混入较多精囊液等。

2. 显微镜检查

【检测原理】通常采用非染色直接涂片法进行显微镜检查，当直接镜检见到畸形、巨大的细胞或肿瘤细胞时，可用瑞氏染色法、巴氏染色法或苏木素-伊红染色法等进行细胞形态学检查，还可将前列腺液直接进行革兰染色或抗酸染色，查找病原微生物。

（1）非染色标本

①磷脂酰胆碱小体：也称为卵磷脂小体，圆形或卵圆形、大小不均、折光性强、形状比血小板略大，观察时注意与血小板区别。

②淀粉样小体：圆形或卵圆形、形似淀粉样颗粒、微黄色或褐色、同心圆线纹样层状结构。该小体随着年龄的增长而增多。

③前列腺颗粒细胞：体积大、内含较多的磷脂酰胆碱颗粒。

④白细胞：圆球形、核依稀可见，可成堆出现。

⑤红细胞：圆盘状、草绿色。

（2）染色标本：当未染色标本检测到畸形、巨大细胞或怀疑有肿瘤细胞时，应做巴氏染色或者 H-E 染色，有助于前列腺炎和前列腺肿瘤的鉴别；如果 Wright 染色发现嗜酸性粒细胞增多，有助于变态反应或者过敏性前列腺炎的诊断。

【方法学评价】①非染色直接涂片法操作简便、快速，临床较常用。②瑞氏、巴氏或苏木素-伊红染色法可清晰辨认细胞结构，适用于细胞学检查。③直接革兰染色或抗酸染色寻找病原微生物，但直接染色法的阳性检出率较低，必要时可先作病原微生物培养，再进行染色镜检。

【参考区间】①磷脂酰胆碱小体：量多，满视野均匀分布；②前列腺颗粒细胞：少于 1 个/HP；③红细胞：偶见，少于 5 个/HP；④白细胞：少于 10 个/HP。

【临床意义】①磷脂酰胆碱小体：前列腺炎时磷脂酰胆碱小体数量减少、成堆或分布不均；炎症较严重时，磷脂酰胆碱小体可因被吞噬细胞吞噬而消失。②淀粉样小体：一般无临床意义，可与胆固醇结合形成前列腺结石。③前列腺颗粒细胞：增多伴有大量白细胞见于前列腺炎，也可见于正常老年人。④白细胞：增多并成堆，是慢性前列腺炎的特征之一。⑤红细胞：增多见于前列腺炎、前列腺结石、前列腺结核或肿瘤、前列腺按摩过重。⑥滴虫：查见滴虫，可诊断为滴虫性前列腺炎。⑦精子：一般无临床意义，可因按摩前列腺时，精囊受到挤压而排出精子。⑧结石：可见碳酸钙结石、磷酸精胺结石和磷酸钙-胆固醇结石，少量无临床意义。⑨病原微生物：相应感染。

第五节　阴道分泌物常规检验

阴道分泌物是女性生殖系统分泌的液体，主要是由阴道黏膜、宫颈腺体、前庭大腺及子宫内膜的分泌物混合而成，俗称白带。幼女和老年女性由于激素水平的影响，阴道上皮抵抗力差，阴道分泌物与育龄期女性不同；青春期后，由于雌激素的影响，阴道的上皮细胞由单层变为复层，上皮增厚，受卵巢功能的影响而呈周期性的变化及脱落并随月经排除。脱落后细胞释放糖原，阴道杆菌将糖原转化为乳酸，使阴道 pH 保持在 4.0~4.5 之间。因此，生理情况下正常健康妇女的阴道具有自净作用，足以防御外界病原微生物的侵袭。

阴道分泌物的检查常用于雌激素水平的判断和女性生殖系统炎症、肿瘤的诊断及性传播性疾病的检查。

一、标本采集和处理

阴道分泌物通常由妇产科医师采集。采集标本的注意事项如下。

1. 采集前

停用干扰检查的药物，检查前 24 小时内禁止盆浴、性交、局部用药及阴道灌洗等，且月经期间不宜进行阴道分泌物检查。

2. 取材

可根据不同的检验目的自不同部位取材，一般采用消毒刮板、吸管、棉拭子自阴道深部或穹隆后部、宫颈管口等部位取材或多点取材，也可用窥阴器扩张阴道后刮取子宫颈口分泌物。将分泌物浸入盛有生理盐水 1~2 mL 的试管中，立即送检。也可将其制成生理盐水薄涂片，95% 乙醇固定，经吉姆萨、革兰或巴氏染色，进行病原微生物和肿瘤细胞筛查。

3. 容器和器材

应清洁干燥，不含任何化学药品或润滑剂，阴道窥器插入前可用少许生理盐水湿润。

4. 标本处理

如用作细菌学检查，应无菌操作。检查滴虫时，应注意标本保温（37 ℃），并立即送检。

二、一般检查

（一）理学检查

正常阴道分泌物为白色稀糊状、无气味，量多少与雌激素水平高低及生殖器官充血程度有关。①临近排卵期，分泌物量多，清澈透明，稀薄似蛋清；②排卵期 2~3 天后，量减少，浑浊黏稠；③行经前，分泌物量又增加；④妊娠期间量较多；⑤绝经期后，因雌激素水平降低、生殖器官腺体减少，阴道分泌物也减少。病理情况下，阴道分泌物理学变化及临床意义见表3-5。

表3-5 阴道分泌物常见理学变化及临床意义

理学变化	临床意义
无色透明黏性，量较多	应用雌激素药物后、卵巢颗粒细胞瘤
泡沫状脓性	滴虫性阴道炎
白带中混有血液	宫颈息肉、子宫黏膜下肌瘤、重度慢性宫颈炎、老年性阴道炎、使用宫内节育器的副反应等
血性白带，有特殊臭味	宫颈癌、宫体癌等恶性肿瘤
脓性，黄色或黄绿色，有臭味	阴道毛滴虫或化脓性感染、老年（幼女）性阴道炎、子宫内膜炎、宫腔积脓及阴道异物引发的感染
黄色水样	子宫黏膜下肌瘤、宫颈癌、宫体癌及输卵管癌等
豆腐渣样或凝乳状小碎块	假丝酵母菌性阴道炎
灰白色奶油样，稀薄均匀，有恶臭	阴道加德细菌感染

（二）显微镜检查

1. 阴道清洁度

阴道清洁度是指阴道清洁的等级程度。正常情况下阴道内有大量乳酸杆菌，还含有少量棒状菌、表皮葡萄球菌、非溶血性链球菌、肠球菌、大肠埃希菌、加德纳菌、梭杆菌、类杆菌、支原体和假丝酵母菌等，阴道与菌群维持一种平衡状态。当机体抵抗力低下、内分泌水平变化或病原生物感染等破坏这种平衡时，杂菌或其他病原生物增多，并出现大量白细胞和脓细胞，阴道清洁度下降。通过阴道清洁度检查，可了解阴道内有无炎症。

【检测原理】阴道分泌物加生理盐水制成涂片，于高倍镜下观察。根据白细胞（脓细胞）与上皮细胞、乳酸杆菌与杂菌的数量对比进行判断，分级判断标准见表3-6。

表3-6　阴道清洁度分级判断标准（个/HP）

清洁度	杆菌	杂菌	白（脓）细胞	上皮细胞
Ⅰ	多	–	0~5	满视野
Ⅱ	中	少	5~15	1/2视野
清洁度	杆菌	杂菌	白（脓）细胞	上皮细胞
Ⅲ	少	较多	15~30	少量
Ⅳ	–	大量	>30	–

【方法学评价】①临床常用湿片法，简便易行，重复性较差，易漏检，阳性率低；②涂片染色法对细胞、细菌形态能观察清楚，结果客观准确，但操作复杂费时。

【参考区间】　Ⅰ~Ⅱ度。

【临床意义】①阴道清洁度与女性激素的周期变化有关：育龄期妇女排卵前期，雌激素水平增高，阴道上皮增生，糖原增多，乳酸杆菌繁殖，引起pH下降，杂菌消失，乳酸杆菌大量存在，阴道趋于清洁。卵巢功能不足（如幼女和绝经女性）或病原体感染时，阴道易感染杂菌而导致阴道不清洁，清洁度降低，因此，阴道清洁度的最佳判定时间为排卵期。②阴道炎：清洁度为Ⅲ~Ⅳ度时，提示炎症或严重阴道感染，且发现病原生物时（如细菌、真菌或寄生虫），即可诊断为各种病原体引起的阴道炎。③非特异性阴道炎：单纯阴道清洁度差而未发现病原体则为非特异性阴道炎。

2. 阴道毛滴虫

阴道毛滴虫属鞭毛虫纲，是一种致病性厌氧寄生原虫，主要寄生于女性的阴道或男性的尿道。虫体大小（8~45）μm×（5~15）μm，为白细胞的2~

3 倍，顶宽尾尖呈倒置梨形。虫体顶端有 4 根前鞭毛，后端有 1 根尾鞭毛，体侧有波动膜。阴道毛滴虫依靠前后鞭毛和波动膜做螺旋状运动。其生长繁殖的最适 pH 为 5.5~6.0，适宜温度为 25~42 ℃。阴道毛滴虫能通过性接触直接传播或公共浴池、游泳池等间接接触而传播，可引起滴虫性阴道炎。

【检测方法及原理】①直接涂片法：用生埋盐水悬滴法置于高倍镜下观察。②涂片染色法：涂片后作瑞氏或革兰染色，油镜下观察虫体形态。③培养法：将分泌物接种于培养基内，37℃培养 48 小时后做涂片镜检。④免疫学方法：如胶乳凝集试验、酶联免疫吸附法、单克隆抗体检测和多克隆抗体胶乳凝集法等。

【方法学评价】阴道毛滴虫检查的方法学评价见表 3-7。

表 3-7　阴道毛滴虫检查的方法学评价

方法	优点	缺点
直接涂片法	简便、快速，为临床实验室常用方法	易受检查时间、温度、涂片厚度影响，阳性率较低
涂片染色法	油镜下可观察虫体结构，能提高检出率	易受染色时间和涂片厚度影响
培养法	阳性率高	操作复杂，不宜常规应用
免疫法	操作简易、快速，灵敏度和特异性高，可广泛应用	可出现非特异性反应，操作复杂

【参考区间】阴性。

【临床意义】阴道毛滴虫阳性主要见于滴虫性阴道炎。

3. 阴道加德纳菌

正常情况下阴道内不见或少见阴道加德纳菌。阴道加德纳菌为革兰阴性或染色不定（有时呈革兰阳性）的球杆菌，大小（1.5~2.5）μm×0.5 μm。

正常情况下，乳酸杆菌 6~30 个/HP 或>30 个/HP；细菌性阴道炎时，阴道加德纳菌和厌氧菌（细小的革兰阳性或阴性细菌）大量增多，乳酸杆菌<5 个/HP 或无乳酸杆菌；非细菌性阴道炎时，乳酸杆菌>5 个/HP，仅见少许阴道加德纳菌。

在阴道分泌物中查见线索细胞（clue cell）是诊断加德纳菌性阴道病的重要指标之一。线索细胞是阴道鳞状上皮细胞黏附了大量加德纳菌及其他短小杆菌，而形成巨大的细胞团。湿片中可见到细胞表面毛糙，有边缘呈锯齿状，斑点和大量细小颗粒，细胞部分溶解、胞核模糊不清，染色后发现上皮细胞上密布大量球杆菌。

细菌性阴道炎是由阴道加德纳菌、各种厌氧菌和支原体混合感染引起的阴道炎，是性传播疾病之一。细菌性阴道炎实验室诊断标准为：①阴道分泌物稀薄均匀；②线索细胞呈阳性；③分泌物 pH>4.5；④胺试验阳性。凡线索细胞检查阳性再加上述任意 2 条，细菌性阴道病的诊断即成立。

4. 真菌

阴道真菌呈卵圆形革兰阳性孢子或与出芽细胞相连接的假菌丝，呈链状及分枝状菌丝。阴道真菌 85% 为白色念珠菌，偶见阴道纤毛菌和放线菌等。真菌是阴道正常菌群之一，是条件致病菌，当阴道抵抗力降低或局部环境改变时，容易引起真菌性阴道炎，可通过性接触直接传播，属于性传播疾病范畴。真菌性阴道炎分泌物呈凝乳状或呈"豆腐渣"样，诊断以找到真菌为依据。

【检测原理】①直接涂片法：用生理盐水拭子取材，直接涂片，显微镜下观察有无孢子及菌丝。②革兰染色法：芽生孢子及菌丝经染色后易于观察，可提高阳性率。

【方法学评价】直接涂片法简便快速，应用较广泛；革兰染色法操作复杂，但阳性率高。

【参考区间】阴性。

【临床意义】阴道真菌多是白假丝酵母菌，机体抵抗力低下时可引起真菌性阴道炎。

5. 淋病奈瑟菌

淋病奈瑟菌俗称淋球菌，是引起淋病的病原菌，为革兰阴性双球菌，形似双肾形或咖啡豆样，凹面相对排列，可位于中性粒细胞胞质内，也可散在于白细胞之间。人类是淋病奈瑟菌的唯一宿主，可引起男性或女性泌尿生殖系统黏膜的急性或慢性化脓性感染，主要通过性接触直接感染。

淋病奈瑟菌检测方法及评价见表 3-8。

表 3-8　淋病奈瑟菌检测方法及评价

方法	方法和评价
革兰染色法	油镜下观察淋病奈瑟菌形态；简便，但阳性率较低，形态鉴别上需与其他革兰阴性双球菌鉴别
培养法	专用培养基培养淋病奈瑟菌。涂片检查阴性而可疑者，可做淋球菌培养
协同凝集反应	淋球菌的抗体致敏具有 SPA 的金黄色葡萄球菌可以和分泌物中的淋病奈瑟菌抗原发生凝集反应；操作简易、快速，特异性高，可广泛应用。
荧光抗体染色法	用荧光标记淋病奈瑟菌抗体与宫颈分泌物中奈瑟菌结合，可在荧光显微镜下观察发光物；操作简便，但死菌也呈阳性
PCR 法	使用淋病奈瑟菌引物，对宫颈分泌物中的淋病奈瑟菌进行体外 DNA 扩增；可检测到微量淋球菌的 DNA，灵敏度较高，需防止污染
非放射性标记系统	核酸标志物掺入法和 DNA 探针法；灵敏度高、特异性强、简便快捷，已经成为淋球菌及其抗药性检查的重要方法

【参考区间】阴性。

【临床意义】淋病奈瑟菌主要用于淋病的诊断。

第四章　糖尿病与糖代谢紊乱的检验

糖尿病是一组由于胰岛素分泌不足或（和）胰岛素作用低下而引起的代谢性疾病，其特征是高血糖症。在正常情况下，人体细胞内能量代谢主要由血糖供给，多余的血糖可转化为糖原、脂肪和蛋白质贮存起来。患糖尿病后，由于胰岛素的绝对和相对不足，机体组织不能有效地摄取和利用血糖，造成糖代谢紊乱，最终导致多种器官的受损、功能紊乱和衰竭。糖代谢紊乱是糖类物质及其相关酶、受体和基因突变所致代谢障碍的综合性疾病，涉及蛋白质、脂肪、水和电解质等代谢紊乱。

第一节　糖尿病及糖代谢紊乱的检验

糖尿病的检验指标主要包括空腹血糖或随机血糖、口服葡萄糖耐量试验、糖化血红蛋白测定等。这些指标在糖尿病的诊断、分型、疗效评估以及并发症的诊断和鉴别诊断上均有重要意义。

一、空腹血糖

血糖是指血液中的葡萄糖。空腹血糖浓度是指至少 8 小时内不摄入含热量食物后，测定的血浆葡萄糖浓度。如空腹血糖浓度不止一次高于 7.0 mmol/L 可诊断为糖尿病。

（一）标本的处理

1. 血浆标本的处理

诊断糖尿病时，临床实验室推荐以血浆为标本测定血糖浓度。由于糖酵解的存在，应该在分离血浆后尽快测定。如果不能及时测定血糖浓度，应对标本加以恰当处理。

室温下，糖酵解可使血糖减少，每小时减幅约 5%~7%。当有白细胞增多或细菌污染时，体外酵解速率会增加。通过向标本中加碘乙酸钠或氟化钠可抑制糖酵解作用，使血葡萄糖在室温下稳定 3 天。氟化钠通过抑制烯醇化酶而防止糖酵解。氟化物也是一种弱的抗凝剂，但在几小时后可有血液凝集出现。因此建议使用氟化物-草酸盐混合物，例如每毫升血液加 2 mg 草酸钾和 2 mg 氟化钠阻止后期凝血现象。高浓度氟离子会抑制脲酶和某些酶活性，因而标本不宜用作脲酶法测定尿素，亦不适用于某些酶的直接测定。草酸钾会使细胞水分外渗，血浆稀释，这种标本不能用于测定其他物质。

2. 其他体液标本的处理

由于临床标本的多样化以及床旁检验（point of care test，POCT）的积极开展，有必要掌握其他体液标本的一些基本处理办法。

对于血细胞比积正常的个体，其空腹全血葡萄糖浓度比血浆葡萄糖浓度大约低 12%~15%。大多数临床实验室采用血浆或血清测葡萄糖浓度，而床旁测定葡萄糖的方法大多数使用的是全血。空腹毛细血管葡萄糖浓度只比静脉血高约 0.1~0.28 mmol/L。而在有葡萄糖负荷时，毛细血管的葡萄糖浓度却比静脉血高 2~4 mmol/L，因此使用不同的标本应采用不同的参考区间（表 4-1）。

表 4-1 体液空腹葡萄糖浓度参考区间

标本	葡萄糖浓度 (mmol/L)
血浆/血清	
成人	4.1~5.9
儿童	3.5~5.6
足月新生儿	1.7~3.3
早产新生儿	1.1~3.3
全血 (成人)	3.5~5.3
脑脊液 (成人)	2.2~3.9
尿液 (24 小时尿)	0.1~0.8

脑脊液中可能含细菌或其他细胞，因此应立即进行测定，如果测定不得不推迟，标本离心后应冷藏于 4 ℃或-20 ℃。

收集 24 小时尿标本前，容器中应加 5 mL 冰醋酸。另外也可以加入 5 g 苯甲酸钾，或加入双氯苯双胍乙烷+0.1%叠氮钠+0.01%氯化苯甲乙氧胺。在室温下 24 小时后，尿葡萄糖会丢失 40%，故标本应 4 ℃贮存。

(二) 测定方法

目前血糖的测定方法主要采用酶法，基于氧化还原反应的无机化学方法已基本淘汰。

【检测原理】

1. 己糖激酶法

又称 HK 法。葡萄糖和三磷腺苷 (ATP) 在己糖激酶 (hexokinase, HK) 催化下，发生磷酸化反应，生成葡萄糖-6-磷酸 (G-6-P) 与二磷酸腺苷 (ADP)。G-6-P 在葡萄糖-6-磷酸脱氢酶 (G-6-PD) 的催化下脱氢，生成

6-磷酸葡萄糖酸（6-PGA），同时使 NADP$^+$ 还原成 NADPH+H$^+$，还原型 NADPH 的生成速度与葡萄糖浓度成正比。在波长 340mn 监测吸光度的升高速率，可计算出血清中葡萄糖浓度。

2. 葡萄糖氧化酶-过氧化物酶法

又称 GOD-POD 法。葡萄糖、水和氧气在葡萄糖氧化酶（glucose oxidase，GOD）催化下，生成葡萄糖酸及过氧化氢。在色原性氧受体（如联大茴香胺、4-氨基安替比林偶氮酚）的存在下，过氧化物酶（peroxidase，POD）催化过氧化氢，氧化色素原，生成有色化合物。有色化合物的生成量与葡萄糖含量成正比。

3. 葡萄糖氧化酶-极谱分析法

是 GOD-POD 的改良方法，它以氧电极进行极谱分析，直接测定葡萄糖氧化酶法第一步反应消耗的氧来进行定量，摒弃了特异性不高的第二步反应。结合过氧化氢酶的使用，能有效防止 H$_2$O$_2$ 转变为 O$_2$ 而影响测定结果。该法可用于血浆、血清、脑脊液及尿液标本的测定，但由于血细胞会消耗氧气，故不能用于全血标本。

4. 葡萄糖脱氢酶法

葡萄糖和 NAD$^+$ 在葡萄糖脱氢酶（glucose dehydrogenase，GD）作用下，生成葡萄糖酸内酯和 NADH。GD 高特异性催化 P-D-葡萄糖，因此商品试剂中含有变旋酶，目的是加速反应的变旋过程该法高度特异，不受各种抗凝剂和血浆中其他物质的干扰。制作成固相酶，可用于连续流动分析，也可用于离心沉淀物分析。

【参考区间】成人 3.89 ~ 6.11 mmol/L（HK 法），3.89 ~ 6.11 mmol/L（GOD-POD 法）。

【方法学评价】

（1）HK 法：准确度和精密度高，特异性高于 GOD-POD 法，适用于自动化分析，为葡萄糖测定的参考方法。轻度溶血、脂血、黄疸、氟化钠、肝素、EDTA 和草酸盐等不干扰本法测定。

（2）COD-POD 高特异性催化 β-D-葡萄糖。而葡萄糖 α 和 β 构型各占 36% 和 64%。要使葡萄糖完全反应，必须使 α-葡萄糖变旋为 β-构型。某些商品试剂中含有变旋酶，可以加速变旋过程。也可延长孵育时间，通过自发变旋来转化。过氧化物酶的特异性远低于 GOD。尿酸、维生素 C、胆红素、血红蛋白，四环素和谷胱甘肽等可抑制呈色反应（通过与 H_2O_2 竞争色素原受体）。GOD 法也适于测定脑脊液葡萄糖浓度。尿中含较高浓度可干扰过氧化反应的物质（如尿酸），使测定值出现负偏差。因此 GOD 法不能直接用于尿标本测定，可使用离子交换树脂除去尿中干扰物再测定。

【临床意义】

（1）FPG 增高：FPG 增高而又未达到诊断糖尿病标准时，称为空腹血糖过高；FPG 增高超过 7.0 mmol/L 时称为高糖血症。当 FPG 超过 9.0 mmol/L（肾糖阈）时尿糖即可呈阳性。

①生理性增高：可见摄入高糖食物后或情绪紧张肾上腺分泌增加时。

②病理性增高：

糖尿病：病理性高血糖常见于胰岛素绝对或相对不足的糖尿病患者。

内分泌腺功能障碍：甲状腺功能亢进、肾上腺皮质功能及髓质功能亢进以及对抗胰岛素的激素分泌过多都会出现高血糖。

颅内压增高：颅内压增高刺激血糖中枢，如颅外伤、颅内出血、脑膜炎等。

（2）FPG 减低：FPG 低于 3.9 mmol/L 时为血糖减低，当 FPG 低于 2.8 mmol/L 时称为低血糖症。

①生理性减低：见于饥饿和剧烈运动。

②病理性减低：特发性功能性低血糖最多见，依次是药源性、肝源性、胰岛素瘤等。

二、餐后 2 小时血糖

单纯依靠 FPG 指标诊断糖尿病，会遗漏一部分糖尿病患者，联合应用餐后血糖指标诊断糖尿病更为敏感。正常人进餐后 0.5~1 小时血糖达高峰，2~3 小时恢复至餐前水平。虽血糖已恢复，碳水化合物在餐后 5~6 小时内继续被吸收，糖尿病患者餐后胰岛素分泌峰值延迟、胰高血糖素不下降、肝糖产生及周围组织糖利用异常，致餐后血糖持续升高，2 小时仍明显增高或达高峰，故餐后 2 小时血糖（2-hour plasma glucose，2hPG）作为糖尿病诊断标准敏感性更高，可较真实地反应胰岛 β 细胞的储备功能。

由于影响餐后血糖测定的因素较多，故需掌握正确的测定方法。测 2hPG 应从吃第一口饭开始计时，用同一块表计时并且精确到分，进餐持续时间不宜过长，应控制在 15 分钟左右。针对已服用降糖药物治疗的糖尿病患者，测定 2hPG 的目的是观察药物的疗效，因此需继续按规律服用降糖药物及进餐，以正确反映实际的血糖控制情况。此外，各种应激情况也会影响血糖测定，因此测定期间应避免剧烈运动及情绪波动。

【检测原理】同空腹血糖。

【参考区间】2hPG 正常范围<7.8 mmol/L。

【方法学评价】同空腹血糖。

【临床意义】

（1）反映了胰岛 β 细胞的储备功能，即进餐后食物对胰岛 β 细胞刺激，β 细胞分泌胰岛素的能力。

（2）2hPG 测定不需空腹血糖测定时那样改变进餐、服药时间及规律，故能更客观地反映血糖控制状况。同时监测 2hPG 还可发现可能存在的餐后高血糖。

（3）糖尿病患者的 2hPG 若大于 11.1 mmol/L，则易发生眼、肾、神经等糖尿病慢性并发症。对于中年及病情不重者，轻度的高血糖就可对心血管有不利影响，因此应尽可能将 2hPG 控制在 7.8 mmol/L 以下，这也有利于减轻胰岛 β 细胞负荷，保护 β 细胞功能。

三、葡萄糖耐量试验

由 WHO 推荐的口服葡萄糖耐量试验（oral glucose tolerance test，OGTT），指口服一定量葡萄糖 2 小时前后，做相关血浆葡萄糖浓度测定，这为空腹血糖高于正常范围但又未达到糖尿病诊断标准者提供了一种标准方法。虽然 OGTT 比空腹血糖更灵敏，但 OGTT 受多种因素影响而导致重复性很差。除非第一次 OGTT 结果显示明显异常，否则应在不同的时间作两次 OGTT 加以判断。OGTT 应严格按照 WHO 推荐的方案执行：对非妊娠成人，推荐葡萄糖负载量为 75 g，对于儿童，按 1.75 g/kg 计算，总量不超过 75 g。将葡萄糖溶于300 mL 水后在 5 分钟内口服完。

OGTT 联合 FPG 可协助诊断糖尿病前期状态：①血浆 FPG<7.0 mmol/L，2hPG≥7.8 mmol/L 但<11.1 mmol/L 为糖耐量减退（IGT）；②血浆 FPG≥6.1 mmol/L 但<7.0 mmol/L，2hPG<7.8 mmol/L 为空腹血糖受损（IFG）；③FPG 正常，且 2hPG<7.8 mmol/L 为正常糖耐量；④FPG≥7.0 mmol/L，2hPG≥11.1 mmol/L 为糖尿病性糖耐量（图 4-1）。

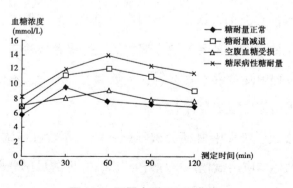

图 4-1　不同人群 OGTT 曲线

OGTT 在诊断糖尿病上不是必需的，不推荐临床常规应用。空腹血糖增加见于大多数糖尿病患者，空腹血糖<5.6 mmol/L 或随机血糖<7.8 mmol/L 足以排除糖尿病的可能，所以临床上首选测定空腹血糖。

静脉注射葡萄糖耐量试验（intravenous glucose tolerance test，IGTT）的适应证与 OGTT 相同。对某些不宜检测 OGTT 的患者，如不能耐受大剂量口服葡萄糖、胃切除术后及其他可致口服葡萄糖吸收不良综合征者，为避免影响葡萄糖吸收的因素，应按 WHO 的方案进行 IGTT。

【检测原理】口服葡萄糖耐量试验是检测人体血液葡萄糖调节功能的一种方法。健康人一次食用一定量葡萄糖后，其血液葡萄糖浓度略有升高，但通常在 2 小时内即可恢复正常，该生理现象称为耐糖现象。当机体神经或内分泌失调引起糖代谢紊乱时，食入大量葡萄糖，血糖浓度明显增高，或降至正常水平所需时间延长，称为糖耐量受损。此期的血糖水平及其所伴其他代谢异常可对器官组织发生损害。

【参考区间】FPG：3.89~6.11 mmol/L；2hPG：<7.8 mmol/L。

【方法学评价】

（1）葡萄糖耐量试验的葡萄糖剂量可用 100 g 或 75 g。对比研究结果表明，75 g 糖耐量结果比 100 g 更明显，受检者不适感轻且少。根据 WHO 推荐的葡萄糖负荷量为 75 g。但对体重过低的受检者最好按每千克体重 1.75 g，总量不超过 75 g，每克溶于 2.5 mL 水内服用，以求其准确性。

（2）受检者前三天正常饮食，停用影响 OGTT 的药物，如避孕药、利尿剂、β-肾上腺能阻滞剂、苯妥英钠、烟酸等。受检者试验前一天晚餐后即不再进食。试验过程中受检者不喝饮料、不吸烟、不进食、不做剧烈运动，也不需要卧床。服用糖皮质激素者不宜做 OGTT。

（3）血样在放置过程中血糖会被细胞分解，导致血糖浓度降低。因此，每次采血后血糖标本应用氟化钠/草酸钠抗凝，立即或尽早分离血浆并测定血糖，以求其结果尽量准确。

（4）糖尿病患者应慎做此试验。如果正在使用胰岛素治疗者，则必须在试验前三天停用胰岛素。

（5）对不能承受大剂量口服葡萄糖、胃切除后及其他可致口服葡萄糖吸收不良的患者，应进行静脉葡萄糖耐量试验。

【临床意义】OGTT 在糖尿病的诊断上并非必需的，不推荐临床常规应用。OGTT 主要用于下列情况：①妊娠糖尿病（GDM）；②诊断糖耐量受损（IGT）；③有无法解释的肾病、神经病变或视网膜病变，其随机血糖<7.8 mmol/L，可用 OGTT 评价，在此时如有异常结果，不代表有肯定因果关系，还应排除其他疾病；④人群筛查，获取流行病学数据。

四、糖化血红蛋白

糖基化指通过非酶促作用将糖基结合到蛋白质的氨基酸基团上的过程。测定糖化血红蛋白可为过去较长时间段的血糖浓度作回顾性评估，而减少短期血糖浓度波动的影响。因此，糖化血红蛋白浓度主要用于评价血糖控制效果，我国目前暂不用于糖尿病的诊断。

成人 Hb 通常由 HbA（97%）、HbA_2（2.5%）和 HbF（0.5%）组成。HbA 由四条肽链组成：包括两条 α 链和两条 β 链。对 HbA 进行色谱分析发现了几种次要的血红蛋白，即：HbA_{1a}、HbA_{1b} 和 Hb_{1c} 统称为 HbA_1，或快速血红蛋白（因它在电泳时迁移比 HbA 快得多），它们糖化的位点是 β 链末端缬氨酸残基。若糖化发生在 β 链的其他位点或 α 链上，即称 HbA_0。HbA_1 和 HbA_0 统称为 GHb。HbA_{1c} 是由葡萄糖与 HbA 的 β 链氨基末端缬氨酸残基缩合而成，约占 HbA_1 的 80%，且浓度相对稳定。为简便实用，临床上常用 HbA_{1c} 代表总的糖化血红蛋白水平。

糖化血红蛋白的测定方法有几十种之多，如高效液相色谱法、手工微柱法、电泳法、亲和层析法、免疫法和酶法等。

【检测原理】

（1）高效液相色谱法。即 HPLC 法，通过与不同带电离子作用来将血红蛋白组分分离，包括血红蛋白 A_{1c} 在内的血红蛋白中的多种成分很快被分离并加以检测，利用几种不同盐浓度所形成的梯度进行分离。洗脱缓冲液通过去除气泡处理及程序控制的电磁阀开关，在动力泵的驱使下，流经注射阀和过滤膜，最后被送到分析柱。在原始管中的全血标本被穿刺针管吸出，在稀释部被溶血与清洗液稀释。之后，稀释的样本被吸嘴吸取，注入到分析管中并被送入分析柱。经分析柱分离后的各种血红蛋白组分的吸光度被检测器检测。

（2）手工微柱法。带负电荷的 Bio-Rex70 阳离子交换树脂与带正电荷的 HbA_1 有亲和力，由于 HbA_1 的两个 β 链 N-末端正电荷被糖基清除，正电荷较 HbA 少。因此，二者对树脂的亲和力不同。用 pH 6.7 磷酸盐缓冲液可首先将带正电荷较少、吸附力较弱的 HbA_1 洗脱下来，用分光光度计测定洗脱液中的占总 Hb 的百分数，可以计算出 HbA 的量。

（3）琼脂凝胶电泳法。血红蛋白及 HbA_1 带正电荷，电泳时向负极移动，因为 HbA 的 β 链 N 末端所带电荷被糖基消除，带电量少于 HbA，等电点低，泳动速度慢，所以 HbA_1 本身带红色，通过分辨率高的微量光密度仪扫描，可以准确地测定出各自组分的含量，用 HbA_1 占血红蛋白的量来表示。

（4）亲和层析法。利用生物高分子能与相应的专一配基分子可逆结合的原理，将配基通过共价键牢固地结合于固相载体上制得亲和吸附系统，带有杂质的高分子分离目的物在一定条件下，能以某种次级键与已同相化的配基结合，而杂质则不吸附，除去杂质后变换条件，又可以使待分离的高分子物质重新解离，获得纯化。糖化血红蛋白的亲和色谱载体是氨基苯硼酸琼脂糖凝胶，当糖化血红蛋白通过载体时，稳定型糖化血红蛋白分子表面含葡萄糖的顺式二糖醇部分与载体固定相上的硼酸基因呈配位特异结合，其非糖化血红蛋白及不稳定型糖化血红蛋白等，随流动相（天门冬酰胺缓冲液）流出，然后用另一种含糖或多羟化合物流动相（山梨糖醇缓冲液）将糖化血红蛋白洗脱下来，利用两部分血红蛋白本身的颜色，在 415 nm 条件下测定并计算出亲和色谱所测的糖化血红蛋白。

（5）免疫凝聚法。糖化血红蛋白与相应的单抗结合进而发生凝集反应，通过测定吸光度来表示凝集量，可用于全自动生化分析仪上进行测定。

（6）酶法。原理为用特殊蛋白酶分解血红蛋白，3~5 分钟内果糖基氨基酸从血红蛋白分离，果糖基氨基酸氧化酶（FAOD）从果糖基氨基酸产生过氧化氢，过氧化氢经过氧化物酶（peroxidase，POD）与 DA-64 反应，选择751 nm 测吸光度改变求得糖化血红蛋白浓度。

【参考区间】HbA$_1$：4%~6%（HPLC）；4.1%~6.8%（手工微柱法）；5.6%~5.7%（琼脂凝胶电泳法）；3.8%~6.8%（亲和层析法）。

【方法学评价】

（1）不同的原理测定的结果存在差别，而糖尿病患者治疗目标要求测定值不受测定方法的影响，因此在实验室里应用不同血红蛋白测定方法所获得结果可比性非常重要。

（2）HPLC 法可精确分离 HbA$_1$ 各组分，并分别得出 HbA$_{1a}$、HbA$_{1b}$、HbA$_{1c}$、HbA$_{1d}$ 的百分比。本法试剂消耗过多，实验成本过高。但稳定性、重现性良好，操作快速简便的优点，血标本保存于 4 ℃，在 4 天内测定结果不受影响，是一种良好的临床检验 HbA$_{1c}$ 和进行相关研究的实验方法。

（3）手工微柱法操作简便快速，层析柱价格也较为低廉，但手工操作层析时间和微柱的质量不易控制，易产生操作技术误差，重复性欠佳，检测结果会受到人工因素影响及环境温度的影响。

（4）琼脂凝胶电泳法检测快速，不受血红蛋白及室温影响，而且价格便宜，但对血红蛋白的亚组分分辨率很小，准确性较差。

（5）亲和层析法操作简单、快速、价廉及特异性强，不受异常血红蛋白的干扰，对经翻译以后修饰的血红蛋白和病理血红蛋白的影响相对不敏感。

检测结果为糖化血红蛋白总量，不能测试糖化血红蛋白的单一组分。

（6）免疫比浊法重复性较好，但易受脂肪血、黄疸等样本因素影响，抗交叉污染较差，而且要求血红蛋白在一定范围之间才能达到较好的线性。

【临床意义】糖化血红蛋白测定可用于评定糖尿病的控制程度。当糖尿病治疗不佳时，糖化血红蛋白浓度可升高至正常 2 倍以上。因为糖化血红蛋白是血红蛋白生成后与糖类经非酶促结合而成的。它的合成过程是缓慢的，而且是相对不可逆的。其合成速率与红细胞所处环境中糖的浓度成正比。因此，糖化血红蛋白所占比率能反映测定前 1~2 个月内平均血糖水平。目前糖化血红蛋白的测定已成为反映糖尿病较长时间血糖控制水平的良好指标。

五、糖化血清蛋白

糖化血清蛋白（Glycosylated Serum Protein，GSP）是指血中葡萄糖与血浆蛋白（约 70% 为白蛋白）发生非酶促化学反应的产物。各种血清蛋白质与糖的结合过程基本相似，都是蛋白质分子上非离子型的 ε 或 α 氨基与醛糖上的羧基形成不稳定化合物。由于清蛋白在体内的半衰期较短，约 17~19 天，所以 GSP 水平能反映糖尿病患者检测前 2~3 周的平均血糖水平。

【检测原理】

（1）果糖胺法。在碱性溶液中血清白蛋白可以与葡萄糖及其他糖类进行反应，形成酮胺。酮胺与硝基四氮唑蓝（NBT）可以发生还原反应，产生紫红色甲䐶，甲䐶的生成量与血糖浓度成正比。以具有同样氨基-1-脱氧-2-酮糖结构的 1-脱氧-1-吗啉果糖（DMF）为标准参照物，比色测定样品的结果。

（2）酮胺氧化酶法。血清中 GSP 首先被特异性蛋白酶 S 水解为糖化氨基酸，后者被酮化氨基酸氧化酶（KAO）氧化后生成过氧化氢，利用过氧化物酶指示系统生成色素，测定此色素的 A 值，得 GPS 含量。

【参考区间】1.9±0.25 mmol/L（果糖胺法）；1.1~2.2 mmol/L（酮胺氧

化酶法）。

【方法学评价】

（1）实验条件必须严格控制，如 pH、反应温度及反应时间等对实验结果都有影响。

（2）DMF 的合成方法：称取无水 D-葡萄糖 90 g（0.5 mL），吗啡啉 58 g（0.67 mL），加蒸馏水 1L，溶解后在 60~70 ℃ 水浴上搅拌，开始为黄色糊状物，然后颜色逐渐加深。约 20 分钟后，移去水浴，缓慢地加入丙二酸 18 g。整个加入过程需在 10 分钟以上完成。再置水浴并使温度上升至 80 ℃，不断搅拌，其颜色会逐渐由黄绿色转变为琥珀色。10 分钟后，加入无水乙醇 70 mL，维持 75 ℃ 30 分钟，加入丙酮 70 mL。此时可见到结晶析出，此即为 DMF。放 4 ℃ 冰箱过夜，收集结晶，并用无水乙醇重结晶 3 次，使产物脱色纯化，干燥备用。DMF 的熔点 146~147 ℃，分子式 $C_{10}H_{19}O_6N$，分子量为 249。

（3）采用定值冻干糖化血清蛋白作标准，其测定结果更为稳定。

（4）目前用酮胺氧化酶法检测糖化血清蛋白，该法与 HPLC 参考方法有极好的相关性，不受三酰甘油、抗坏血酸、胆红素、尿酸、血红蛋白及葡萄糖的明显干扰。准确度和精密度优于果糖胺法，适用于自动化测定。

【临床意义】

（1）血清白蛋白在血中浓度稳定，半衰期为 19 天，故本试验可有效地反映糖尿病患者近 2~3 周内的血糖总水平，亦为近期病情检测的指标。

（2）在稳定的糖尿病患者中，本试验与前述糖化血红蛋白检查之间有较好的相关性。但是，如果在过去数周内，控制发生了显著改变，则相关性亦改变。

（3）本试验不受临时血糖浓度波动的影响，对糖尿病人的诊断和较长时间血糖控制水平的观察，以及同一患者前后连续检测结果的比较具有一定的价值。

第二节　糖尿病及其代谢紊乱的相关指标检测

血糖水平主要受激素的调控，血糖调节物的检测有助于糖尿病及其并发症的诊断。糖尿病诱发体内多种物质代谢紊乱，相关指标的检测有利于糖尿病及其并发症的鉴别诊断和病程监控。

一、胰岛素及 C 肽

（一）胰岛素

目前胰岛素测定尚无高度精确、准确和可靠的方法。放射免疫分析（radioimmunoassay，RIA）是一种可选择的手段，而 ELISA、化学发光等也为一些实验室所采用。测定胰岛素的生物学活性更具生理学意义，但费时费力，难以推广。选择外源性胰岛素治疗的患者会形成抗胰岛素抗体，可与免疫法使用的抗体竞争。PEG（聚乙二醇）可沉淀内源性抗体和它结合的胰岛素，再测定游离胰岛素。用盐酸洗脱与抗体结合的胰岛素，PEG 沉淀抗体，即可测定总胰岛素。除非 1 型糖尿病患者对胰岛素需求量明显变化，否则总胰岛素浓度通常保持恒定。

【检测原理】采用竞争性放射免疫分析方法测定人血清或血浆中胰岛素的含量。将待测样品、标准品或 ^{125}I-胰岛素标志物与有限量的抗体混合，温育。放射标记的抗原 ^{125}I-胰岛素标志物与待测样品或与标准品中的抗原同时与有限量的抗体竞争结合。加入免疫吸附剂吸附抗原抗体复合物，离心去除未结合的 ^{125}I-胰岛素游离部分，测定沉淀物的放射性。胰岛素含量与复合物的放射性强度呈负相关。用 γ 计数仪计数与抗体结合的 ^{125}I。以总放射性结合百分比（B/T%）对标准品浓度在半对数坐标纸上作标准曲线，标本中胰岛素浓度可在标准曲线上得出。

【参考区间】因测定方法不同而有所差异。空腹胰岛素水平在健康正常的非肥胖者为 2~25 μIU/mol（12~150 pmol/L），在葡萄糖耐量试验时胰岛素浓度可高达 200 μIU/mL，在非糖尿病中肥胖者较非肥胖者高。

【方法学评价】抗胰岛素抗体与胰岛素原存在部分交叉但其与 C 肽则无交义反应。因此，在可能存在高浓度胰岛素原的胰岛细胞瘤和某些糖尿病患者，直接测定血浆胰岛素比实际浓度偏高。RIA 最小可检出值为 1 μIU/mL。

【临床意义】①对存在空腹低血糖的患者进行评估。②鉴别需胰岛素治疗的糖尿病患者和仅靠饮食即可控制的糖尿病患者。例如：口服葡萄糖 75 g后，若血浆胰岛素水平超过 60 μIU/mL 时，发生微血管并发症的可能性不大，这时可以选择靠饮食控制，若胰岛素峰值<40 μIU/mL 时，则需要胰岛素注射治疗而且很可能发生微血管病变。③预测 2 型糖尿病的发展趋势并可以用于评价患者状况，也可以预测糖尿病易感性。血浆胰岛素水平在 1 型糖尿病患者中已被用于评估剩余内源性胰岛素的分泌状况以反映残余 β 细胞功能。但目前用空腹和刺激后 C 肽测定可代替胰岛素测定。④通过测定血浆胰岛素浓度和胰岛素抗体水平来评估胰岛素抵抗机制。

（二）C-肽

胰岛素原被降解为胰岛素和含 31 个氨基酸的 C 肽（MW 3 ． 6 kD）。C 肽没有生物学活性，但为胰岛素的正常结构所必需。C 肽和胰岛素以等分子分泌入血循环，由于 C 肽的半衰期更长（约 35 分钟），因此，禁食后 C 肽的浓度比胰岛素高 5~10 倍。C 肽主要在肾脏降解，部分以原形从尿中排泄。

由于肝脏的代谢可以忽略，且 C 肽不受外源性胰岛素干扰以及不与胰岛素抗体反应，所以与外周血胰岛素浓度相比，C 肽浓度水平可以更好地反映 β 细胞功能。

【检测原理】电化学发光免疫测定（the electrochemiluminescence immunoassay，ECLIA）是一种在电极表面由电化学引发的特异性发光反应。包括电化学和化学发光两个部分。用化学发光剂三联吡啶钌 [Ru (bpy) 3]²⁺标记抗 C-肽抗体形成二抗、生物素标记一抗、链霉亲和素包被磁珠，通过 Ag-Ab、生物素-链霉亲和素的结合反应，形成牢固的 [Ru (bpy)₃]²⁺标记抗体-C 肽-抗体-生物素-链霉亲和素-磁珠复合物，采用磁颗粒分离技术，除去游离的抗体，即与生物素结合的和与 [Ru (bpy)₃]²⁺结合的抗体。根据三联吡啶钌在电极上发出的光强度大小对待测的 C-肽进行定量分析，发光强度与待测样品浓度成正比。

【参考区间】 健康人空腹血清 C 肽为 0.78 ~ 1.89 ng/mL（0.25 ~ 0.60 nmol/L），葡萄糖或胰高血糖素刺激后可达 2.73 ~ 5.64 ng/mL（0.90 ~ 1.87 nmol/L）。尿 C 肽为（74±26）μg/L。

【临床意义】 C 肽测定的主要用途：①最主要用于鉴别空腹低血糖的原因，是由于胰岛素瘤的过度分泌还是因为患者注射胰岛素所致。β 细胞瘤由于胰岛素间歇性分泌过多时，胰岛素可正常但 C 肽浓度升高。胰岛素注射所致低血糖时，胰岛素水平高而 C 肽浓度降低，这是因为药用胰岛素中不含 C 肽，并且外源性胰岛素会抑制 β 细胞的分泌功能。②评估胰岛素分泌水平：基础或刺激性（通过胰高血糖素或葡萄糖）C 肽水平可用于评价患者胰岛素的分泌能力和速度。糖尿病患者在用胰高血糖素刺激后，若 C 肽大于 1.8 ng/mol，可能是 2 型糖尿病，若 C 肽水平较低（<0.5 ng/mol），则可能是 1 型糖尿病。本试验可确定那些已使用胰岛素治疗但实际仅调整饮食即可控制血糖的患者。尿和空腹血清 C 肽浓度在鉴别 1 型和 2 型糖尿病患者上也有诊断价值。但 C 肽测定对糖尿病人的常规监测意义不大。③监测胰腺手术效果：在全胰腺切除术后，C 肽在血清中检测不到，而在胰腺或胰岛细胞移植成功后 C 肽浓度应该增加。当需要连续评估 β 细胞分泌功能或不能频繁采血时，可测定尿中 C 肽浓度。24 小时尿中 C 肽浓度（非肾衰者，因肾衰可使 C 肽浓度上升）与空腹血清 C 肽浓度的相关性很好，并与葡萄糖负荷后连续测定血样标本的 C 肽浓度的相关性也很好。由于尿 C 肽个体差异大，限制了尿 C 肽作

为评价胰岛素分泌能力的检测指标。

二、胰岛素原

胰岛素原是胰岛素的前体及其在体内的贮存形式，其生物学活性约为胰岛素的10%。通常血循环中只有少量的胰岛素原（是胰岛素的3%）。由于肝脏清除胰岛素原的能力仅为清除胰岛素能力的25%，因此胰岛素原的半衰期比胰岛素长2~3倍，并且其血浆浓度在禁食后可达胰岛素血浆浓度的10%~15%。

【检测原理】由于血浆中胰岛素原浓度低，难获得纯品，准确测定胰岛素原较困难，故抗体制备不易；且多数抗体与胰岛素和C肽存在交叉反应（两者浓度都较高）。目前已开始生产基因重组的胰岛素原，并由此制备单克隆抗体，为胰岛素原标准品和检测方法提供了可靠的来源。

【参考区间】放射免疫法：胰岛素原<3 pmol/L。

【临床意义】胰岛素原浓度增加见于以下情况：①胰腺β细胞肿瘤：胰岛素、C肽和胰岛素原浓度的增加见于大多数β细胞瘤病人。β细胞瘤使胰岛素原不能转变为胰岛素，因此部分患者只有胰岛素原的升高。虽然胰岛素原生物学活性很低，但高浓度胰岛素原仍可能导致低血糖。②罕见的家族性高胰岛素原血症，由于胰岛素原转化为胰岛素的能力减弱所致。③存在可能与抗体起交叉反应的胰岛素原样物质。④胰岛素原比例和胰岛素原转化中间体在2型糖尿病患者中都会相应增加，并且与心血管危险因子相关联。⑤胰岛素原和裂解产物32、33胰岛素原在妊娠期糖尿病（GDM）中有明显升高的趋势。最近报道显示，胰岛素原在胰岛素样物质中所占比率的增加可作为GDM筛查的预测指标之一，比年龄、肥胖和高血糖等指标更好。胰岛素原浓度增加也可见于慢性肾衰竭、肝硬化和甲状腺功能亢进患者。

三、酮体的检测

酮体由乙酰乙酸、β-羟丁酸和丙酮组成，最主要来源于游离脂肪酸在肝脏的氧化代谢。正常情况下，长链脂肪酸被肝脏摄取，并重新酯化为三酰甘油而贮存于肝脏内，或被转变为极低密度脂蛋白再次进入血浆。而在未控制的糖尿病患者中，胰岛素的缺乏使得重新酯化作用减弱而脂解作用增强，导致血浆中游离脂肪酸浓度增加。胰高血糖素/胰岛素比率增加造成脂肪酸在肝脏中的氧化作用增强。酮体在肝脏生成增加而其在外周组织中代谢减少，导致乙酰乙酸在血液中堆积。其中小部分乙酰乙酸自发性脱羧生成丙酮，而大部分则转变为β-羟丁酸。

酮体 3 种成分的相对比例与细胞的氧化还原状态有关。在健康人，β-羟丁酸与乙酰乙酸以等分子浓度存在，二者基本构成血清中酮体的整体，丙酮是次要成分。在严重糖尿病患者，机体有大量 NADH 存在，这促进了β-羟丁酸的生成，β-羟丁酸/丙酮的比率可增至 6∶1。目前大多数实验室仅检测乙酰乙酸，这将导致实验检测结果与临床表现不相符的情况，即当患者最初有酮症酸中毒时，测定酮体可能仅显示弱阳性；当治疗后，β-羟丁酸转变为乙酰乙酸，临床却表现为酮症加重。

【检测原理】酮体检查片法（Acetest）和尿酮体试纸条法（Ketostix）都适用于测定尿酮体。其特异性和灵敏度与血清测定时相同。Gerhardt 法利用氯化铁与乙酰乙酸反应，产生玫瑰红-红色化合物。由于一些物质如水杨酸盐、酚和安替比林等都可产生类似颜色，因此，该法是非特异性的，阳性反应只表示可能存在乙酰乙酸。要证明其存在，应将尿液加热，使乙酰乙酸分解为丙酮并在将丙酮去掉后的基础上，再重复进行一次试验。如结果为阴性则证明最先出现的颜色是由乙酰乙酸所致。

【参考区间】以丙酮计，血浆酮体定量<0.05 mmol/L，尿酮体 20~50mg/d（定性阴性）。

【临床意义】升高：糖尿病酮症酸中毒（ketoacidosis）、各种原因所致的长期饥饿、妊娠毒血症、饮食中缺少糖类或营养不良等。

第五章 脂质代谢紊乱的检验

血浆脂类包括游离胆固醇（free cholesterol，FC）、胆固醇酯（cholesterol ester，CE）、磷脂（Phospholipid，PL）、三酰甘油（triglyceride）或三酰甘油（triacylglycerol，TG）、糖醋、游离脂肪酸（free fatty acid，FFA）等。血浆中最多的脂质有胆固醇、PL和TG，其中胆固醇包括CE和FC，称为总胆固醇（total cholestemol，TC）。血浆脂质总量为4.0~7.0 g/L。血浆脂质不溶或微溶于水，无论是外源性或内源性脂类均以溶解度较大的脂蛋白复合体形式在血液循环中运输。

血浆脂类简称血脂，血脂测定可及时地反映体内脂类代谢状况，也是临床常规分析的重要指标。除可作为脂质代谢紊乱及有关疾病的诊断指标，还可协助诊断其他疾病，如某些肝病、肾病综合征、脑血管病及吸收不良综合征等。

第一节 血浆脂蛋白及其代谢紊乱

由于血浆中TG和胆固醇都是疏水性物质，必须与血液中的特殊蛋白质和PL等一起组成一个亲水性的球形大分子，才能在血液中被运输，并进入组织细胞。这种球形大分子复合物称为脂蛋白（lipoprotein，LP）。

一、血浆脂蛋白

LP因结构及组成的差异，有多种形式存在，尽管如此，仍有许多共同之处，一般都是以不溶于水的TG和CE为核心，表面覆盖有少量蛋白质和极性的 PL、FFA，它们的亲水基团暴露在表面，突入周围水相，从而使脂蛋白颗粒能稳定地分散在水相血浆中。

(一) 血浆脂蛋白的分类

血浆 LP 的构成不均一，难以按理化性质分类。目前，主要依据各种 LP 的水化密度（hydrated density）及电泳迁移率（mobility）的不同进行分类，即超速离心法和电泳法。

(1) 超速离心法。超速离心法是根据各种 LP 在一定密度的介质中进行离心时，因漂浮速率不同而进行分离的方法。LP 中有多种比重不同的蛋白质和脂质，蛋白质含量高者，比重大；相反脂类含量高者，比重小。从低到高调整介质密度后超速离心，可依次将不同密度的 LP 分开。通常可将血浆 LP 分为乳糜微粒（chylomicron，CM）、极低密度脂蛋白（very low density lipoprotein，VLDL）、低密度脂蛋白（low density lipoprotein，LDL）和高密度脂蛋白（high density lipoprotein，HDL）四大类。此外，还有中间密度脂蛋白（intermediate density lipoprotein，IDL）的存在。

(2) 电泳法。由于血浆 LP 表面电荷量大小及分子量大小不同，在电场中，其迁移速率也不同，由此将血浆 LP 分为 CM、β-脂蛋白、前 β-脂蛋白和 α-脂蛋白四种。

(二) 血浆脂蛋白的特征

一般认为血浆 LP 都具有类似的结构，呈球状，其颗粒表面是极性分子，如蛋白质，磷脂，故具有亲水性；非极性分子如三酰甘油、胆固醇酯则藏于其内部。磷脂的极性部分可与蛋白质结合，非极性部分可与其他脂类结合，作为连接蛋白质和脂类的桥梁，使非水溶性的脂类固系在脂蛋白中。磷脂和胆固醇对维系脂蛋白的构型均具有重要作用。

二、载脂蛋白

脂蛋白中的蛋白部分称为载脂蛋白（apolipoprotein，apoprotein，Apo）。载脂蛋白在脂蛋白代谢中具有重要的生理功能。Apo 构成并稳定脂蛋白的结构，修饰并影响与脂蛋白代谢有关的酶的活性。作为脂蛋白受体的配体，参与脂蛋白与细胞表面脂蛋白受体的结合及其代谢过程。

Apo 种类很多，一般分为 5~7 类，其氨基酸序列大多数已阐明，Apo 种类的命名是按 1972 年 Alaupovic 建议的命名方法，用英文字母顺序编码，即 ABC 顺序，每一大类还有亚类。

三、脂蛋白受体

在血液中脂类以脂蛋白形式进行运送，并可与细胞膜上存在的特异受体相结合，被摄取进入细胞内进行代谢。迄今为止报道的受体已有很多种，研究最详尽的是 LDL 受体，其次是清道夫受体和 VLDL 受体。脂蛋白受体在决定脂类代谢途径、参与脂类代谢、调节血浆脂蛋白水平等方面起重要作用。

（一）低密度脂蛋白受体

最初从牛肾上腺分离出 LDL 受体，以后又分离了编码牛 LDL 受体羧基末端 1/3 氨基酸的 cDNA，并初步阐明了牛 LDL 受体的 cDNA，推导出人 LDL 受体的氨基酸序列。

1. LDL 受体结构

LDL 受体是一种多功能蛋白，由 836 个氨基酸残基组成 36 面体结构蛋白，分子量约 115kD，由五种不同的区域构成。从细胞膜内到细胞膜外，其功能结构区域名称依次为：配体结合结构域、EGF 小鼠上皮细胞生长因子（epidermal growth factor，EGF）前体结构域、糖基结构域、跨膜结构域和胞液结构域等。各区域有其独特的功能，见图 5-1。

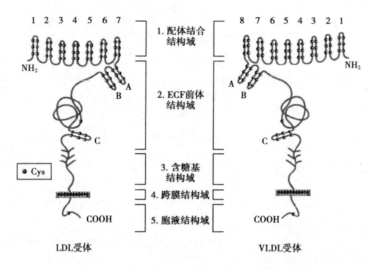

图 5-1　LDL 受体与 VLDL 受体结构示意图

2. LDL 受体功能

（1）受体亲和性：含 ApoB100 的脂蛋白可以与 LDL 受体以高亲和力结合，肠道分泌的 ApoB48 不是 LDL 受体的配体，所以肝脏不能清除完整的 CM。

（2）LDL 受体途径：LDL 受体广泛分布于肝、动脉壁平滑肌细胞、肾上腺皮质细胞、血管内皮细胞、淋巴细胞、单核细胞和巨噬细胞，各组织或细胞分布的 LDL 受体活性差别很大。

LDL 或其他含 APoB100、E 的脂蛋白如 VLDL、β-VLDL 均可与 LDL 受体结合，内吞入细胞使其获得脂类，主要是胆固醇，这种代谢过程称为 LDL 受体途径（LDL receptor pathway）。该途径依赖于 LDL 受体介导的细胞膜吞饮作用完成（图 5-2）。当血浆中 LDL 与细胞膜上被膜区域（coated region）的 LDL 受体结合（第 1 步），使其出现有被（被膜）小窝（coated pit）（第 2 步），并从膜上分离形成有被（被膜）小泡（coated vesicles）（第 3 步），其上的网格蛋白（clathrin）解聚脱落，再结合到膜上（第4步），其内的 pH 值降低，使受体与 LDL 解离（第5步），LDL 受体重新回到膜上进行下一次循环（第6、7步）。有被小泡与溶酶体融合后，LDL 经溶酶作用，胆固醇酯 7K 解成游离胆固醇和脂肪酸，三酰甘油水解成脂肪

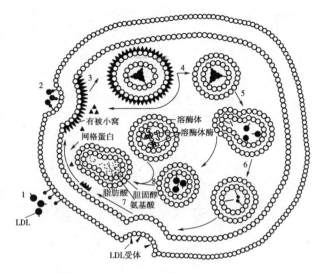

图 5-2　LDL 受体介导的细胞膜吞饮作用

酸，ApoB100 水解成氨基酸。LDL 被溶酶体水解形成的游离胆固醇再进入胞质的代谢库，供细胞膜等膜结构利用。

　　细胞内游离胆固醇在调节细胞胆固醇代谢上具有重要作用，若胞内浓度升高，可能出现下述情况：①抑制 HMGCoA 还原酶，以减少自身的胆固醇合成；②抑制 LDL 受体基因的表达，减少 LDL 受体的合成，从而减少 LDL 的摄取，这种 LDL 受体减少的调节过程称为下调（down regulation）；③激活内质网脂酰基 CoA 胆固醇酰转移酶（Acyl-CoA cholesterol acyltransferase，ACAT），使游离胆固醇在胞质内酯化成胆固醇酯贮存，以供细胞的需要。经上述三方面的变化，用以控制细胞内胆固醇含量处于正常动态平衡状态。

　　总之，LDL 受体主要功能是通过摄取胆固醇进入细胞内，用于细胞增殖和固醇类激素及胆汁酸盐的合成等。

（二）极低密度脂蛋白受体

　　在 ApoB100 存在下，LDL 受体可以结合 LDL，有 ApoE 存在时，LDL 受体既可结合 LDL，又可结合 VLDL、β-VLDL。与 LDL 受体不同，还有一种仅

与含 ApoE 脂蛋白结合的特异受体存在，有以下临床现象及实验结果可以推测还有另一种受体的存在：①纯合子 FH 患者血中乳糜微粒残粒并不增加；②LDL 受体缺陷的 WHHL 兔 CM 残粒仍正常地被肝摄取；③LDL 受体下调状态下，CM 残粒可以在肝内异化，FH 的 LDL 受体缺陷者或 WHHL 兔巨噬细胞不能利用 LDL 使之泡沫化，但可利用含 ApoE 脂蛋白的 CM 残粒及 β-VLDL 使其泡沫化，所以推测有对 ApoE 特异结合的另一种受体存在，后利用 cDNA 单克隆证明存在 VLDL 受体。

（1）结构特点。VLDL 受体结构与 LDL 受体类似（见图 5-2）。LDL 受体对含 ApoB100 的 LDL，含 ApoE 的 VLDL、β-VLDL、VLDL 残粒均有高亲和性。VLDL 受体仅对含 ApoE 的脂蛋白 VLDL、β-VLDL 和 VLDL 残粒有高亲和性结合，对 LDL 则为显著的低亲和性。VLDL 受体在肝内几乎未发现，但是广泛分布在代谢活跃的心肌、骨骼肌、脂肪组织等细胞中。

（2）生理功能。LDL 受体受细胞内胆固醇负反馈抑制，VLDL 受体则不受其负反馈抑制；当 VLDL 受体的 mRNA 量成倍增加时，不受 LDL 乃至 β-VLDL 的影响。这是因为 VLDL 的配体关系使 β-VLDL 的摄取不受限制。这对由单核细胞分化而来的巨噬细胞的泡沫化在早期动脉粥样硬化的斑块形成中有重要意义。

VLDL 受体在脂肪细胞中多见，可能与肥胖成因有关。

（三）清道夫受体

遗传性的 LDL 受体缺陷的杂合子是不能摄取 LDL 的，但动脉粥样硬化斑块的巨噬细胞使从 LDL 来的胆固醇大量蓄积并泡沫化，其原因用 LDL 受体途径无法解释，因为从这条途径不可能摄取过多的脂质。Brown 与 Goldstein 等使 LDL 乙酰化，从而导致不受细胞内胆固醇调节的过剩脂质也摄入，并出现异常蓄积，进而推测存在一种 LDL 受体途径以外的脂质摄取途径，使巨噬细胞摄取乙酰化 LDL。Brown 等人提出这种设想并定名为清道夫受体（scavenger receptor, SR），以后许多实验证明了这种推测。现在认为，人体内脂质过氧化反应导致的变性 LDL 可被巨噬细胞无限制地摄入细胞内，是因为变性 LDL 分子中带有多种分子的负电荷，可与清道夫受体结合。

（1）清道夫受体结构。清道夫受体共有两种亚基，以三聚体形式存在，是分子量为 220kD 的膜糖蛋白；N 末端在细胞膜内侧，C 末端在膜外侧存在，是内翻外 "inside-out" 型的受体。按照分子结构的差别，该受体至少可分为六大类：SR-A、SR-、SR-C、SR-D、SR-E、SR-F。目前研究最多的是两大类，即 SR-A 和 SR-B。

①SR-A：即 A 类清道夫受体，包括 SR-A Ⅰ、SR-A Ⅱ、SR-A Ⅲ和胶原样结构的巨噬细胞受体（macrophage receptor with collagenous structure, MARCO）。SR-A Ⅰ 和 SR-A Ⅱ是最早分离纯化和克隆的 SR，其基因定位于 8 号染色体，含 11 个外显子和 10 个内含子。SR-A 由 6 个结构功能区组成，包括胞质区、跨膜区、间隔区、α-螺旋区、胶原区、C-端侧特异域。

②SR-B：即 B 类清道夫受体，包括 SR-B Ⅰ、SR-B Ⅱ和 CD36。SR-B 和 SR-A 部分配体类同，可以参与修饰 OxLDL、AcLDL，对 LDL、HDL 以及 VLDL 也有较强的亲和性，并参与脂类代谢。

（2）清道夫受体配体。清道夫受体配体谱广泛，包括：①乙酰化或氧化等修饰的 LDL；②多聚次黄嘌呤核苷酸，多聚鸟嘌呤核苷酸；③多糖如硫酸右旋糖酐；④某些磷脂，如丝氨酸磷脂，但卵磷脂不是配体；⑤细菌脂多糖，如内毒素等。其共同特点均为多阴离子化合物。

（3）清道夫受体功能。近年来大量实验证明 LDL 在巨噬细胞、血管内皮细胞和平滑肌细胞可被氧化成氧化 LDL（OxLDL），并通过清道夫受体被巨噬细胞摄取，使其恢复泡沫化成泡沫细胞，从而促进粥样斑块形成。清道夫受体还具有清除血管过多脂质和病菌毒素等其他多方面的功能。

四、脂蛋白代谢中重要的酶类和蛋白质

参与脂质代谢的酶有 LPL，HTGL，LCAT，ACAT，HMG－CoA 还原酶，HMG－CoA 合成酶。脂质代谢过程中还有特殊蛋白质如 CETP 等。

（一）脂蛋白脂肪酶

脂蛋白脂肪酶（lipoprotein lipase，LPL）是脂肪细胞、心肌细胞、骨骼肌细胞、乳腺细胞以及巨噬细胞等实质细胞合成和分泌的一种糖蛋白，分子量为 60kD，含 3%~8% 碳水化合物。活性 LPL 以同源二聚体形式存在，通过静电引力与毛细血管内皮细胞表面的多聚糖结合，肝素可以促进此结合形式的 LPL 释放入血，并可提高其活性。

LPL 在实质细胞的粗面内质网合成，新合成的 LPL 留在核周围内质网，属于无活性酶，由 mRNA 翻译合成的无活性 LPL，称为酶前体，再经糖基化后，才转化成活性 LPL。LPL 的分泌，目前认为有两种机制，其一是基本型分泌，细胞合成 LPL 后直接分泌，不贮存于细胞内；其二是调节型分泌，某些细胞新合成的 LPL 贮存在分泌管内，一旦细胞受到一个合适的促分泌刺激，LPL 即分泌，此时分泌往往大于合成。所有细胞都具有基本型分泌，只有少部分细胞兼有两种分泌形式。

LPL 生理功能是催化 CM 和 VLDL 核心的 TG 分解为脂肪酸和单酸甘油酯，以供组织氧化供能和贮存。LPL 还参与 VLDL 和 HDL 之间的载脂蛋白和磷脂的转换。ApoCⅡ为 LPL 必备的辅因子，其中的 C 端第 61~79 位氨基酸具有激活 LPL 的作用。

（二）肝脂酶

肝酯酶（hepatic lipase，HL）或肝脏三酰甘油酶（hepatic triglyceride lipase，HTGL）是结合在细胞表面作为肝素受体的蛋白多糖，分子量为 53kD，

基因位于 15 号染色体上。

HTGL 在肝实质细胞中合成，在合成过程中，酶蛋白的糖化及紧随着的低聚糖化修饰过程是分泌 HL 的必要条件。免疫电镜研究表明，HL 位于肝窦状隙内皮细胞表面，在肝素化后，HL 可释放到血浆。激素可调节 HL 的释放，主要是类固醇激素，如雄性激素可升高 HL 酶活性，而雌性激素则相反。怀孕或泌乳时，肝素化后血浆中 HL 活力与血浆的游离胆固醇或类固醇也呈负相关，肾上腺素抑制 HL 酶活性。另外胰岛素和甲状腺素在控制 HL 活力中有作用。

HTGL 与 LPL 在功能上有相似之处，属于与血液循环中内源性 TG 代谢有关的酶之一，然而却是两种不同性质的酶。其特点是：①HL 活性不需要 ApoC D 作为激活剂；②十二烷基硫酸钠（SDS）可抑制 HL 活性，而不受高盐浓度及鱼精蛋白的抑制；③主要作用于小颗粒脂蛋白，如 VLDL 残粒、残余 CM 及 HDL，同时又调节胆固醇从周围组织转运到肝，使肝内的 VLDL 转化为 LDL。

HTGL 主要作用于 VLDL、β-VLDL 及 VLDL 残粒中的 TG。HDL 中积累的未酯化胆固醇在 HL 作用下由肝摄取，在 HDL_3 转化为 HDL_2 的过程中可防止肝外组织过量胆固醇的积累，其中 HL 起重要作用。

（三）卵磷脂胆固醇脂酰转移酶

卵磷脂胆固醇脂酰转移酶（lecithin-cholesterol acyl transferase，LCAT）由肝合成释放入血液，以游离或与脂蛋白结合的形式存在，是一种在血浆中起催化作用的酶，属于糖蛋白，分子量为 6.3kD。

HDL 分子中的 ApoA I 可激活 LCAT，使新生 HDL 变成成熟型。LCAT 将 HDL 的卵磷脂的 C2 位不饱和脂肪酸转移给游离胆固醇，生成溶血卵磷脂和胆固醇酯。血浆胆固醇几乎 70%～80% 是胆固醇酯，均是 LCAT 催化生成所致。LCAT 常与 HDL 结合在一起，在 HDL 颗粒表面活性很高并起催化作用，对 VLDL 和 LDL 的颗粒几乎不起作用。LCAT 在磷脂代谢中有重要的作用。

LCAT 除肝细胞合成外，在小肠、脾、胰、胎盘、肾上腺等组织细胞发现有 LCAT 的 mRNA，推测也可合成 LCAT。

（四）HMG-CoA 还原酶

HMG-CoA 还原酶（HMG-CoA reductase）是合成胆固醇的限速酶，存在于小胞体膜，分子量为 97kD，属糖蛋白。

HMG-CoA 还原酶催化合成甲基二羟戊酸，并生成体内多种代谢产物，称之为甲基二羟戊酸途径。细胞内胆固醇水平调节主要依赖于内源性胆固醇合成途径和 LDL 受体摄取细胞外胆固醇的外源途径两条。

（五）胆固醇酯转移蛋白

血浆胆固醇酯转移蛋白（cholesterol ester transfer protein，CETP）又称为脂质转运蛋白（lipid transfer protein，LTP），从血浆 $d>1.21\ g/mL$ 组分中精制得到，CETP 的非极性氨基酸残基高达 45%，是一种疏水性糖蛋白，分子量为 74kD。

CETP 促进各脂蛋白之间脂质的交换和转运，在完成和促进胆固醇逆转过程中充当着重要的角色，并与动脉粥样硬化的发生和发展密切相关。

目前认为，血浆中各脂蛋白的胆固醇酯主要通过 LCAT 和 CETP 的共同作用生成。血浆中 CE90% 以上来自 HDL，其中约 70% 的 CE 在 CETP 作用下由 HDL 转移至 VLDL 及 LDL 后被清除。CETP 与 LCAT 一样也能与 HDL 结合在一起。

当血浆中 CETP 缺乏时，HDL 中 CE 蓄积、TG 降低，无法转运给 VLDL 及 LDL，因为从 HDL 将 CE 转运到含 ApoB 脂蛋白上发生障碍，从而出现高 HDL 血症，使 VLDL、LDL 中的 CE 减少，TG 增加。利用酶联免疫方法测血浆中 CETP 活性，此时其活性降低。

五、脂蛋白代谢与相关疾病

(一) 脂蛋白代谢

脂蛋白是血液中脂质的运输形式，与细胞膜受体结合后，被摄入细胞内进行代谢。脂蛋白代谢可分为外源性脂质代谢和内源性脂质代谢。

1. 外源性脂质代谢

从食物中摄取的脂质 (主要是 TG)，在肠内被胰腺分泌的脂酶 (Lipase) 水解成脂肪酸 (FFA) 和甘油一酯 (MG)，由肠黏膜吸收进入细胞内，再重组成 TG 及磷脂。这些新产生的 TG 与少量的胆固醇、磷脂、ApoB48、ApoA I 构成巨大分子 CM，经淋巴管再集中至胸导管进入血液循环。CM 在血液中得到从 HDL 转移获得 ApoC 和 ApoE 而变化为成熟型 CM。血液中 CM 的 TG 被微血管上皮细胞分泌的 LPL 水解产生甘油一酯及脂肪酸，被细胞摄取利用或贮存。CM 经 LPL 作用后，剩下的残留物被称为 CM 残粒 (CM remnant)，随血液进入肝脏迅速被代谢。CM 是由食物而来的外源性脂质进入末梢组织的载体 (图 5-3)。

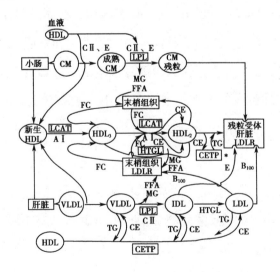

图 5-3　脂蛋白代谢示意图

2. 内源性脂质代谢

（1）VLDL 和 LDL 代谢：肝脏是脂质代谢的主要器官，也是合成脂蛋白的起始部位。由内源性 TG（体内合成）、ApoB100、ApoC、ApoE 等在肝脏合成大分子颗粒脂蛋白 VLDL 后释放入血液。VLDL 是内源性脂质进入末梢组织的脂质运输载体。

血液中富含 TG 的脂蛋白（CM、VLDL）的代谢途径基本相同。CM 经 LPL 作用，其内 TG 被水解后变成残粒，由肝细胞的 ApoE（残粒）受体结合摄取进入细胞内代谢。同 CM 一样，VLDL 中的 TG 在血液中经血管壁的 LPL 水解生成脂肪酸被末梢组织利用。失去 TG 之后的 VLDL 转变成 VLDL 残粒（IDL）。IDL 的去向有两条代谢途径：一是直接经肝脏 ApoE 受体结合摄取进入肝细胞代谢；二是再经 HTGL 作用转变成以 ApoB100 和游离胆固醇为主要成分的 LDL，经末梢组织的 ApoB（LDL）受体（LDLR）结合进入细胞内，进行代谢。

（2）HDL 代谢：HDL 是含有 ApoA I、A II、磷脂和胆固醇的小型 HDL 颗粒，在肝脏和小肠合成，属于未成形的 HDL_n（nascent HDL）。HDL 在 CM、VLDL 颗粒经 LDL 作用分解其内部 TG 过程中，获取表层含有的磷脂和 ApoA I 而产生新生 HDL，再变成圆盘状。又从末梢组织细胞膜获得游离胆固醇（FC），再在 ApoA I 存在下经结合在 HDL 中的 LCAT 作用，生成 CE 进入 HDL 内部形成成熟型 HDL_3，而后接受细胞膜 FC，再经 LCAT 作用后生成 CE 进入内部，变成富含 CE 的球形 HDL_2，一部分经肝受体摄取；另外，HDL_2 在 CETP 介导下，与 VLDL、LDL 进行 CE 交换，同时也转运 TG，以 VLDL、LDL 形式经肝脏摄取，最终使末梢组织的 FC 输送到肝脏（胆固醇逆转运）。HDL_2 中的 TG 经肝脏的 HTGL 作用，再变成 HDL_3，这一相互转变（$HDL_2 \leftrightarrow HDL_3$）使 HDL 在逆转运中再利用，可防止肝外细胞摄取过多的 LDL，从而防止动脉粥样硬化的发生。

3. 磷脂代谢

PL 是细胞膜的主要结构成分，其合成速率的改变对内膜形态的影响较大，神经元的增长速度也会受到影响。PL 是含有磷酸的脂类，按组分不同分为以甘油为骨架的磷酸甘油酯（phosphoglyceride）和以鞘氨醇（sphingosine）为骨架的鞘脂（sphingolipids），鞘脂又称为神经鞘脂，包括鞘磷脂（sphingomyelin）和鞘糖脂（glycosphingolipid），均不含甘油。

（1）神经鞘磷脂的代谢：神经鞘磷脂是人体内含量最多的神经鞘脂，包括含有神经鞘氨类化合物的脂质，主要存在于脑及神经组织中的含神经鞘氨醇及其异构体、衍生物或同系物等脂质内，是构成生物膜的重要成分，其组成成分为鞘氨醇、脂肪酸和磷酸胆碱。神经鞘磷脂的合成分 3 个阶段：①合成鞘氨醇；②合成神经酰胺（ceramide）；③神经鞘磷脂的合成。溶酶体内含有神经鞘磷脂酶（sphingomyelinase）等多种水解神经鞘磷脂的酶，进行分解代谢。若先天缺乏此酶，神经鞘磷脂不能被水解而堆积在细胞内，则出现神经鞘磷脂贮积症（sphingomyelinosis），主要临床症状为肝、脾肿大和智力障碍。神经鞘磷脂大量贮积在细胞内，易形成泡沫细胞，如先天缺乏神经鞘磷脂酶的尼曼-匹克患者，在骨髓细胞中均可见到体积大于红细胞 5~10 倍的泡沫细胞，称为尼曼-匹克细胞。

（2）神经节苷脂的代谢：神经节苷脂主要存在于脑灰质中，属于鞘糖脂，是神经鞘脂的重要组成成分。在脑组织中，以神经酰胺为基础，通过核苷二磷酸，逐步代入葡萄糖、半乳糖、唾液酸和乙酰半乳糖胺，即可进一步合成神经节苷脂。溶酶体内含有水解神经节苷脂的 β-N-乙酰氨基半乳糖苷酶 A（hexosaminidase A），进行分解代谢，一旦此酶缺乏，神经节苷脂贮积，出现脂代谢紊乱疾病，临床称为泰氏_萨氏病（Tay-Sachs disease）。

（3）脑苷脂的代谢：脑苷脂是神经酰胺的衍生物，属于鞘糖脂，是神经鞘脂的重要组成部分。在肝、脑和乳腺内，特异性的糖基转移酶（glycosyltransferase）使尿苷二磷酸半乳糖（UDP-半乳糖）的糖基转移至神经酰胺分子上，合成脑苷脂。溶酶体内含有卜葡萄糖脑苷脂酶（β-glucosidase），可水解脑苷脂，进行分解代谢。

（二）脂蛋白代谢紊乱

脂蛋白代谢紊乱的常见现象是血中 TC 或 TG 升高，或者是各种 LP 水平异常增高。高脂蛋白血症（hyperlipoproteinemia）是指血浆中 CM、VLDL、LDL、HDL 等脂蛋白有一种或几种浓度过高的现象。一般根据血浆（血清）外观、血 TC/TG 浓度以及血清脂蛋白含量进行高脂蛋白血症分型。按 LP 代谢紊乱的原因可分为原发性和继发性两大类。

（1）原发性高脂血症。是遗传缺陷所致，如家族性高胆固醇血症等。常见高脂蛋白血症分型如下：

①WHO 分型法：1967 年，Fredrickson 等用改进的纸上电泳法分离血浆 LP，将高脂血症分为 5 型，即Ⅰ、Ⅱ、Ⅲ、Ⅳ和Ⅴ型。1970 年，WHO 以临床表型为基础，将原发性高脂血症分为 6 型，将原来的Ⅱ型分为Ⅱa 和Ⅱb两型。

②高 HDL 血症：血浆 HDL-胆固醇（HDL-C）含量超过 2.6 mmol/L，定义为高 HDL 血症。现已查明，高 HDL 血症是因为 CETP 和 HTGL 等活性异常所致。

③遗传性脂代谢的 Apo、受体和酶异常：主要有 ApoAI、ApoB、ApoCⅡ、ApoE、LDL 受体、LPL 与 HTGL、LCAT、CETP 和高脂蛋白（a）血症等的异常。

④溶酶体神经鞘脂贮积症：溶酶体含有多种水解酶，可分解多种物质，其中酸性水解酶最丰富。溶酶体因酶的缺陷或破裂等异常均可导致疾病，如溶酶体水解酶遗传性缺陷，细胞内代谢物不能被分解从而引起贮积病。目前报道有 60 余种溶酶体缺陷病，主要是脂质代谢紊乱的疾病。

（2）继发性高脂血症。某些原发性疾病在发病过程中导致脂质代谢紊乱，进而出现高脂蛋白血症，称为继发性高脂血症。引起继发性高脂血症或高脂蛋白血症的病因是多方面的，如继发于其他疾病如糖尿病、肾病、肥胖及某些内分泌疾患以及用药不当等可导致脂质代谢紊乱而引起高脂血症。

（3）低脂蛋白血症。在脂蛋白代谢中，由于某种原因使脂蛋白合成减少或分解代谢旺盛所致，临床也可见到低脂血症。目前所知，前者是低脂蛋白血症的主要原因。临床继发低脂血症多见于内分泌疾患如甲状腺功能亢进、Addison 病等、重症肝病、各种低营养、吸收障碍及恶性肿瘤等。原发性低脂蛋白多见于 ApoA Ⅰ 缺乏或变异、无 β-脂蛋白血症、家族性低 β-脂蛋白血症、LCAT 缺乏症等。

（三）脂蛋白代谢紊乱与动脉粥样硬化

（1）动脉粥样硬化（atherosclerosis，AS）。它是遗传、环境、年龄及性别等多种因素相互作用的结果，主要损伤动脉内壁膜，是动脉内膜的脂质、血液成分的沉积，平滑肌细胞及胶原纤维增生，伴有坏死及钙化等病变的病理过程。凡能增加动脉壁胆固醇内流和沉积的 LP 如 LDL、β-LDL、小而密 LDL（small dense LDL，SD-LDL）、OxLDL、Lp（a）等，是致 AS 的危险因素。凡能促进胆固醇外运的 LP 如 HDL，则有抗 AS 的作用，称为抗 AS 性因素。

（2）AS 的危险因素。主要有高脂血症、高血压、吸烟、性别、内分泌因素以及遗传因素等。其中以高脂血症、高血压、吸烟为主要因素。AS 可能为多种因素联合作用引起。阐述 AS 发病机制的主要学说有脂源性学说、内皮细胞损伤学说、受体缺失学说、细胞因子学说、病毒学说以及癌基因学说等。

（3）引起动脉粥样硬化的脂蛋白。血清脂蛋白代谢异常，通常是脂蛋白的量和质的改变。高脂蛋白血症的异常在动脉粥样硬化斑块形成中起到极其重要的作用。

①脂蛋白残粒：富含 TG 的 CM 和 VLDL 经 LPL 水解生成脂蛋白残粒（CM 残粒与 IDL），并转变成富含胆固醇酯和 ApoE 的颗粒沉积于血管壁。ID 型高脂血症出现异常脂蛋白残粒即 β-VLDL。因肝脏的残粒（ApoE）受体结合率降低或缺失等使血液中滞留的 LP 转变成异常脂蛋白 β-VLDL，经清道夫受体介导摄取进入巨噬细胞引起动脉粥样硬化的增强作用。

②变性 LDL：LDL 的蛋白组分经化学修饰，使其正常的立体构象发生改变，生物学活性也会发生相应的变化，这种经化学修饰的 LDL 称为变性 LDL 或修饰 LDL（modified LDL）。目前发现的变性 LDL 包括乙酰 LDL（AcLDL）、氧化 LDL（OxLDL）和糖化 LDL（GlyLDL）。其中乙酰 LDL 是 LDL 中的 ApoB100 赖氨酸残基被乙酰化产生修饰 LDL，激活巨噬细胞，并经清道夫受体介导，使巨噬细胞摄取乙酰 LDL 而转变成泡沫细胞，促进 AS 形成。

③B 型 LDL：大量的临床和病理研究表明，血中 LDL-C 升高，LDL 被氧化是动脉粥样硬化发生的前提条件。但有部分冠心病（CHD）患者血清中 LDL-C 在正常范围，如果再分析其亚组成分，与健康人可能会有差别，其氧化易感性和被巨噬细胞摄取的量也不同，因而与 CHD 的发生、发展高度相关。LDL 一般分为 A 型和 B 型，其中 B 型是小而密的 LDL。富含 TG 的小而密 LDL（small dense LDL，SD-LDL）不易通过 LDL 受体介导途径从循环中清除，在血浆中停留，且抗氧化性弱，更易被氧化，并被巨噬细胞摄取，促进动脉粥样硬化的发生。

④LP（a）：目前，Apo（a）基因位点中至少已发现有 26 个等位基因与多态性有关，这些等位基因至少表达有 34 种 Apo（a）异构体。Apo（a）的生理功能可能是转运脂质到末梢细胞，LP（a）是公认的致动脉粥样硬化的独立危险因素，其发病机制还有待更深入的研究。

（4）高密度脂蛋白的抗动脉粥样硬化功能。血液 HDL 水平与 AS 性心脑血管疾病的发病率呈负相关，主要通过参与体内胆固醇酯逆转运起抗动脉粥样硬化作用，包括对 LDL 氧化抑制、中和修饰 LDL 配基活性以及抑制内皮细

胞黏附分子的表达等功能。HDL 的抗动脉粥样硬化功能表现为 HDL 及 ApoA
I 促进细胞胆固醇外流作用。

第二节　脂蛋白和脂质代谢紊乱的实验室检测

　　血浆 LP 和脂质测定是临床生物化学检验的常规测定项目，在早期发现与
诊断高脂蛋白血症、协助诊断动脉粥样硬化症、评价动脉粥样硬化疾患如冠
心病和脑梗死等危险度，监测评价饮食与药物治疗效果等方面有重要的临床
意义。

一、血浆/血清脂质测定

（一）总脂质测定

　　血清总脂质主要包括 FC、CE、PL 和 TG 等。血总脂质一般随年龄增加
而升高，40 岁以上者显著增加，65~70 岁者反而降低。

【检测原理】

　　（1）脂质抽提法。脂质存在于血清脂蛋白中，利用甲醇或乙醇使其与蛋
白结合的脂质分离，再利用甲醇或乙醇的非极性有机溶剂使脂质溶于其中。
Bloor 溶剂（醚∶醇为 1∶3，V/V）或溶剂 FovCh（氯仿∶甲醇为 2∶1，
V/V）的醚氯仿等非极性溶剂的混合液，可提高切断脂质与蛋白质结合的能
力，达到抽提的目的。血清脂质抽提入有机溶剂后，蒸发干固，除去有机溶
液，通过加热氧化，再显色定量。

　　（2）脂质直接测定法。如 Sulfo-phospho-Vanillin 法是加浓硫酸入血清加
热，冷却后，加试剂显色（即 SPV 反应）直接测定出血清总脂质。

【参考区间】成人，4.0~7.5 g/L；儿童 3.0~6.0 g/L。

【方法学评价】血清总脂质测定方法分两大类：一类是抽提法，将血清

脂质通过脂质抽提剂抽提入某一介质中，再进行定量，结果准确，但操作烦琐，影响因素多；另一类是直接测定法，即不需要抽提，操作简便。测定方法不同，正常参考值有一定的差异。

【临床意义】血清/血浆脂质测定可作为脂质代谢紊乱及有关疾患的协助诊断，也可用于血总脂增加的原发性胆汁酸肝硬化、肾病综合征或急慢性肝炎以及血总脂减少的重症肝炎、肝硬化等严重肝实质损伤、恶病质、甲状腺功能亢进和吸收不良综合征等的协助诊断。

（二）总胆固醇（total cholestemol，TC）测定

血清中胆固醇包括 CE 和 FC，酯型的 CE 占 70%，游离型 FC 占 30%。

【检测原理】

（1）化学法。包括抽提、皂化、洋地黄皂苷沉淀纯化、显色比色 4 个阶段。

（2）酶法。CE 在胆固醇酯酶（cholesterol esterase，CHE）作用下水解成 FC 和 FFA，FC 再经胆固醇氧化酶（cholesterol oxidase，COD）氧化成 Δ^4 胆甾烯酮和 H_2O_2，再分别定量 O_2 的消耗或者 H_2O_2 的生成量，或者 Δ^4 胆甾烯酮生成量，以作为 FC 的定量依据。

【参考区间】成人 2.80~5.20 mmol/L；儿童<4.40 mmol/L。

【方法学评价】化学法包括抽提、皂化、洋地黄皂苷沉淀纯化、显色比色四个阶段。其中 Abell-LeVy-Brodie-Kendall（ALBK，AK）法为国际上公认的参考方法。化学法操作较复杂，影响因素多，曾在临床常规使用，由于不易实现自动化，现已不用，但此法可作为标准参考方法。酶法测定是目前常规应用方法，快速准确，标本用量少，便于自动生物化学分析仪作批量测定。

【临床意义】TC 增高，CHD 等心血管疾病发生的危险性增高。新生儿 TC 很低，哺乳后很快接近成人水平，之后随年龄而上升，但到 70 岁后不再

上升甚至下降；长期高 TC、高饱和脂肪酸摄入可造成 TC 升高；黑人的 TC 水平高于白人；引起 TC 显著升高的主要原因是与 LP 代谢相关酶或受体基因发生突变。

（三）三酰甘油（triglyceride，TG）测定

TG 又称为中性脂肪，由于其甘油骨架上分别结合了 3 分子脂肪酸、2 分子脂肪酸或 1 分子脂肪酸，故分别存在三酰甘油（TG）、甘油二酯（DG）和甘油一酯（MG）。血清中 90% 以上是 TG。

【检测原理】血清 TG 测定方法一般分为化学法及酶法。

（1）化学法。包括抽提分离、皂化、甘油糖的氧化、显色定量 4 个阶段。

（2）酶法测定。酶法测定包括：①TG 的抽提与皂化；②加水分解生成甘油糖定量两个阶段。目前常规检测应用的方法有甘油激酶（glycerol kinase，GK）法和甘油氧化酶（glycerol oxidase，GOD）法。

【参考区间】成人 0.56~1.70 mmol/L；儿童 0.36~1.50 mmol/L。

【方法学评价】化学法操作较复杂，干扰因素多，准确性差。酶法操作简便，快速准确，并能在自动化生物化学分析仪上进行批量测定。

【临床意义】TG 受生活条件、饮食方式、年龄、性别等影响。如高脂饮食后 TG 升高，一般餐后 2~4 小时达高峰，8 小时后恢复空腹水平；运动不足或肥胖可使 TG 升高；成年后随年龄上升 TG 升高。人群中血清 TG 水平呈正偏态分布。若 TG 轻或中度升高，患冠心病的危险性增加，重度升高者，常可伴发胰腺炎。低 TG 血症常见于无 β-脂蛋白血症、低 β-脂蛋白血症、内分泌疾病、癌症晚期、恶病质及肝素等药物的应用等。

（四）磷脂（PL）测定

PL 是含有磷酸基和多种脂质的一类物质的总称。包括卵磷脂（60%）、溶血卵磷脂（2%~10%）、磷脂酰乙醇胺（2%）、鞘磷脂（20%）。

【检测原理】包括测定无机磷化学法和酶法两大类。

（1）化学法。包括抽提、灰化、显色定量 3 个阶段。

（2）酶法。可分别利用磷脂酶的作用，加水分解，测定其产物，对 PL 进行定量。

【参考区间】成人 1.3~3.2 mmol/L。

【方法学评价】化学法操作较复杂，干扰因素多，准确性差。酶法快速、准确，广泛应用于自动化检测。

【临床意义】PL 与 TC 密切相关，两者呈平行变动，但 PL 的增高可能落后于 TC。PL 增高常见于胆汁淤积、原发性胆汁淤积性肝硬化、高脂血症、脂肪肝、肾病综合征等。此外，PL 检测对胎儿继发性呼吸窘迫综合征出现的诊断有重要意义。

（五）游离脂肪酸（FFA）测定

游离脂肪酸（free fatty acid，FFA）为 C10 以上的脂肪酸，主要有油酸（54%）、棕榈酸（34%）、硬脂酸（6%）。另还有少量的月桂酸、花生四烯酸、肉豆蔻酸等。与其他脂质相比，FFA 浓度很低。

【检测原理】有滴定法、比色法、原子分光光度法、高效液相色谱层析（high performance liquid chromatography，HPLC）法和酶法。其中多以酶法测定。

（1）非酶法。包括滴定法、比色法、原子分光光度法、HPLC 法。

（2）酶法。主要用脂肪酶测定。可分别测定产物乙酰 CoA、AMP 或 CoA 进行定量。

【参考区间】成人 0.4~0.9 mmol/L；儿童和肥胖成人稍高。

【方法学评价】非酶法检测中滴定法、比色法、原子分光光度法、高效液相色谱层析法，其中前三种方法准确性差，而 HPLC 法仪器昂贵，不便于批量检测。酶法检测快速，结果准确可靠，适于大批量操作。

【临床意义】生理性减低见于饥饿、运动、情绪激动、饭后及用葡萄糖后；病理性增高见于甲亢、未经治疗的糖尿病患者、注射肾上腺素及生长激素后、某些药物如咖啡因等；病理性减低见于甲状腺功能低下、胰岛素瘤、垂体功能低下、艾迪生病及应用某些药物如阿司匹林等。

二、血清/血浆脂蛋白和载脂蛋白检测

（一）血清/血浆脂蛋白检测方法

脂蛋白（lipoprotein，LP）是一种既有蛋白质又有胆固醇，还有 PL 的复合物，尚无一种理想的定量方法。目前用于测定血浆 LP 的方法有超速离心分离纯化法、电泳分离法、血浆静置实验和血浆 LP 胆固醇测定法。由于胆固醇含量在 LP 中较为稳定，目前以测定 LP 中胆固醇总量的方法作为 LP 的定量依据。即测定 HDL、LDL 或 VLDL 中的胆固醇，分别为高密度脂蛋白胆固醇（high density lipoprotein cholesterol，HDL-C）、低密度脂蛋白胆固醇（low density lipoprotein cholesterol，LDL-C）、极低密度脂蛋白胆固醇（very low density lipoproteincholesterol，VLDL-C）。对于 Lp（a），除免疫学方法外，也可用电泳法检测血浆 LP（a）中的胆固醇 Lp（a）-C。

（1）超速离心分离纯化法。超速离心法是根据血浆中各种脂蛋白的比重（密度）的差异，在强大离心力作用下进行分离纯化的一种方法。

（2）电泳分离法。不同脂蛋白因蛋白质含量不同，其电荷量不同，故可用电泳方法进行分离，并根据血浆脂蛋白电泳迁移率不同予以判断确认。

（3）血浆静置实验。血浆 4 ℃，16～24 小时静置，观察血浆浑浊程度，称为血浆静置实验（standing plasma test）。若出现奶油样上层，即 CM 增加，若下层为浑浊者即 VLDL 增加。

（4）血浆脂蛋白胆固醇测定。因为脂蛋白中胆固醇含量较为稳定，因此目前以测定脂蛋白中胆固醇总量的方法作为脂蛋白的定量依据，即测定 HDL、

LDL 或 VLDL 中的胆固醇。有沉淀分离法和自动化分析法。

(二) 血清/血浆脂蛋白检测

1. 高密度脂蛋白

胆固醇（HDL）是血清中颗粒最小、密度最大的一组 LP。

【检测原理】 测定 HDL-C 的方法有化学沉淀法、均相测定法、免疫抗体法等。

（1） 化学沉淀法：不同的沉淀剂多聚阴离子和 2 价不同金属离子（Mn^{2+}、Mg^{2+}、Ca^{2+}、Ni^{2+}、Co^{2+}）在不同 pH 条件下，由于脂蛋白的组成及理化性质不同，使脂蛋白与聚阴离子结合形成复合物沉淀，以分离定量各种脂蛋白。

（2） 均相测定法：应用 2 种不同的表面活性剂、多聚阴离子，抑制其表面的游离胆固醇反应。同时，试剂中另一成分与 HDL 形成可溶性复合体，使 HDL-C 直接与酶试剂反应，测定出 HDL-C 含量。

（3） 免疫抗体法：包括 PEG 修饰法、免疫分离法。

【参考区间】 >0.9 mmol/L。

【方法学评价】 化学沉淀法操作简便，不需要昂贵的仪器，目前仍为临床常用的检测方法。硫酸葡萄糖-镁沉淀法结合 ALBK 法被美国胆固醇参考方法实验室网络推荐为参考方法。但此法的缺点易受高 TG 影响。目前推荐用双试剂的直接均相测定法作为临床常用的参考方法。此外，PEG 修饰法、免疫分离法也可供选用。

【临床意义】 有流行病资料表明，HDL-C 水平与冠心病发病呈负相关，是人体内抗动脉粥样硬化的 LP，被称为 "好胆固醇"。随着 HDL-C 水平的减低，缺血性心血管病的发病危险增加。

2. 低密度脂蛋白胆固醇（LDL-C）

【检测方法】有直接法和间接法 2 种。

（1）间接法：该法为计算法。1972 年，Friedewald 利用血清中 TC、TG 和 HDL-C 含量按公式推算出 LDL-C 的量。

LDL-C＝TC-HDL-C-TG×1/5（以 mg/dl 计）或 LDL-C＝TC-HDL-C-TG ×1/2.2（以 mmol/L 计）。

（2）直接法：主要利用胆固醇与表面活性剂进行反应达到测定目的。有化学沉淀法、免疫分离法、均相测定法。

【参考区间】成人 2.1～3.1 mmol/L；儿童<2.8 mmol/L。

【方法学评价】以往，LDL-C 的测定多用间接法求得，但利用该公式要求各物质的单位一致，且利用这一公式应在下列条件下：①空腹血清不含 CM；②TG 浓度<4.60 mmol/L；③Ⅲ型高脂血症除外。与直接测定法相比，该法有误差。

直接法如均相测定法是作为临床实验室测定血清 LDL-C 测定的参考方法。

【临床意义】LDL-C 水平增高见于家族性高胆固醇血症、Ⅱa 型高脂蛋白血症。LDL-C 水平与缺血性心血管病发生的相对危险及绝对危险上升趋势及程度与 TC 相似。

3. Lp（a）

该类蛋白是密度介于 HDL 与 LDL 之间，并与两者重叠的一种特殊 LP。

【检测原理】分为定性法和定量法。

（1）定性法：主要有酶联免疫吸附试验（ELISA）。

（2）Lp（a）-C 测定法：主要是免疫比浊法。血清（血浆）中的 Lp（a）与鼠抗人 Lp（a）单克隆抗体起抗原抗体反应，产生浊度，从而根据浊度的测定而定量。

【参考区间】<300 mg/L。

【方法学评价】目前尚无公认的血清 LP（a）检测的参考方法。早期检测血浆 LP（a）多采用电泳法，由于方法灵敏度差，主要用于定性检测。目前常采用免疫透射比浊法（ITA）、放射免疫测定法（RIA）、免疫散射比浊法（INA）、酶联免疫吸附试验（ELISA）和免疫扩散法（RID）等。免疫浊度法为临床检测的常规方法。

Lp（a）-C 测定法可避免或减少因为抗原 APo（a）多态性不同所造成的 LP（a）定量的准确性。测定方法有超速离心法、麦胚血凝素法和琼脂糖凝胶电泳法，后两种方法在临床应用较广。

【临床意义】LP（a）是公认的致动脉粥样硬化的独立危险因素。其水平高低主要由遗传因素决定，基本不受性别、年龄、饮食、营养和环境的影响。病理性增高见于缺血性心（脑）血管病、心肌梗死、外科手术、急性创伤和炎症、肾病综合征和尿毒症、糖尿病肾病、除肝癌外的恶性肿瘤等。

（三）载脂蛋白检测

血清载脂蛋白（Apo）包括 ApoAⅠ、AⅡ、B100、CⅡ、CⅢ、E 和 LP（a），已属常规检测项目。血清中 Apo 均结合于脂蛋白中，测定时要加用解链剂，使脂蛋白中 Apo 暴露再进行测定。

目前测定血清中载脂蛋白的含量的方法是利用相应的特异性抗体试剂进行测定。现有羊抗人 ApoAⅠ、AⅡ、B100、CⅡ、CⅢ、E 和 LP（a）等抗体试剂。

【检测原理】将某一特异抗体加到待测人血清中，即与血清中相应抗原形成抗原抗体复合物，根据复合物的量，即可测出血清中某一 Apo 含量。例如在人血清中加入抗人 ApoAⅠ抗体，即与血清中 ApoAⅠ（抗原）结合形成复合物，再定量即可测出血清中 ApoAⅠ含量。

（1）免疫扩散法。在含载脂蛋白抗体的琼脂糖中加入待测血清，水平置于温箱 24 或 48 小时后，抗原从孔中间向周围扩散，与凝胶中的抗体在合适比例处形成沉淀圈而定量。

（2）免疫火箭电泳。在含载脂蛋白抗体的琼脂糖中加入待测血清，进行电泳。血清中载脂蛋白抗原向正极移动，一定时间后可形成类似火箭的沉淀峰，根据峰的高度或面积的大小进行定量。

（3）免疫比浊法。有免疫透射比浊和免疫散射比浊。载脂蛋白中的特异性抗体与血清中相应的抗原结合形成抗原抗体免疫复合物，并形成微细颗粒，混悬于溶液介质中，光线通过时被吸收一部分，吸收的多少与浑浊颗粒的量成正比，以此对抗原进行定量。

【参考区间】ApoA I：1.00~1.60 g/L；ApoB：0.60~1.20 g/L；ApoE：0.03~0.06 g/L。

【方法学评价】免疫扩散法要求在测量圆周大小时一定要精确到 0.1 mm。此法适于以抗体为试剂的所有微量蛋白的测定，但易受诸多因素影响，准确性差，已淘汰。免疫火箭电泳法操作简便，试剂用量少，但需严格掌握电泳条件。免疫比浊法快速准确，适于自动生化分析仪上做批量分析，目前应用广泛。

【临床意义】

（1）ApoA I。主要存在于 HDL 中，占 HDL_3Apo 的 65%，占 HDL_2Apo 的 62%，在 CM、VLDL 和 LDL 中也有少量存在。ApoA 的主要生理功能是组成脂蛋白并维持其结构的稳定与完整性。

血清 ApoA I 水平反映血液中 HDL 的数量，与 HDL-C 呈明显正相关，与冠心病发生危险性呈负相关。是 HDL 的主要 Apo，缺乏时出现严重低 HDL-C 血症。

（2）ApoB。分为两个亚类，一个是 ApoB48，主要存在于 CM 中，参与外源性脂质的消化、吸收和运输；另一个是 ApoB100，主要存在于 LDL 中，参与 VLDL 的装配和分泌。

ApoB 水平反映血液中 LDL 的数量。ApoB 浓度增高与冠心病发生呈正相关。有研究提示，ApoB 是多项血脂指标中较好的动脉粥样硬化标志物。ApoB 是 LDL 的主要 Apo，反映 LDL 的颗粒数。

（3）ApoE。主要由肝脏产生，存在于多种脂蛋白中，是正常人血浆 LP 的重要 Apo，运输并介导某些 LP 与相应的受体。ApoE 的浓度与血浆中 TG 含量呈正相关。

ApoE 及其单核苷酸多态性（SNP）与高脂血症、CHD、阿尔茨海默病以及肝病、人类长寿等有关。

（4）ApoB/ApoA Ⅰ、TC/HDL-C、TG/HDL-C、LDL-C/HDL-C 比值。ApoB/ApoA Ⅰ、TC/HDL-C、TG/HDL-C、LDL-C/HDL-G 比值比单项血脂检测更有临床意义，研究发现，TC/HDL-C 比值比 HDL-C 更能预示 CHD 的危险，TG/HDL-C 也可作为一个有效指标，ApoB/ApoA Ⅰ 是最具说服力的指标。

三、脂蛋白电泳

【检测原理】不同脂蛋白因蛋白质含量不同，其荷电量不同，故可用电泳方法进行分离，并根据血浆脂蛋白的电泳迁移率不同予以判断、确认。

【参考区间】α-脂蛋白：26%～45%；β-脂蛋白：43%～58%；前 β-脂蛋白：6%～22%。

【方法学评价】电泳支持物一般常用醋酸纤维薄膜、琼脂糖凝胶或聚丙烯酰胺凝胶。由于醋酸纤维薄膜要预处理，很繁杂，外加电泳时间过长，目前已很少使用。临床检验中主要采用琼脂糖凝胶电泳进行分离，快而较为准确，仪器设备要求不高，被广泛采用。聚丙烯酰胺凝胶作为支持物，分离脂蛋白，分离率高又准确，值得推荐给临床使用。

电泳分离法，不论用何种支持物，血浆脂蛋白需用亲脂染料如苏丹黑 B 等进行预染再电泳，电泳完毕，脂蛋白根据荷电量不同，其迁移率不同，再置于光密度计进行扫描，计算出各种脂蛋白百分比，该数值乘以血浆总脂量，

即可求出 α-脂蛋白、β-脂蛋白和前 β-脂蛋白含量。乳糜微粒停留在原点，无法测出其含量，正常人空腹 12 小时后，血浆中无 CM 存在。也可将电泳完毕的琼脂糖凝胶中的脂蛋白区带切割置于试管中，加水溶解，进行比色，测出各自百分比，但因其是手工半定量法，难以测准，属淘汰之列。

【临床意义】用于高脂蛋白血症的诊断分型参考。

第六章 心脏疾病的检验

随着生活水平的提高，心血管疾病的发病率及死亡率一直居高不下。在发达国家，心血管疾病长期占据疾病死亡率的榜首。根据 2012 年中国卫生统计年鉴，在我国，心脑血管疾病也是位于城市人口死亡率的第三，且有不断上升的趋势，已经严重威胁到国人的生活水平。心血管疾病的检测有多种手段：体征检查可以从人体表面的一些特异性的改变中发现身体内部的变化；动脉造影、超声、CT 可以从器官解剖层面上发现异常；心电图可以从心脏电生理方面检测心脏的变化。当然，检验医学可以通过检测人体内一些比较特异性标志物的出现和消失，对心血管疾病的诊断、预后甚至为临床医生开展个体化治疗提供支持。本章仅针对心肌缺血及损伤和心力衰竭这两种临床常见的心血管病理性变化的实验室检验进行介绍。

第一节 心肌缺血及损伤标志物

冠状动脉粥样硬化导致的动脉狭窄甚至闭塞是引起心肌缺血的重要原因。不管是急性缺血导致的心肌损伤还是慢性缺血引起的心脏病理性代偿反应都充满了危险性。实验室通过检测心肌缺血过程中体内的一些生化指标的变化可以很好地反映相关问题。心肌缺血及损伤时发生变化的生化指标有很多，但是反映心肌缺血及损伤的良好指标应该包括医学中的几种特性：①最重要的是灵敏度和特异性高；②心肌缺血后迅速增高；③循环中稳定性好；④24 小时内血中浓度恢复基础水平；⑤容易检测，可很快得到结果；⑥具有较好的分析特性（CV 值低）；⑦经济。

一、肌酸激酶检测

肌酸激酶（Creatine Kinase，CK）也称为肌酸磷酸激酶（CPK）。CK 是心脏中重要的酶，主要存在于线粒体和胞质中。CK 的主要作用是在 ATP 提供能量的条件下，催化肌酸生成磷酸肌酸（CP）和 ADP，也可催化逆反应。由此产生的磷酸肌酸含有高能磷酸键，且提供能量的方式较 ATP 更加方便，是心肌收缩时能量的直接来源。故 CK 存在于需要大量能量的组织，以心肌和骨骼肌中含量最多，还存在于肾脏远曲小管、脑组织和平滑肌。

【检测原理】CK 常用的检测方法有酶偶联法和肌酸显色法。

【参考区间】酶偶联法：37 ℃时，男性参考区间为 38~174 U/L，女性参考区间为 26~140 U/L；肌酸显色法：男性 15~163 U/L、女性 3~135 U/L。

【临床意义】

（1）CK 水平升高。急性心肌梗死（AMI）时 CK 活性升高显著，在梗死后 3~8 小时即升高，10~36 小时达到最高值，3~4 天恢复正常。所以 CK 是早期诊断 AMI 的灵敏指标之一，但应该注意连续监测，8 小时内 CK 值未升高不能轻易排除 AMI，只有在发病 24 小时时 CK 值仍然小于参考值上限才可排除。CK 值极度升高多见于全身性疾病，特别是肌肉疾病，如进行性肌营养不良、重症肌无力、多发性肌炎等。CK 也可用于判断 AMI 溶栓后的再灌注情况，如在溶栓治疗后出现再灌注，CK 值将升高，但是在这种情况时 CK 检测的灵敏度不如 AMI 时，故不能作为判断早期再灌注。在进行心脏手术后也会出现 CK 值的升高，且升高的程度与手术时肌肉的损伤程度、手术时间和手术作用范围有关。

（2）CK 水平降低。长期卧床、甲状腺功能减退和进行激素治疗等可导致 CK 水平减低。值得一提的是 CK 的水平还与性别、年龄（儿童高于成人）、种族（黑人高于白人）、生理状态有关。且作为 AMI 的判断指标时还应排除患者具有肌肉损伤、各种神经肌肉疾病、服用海洛因、可卡因、抗抑郁药、怀孕、肿瘤和脑部疾病等。

【方法学评价】CK 作为心肌梗死标志物具有以下优点：①快速、经济、有效，能准确诊断 AMI，是现今运用最广的心肌损伤标志物之一；②CK 的浓度与 AMI 的范围有一定的关系；③能判断再梗死；④能用于判断再灌注成功率。

缺点有：①特异性较差，与骨骼肌损伤难于鉴别；②AMI 发作的 6 小时前和 36 小时后敏感性较差；③对微小的损伤不敏感。

二、肌酸激酶同工酶检测

CK 是一种二聚体，由 M 和 B 两个亚基组成，可以形成 CK-BB（CK1）、CK-MB（CK2）和 CK-MM（CK3）同工酶。CK2 根据电泳时不同的等电点又可分成 CK-MB1 和 CK-MB2 两个亚型，CK3 可分为 CK-MM1、CK-MM2、CK-MM3 三个亚型。CK1 主要存在于脑组织中，CK2 主要存在于心肌组织中，CK3 主要存在于骨骼肌和心肌组织中且以 CK-MM3 为主要存在形式。

【检测原理】检测 CK 同工酶的方法有很多种，早期使用电泳法和免疫抑制法，但是由于时耗和易受干扰的原因而少用。现今比较良好的方法是应用单克隆抗体的免疫化学法。临床现多用同工酶与总 CK 的比值来表示。

【参考区间】CK-MB 的正常上限是 15 U/L。

【临床意义】

（1）CK-MM 增高。CK-MM 的升高对诊断早期 AMI 具有较好的灵敏度，CK-MM3/CK-MM1 的比值大于 0.5 即可诊断为 AMI。在其他骨骼肌疾病、重症肌营养不良、肌萎缩等疾病时 CK-MM 有明显升高。手术、创伤、癫痫发作等也可使 CK-MM 值上升。

（2）CK-MB 增高。因 CK-MB 存在的位置有特殊性，所以 CK-MB 值的升高对诊断早期 AMI 具有很高的灵敏度和特异性。CK-MB 一般在 AMI 发病后 3~8 小时升高，9~30 小时达到高峰，48~72 小时恢复正常。相比于总 CK

的检测，CK-MB 达到高峰的时间短，恢复的时间快，所以可以更早地诊断 AMI，但对持续时间较长的 AMI 的诊断效果不佳。CK-MB 的检测对心肌再梗死具有重要的价值，而且 CK-MB 高峰出现的时间在一定程度上可以判断 AMI 的预后，高峰时间出现早者相对于出现晚者具有更好的预后。CK-MB1 和 CK-MB2 亚型对 AMI 的检测比 CK-MB 具有更高的特异性和灵敏度，尤其在 AMI 发病 4~6 小时时 CK 亚型有高达 92% 的灵敏度。

（3）CK-BB 增高。CK-BB 的升高多见于神经系统的相关疾病，且增高程度与脑组织损伤的严重程度、范围和预后有关系。如若排除神经系统的损伤，CK-BB 的增高也与肺、肠、前列腺等部位的肿瘤发生相关。

【方法学评价】AMI 发生 6~36 小时内，CK-MB 的敏感性为 92%~96%，所以对于利用总 CK 检测 AMI 敏感性较低的时段，CK-MB 可代替检测。观察再灌注的效果时，在溶栓后几小时内，CK-MB 会继续升高，这称为"冲洗现象"，应给予注意。现今临床上倾向利用 CK-MB 代替 CK 作为心肌损伤的常规检查。

三、乳酸脱氢酶的检测

乳酸脱氢酶（Lactate dehydrogenase，LD）是一种在无氧情况下催化乳酸和丙酮酸转化的糖酵解酶，其广泛存在于机体的各个组织细胞的线粒体和胞质内。在心肌、骨骼肌、肾脏中含量最高，肝脏、脾脏、胰腺、肿瘤等中也有较多的含量，且在红细胞中的含量也非常丰富。

【检测原理】现多用连续检测法。以 L-乳酸和 NAD 为底物为正向反应，是乳酸转化成丙酮酸的反应（简称 LD-L 法）；以丙酮酸和 NADH 为底物为反向反应，是丙酮酸转化成乳酸的反应（简称 LD-P 法）。

【参考区间】LD-L 法：109~245 U/L；LD-P 法：200~380 U/L。

【临床意义】当心肌损伤时，心肌细胞膜破裂，线粒体和胞质中的 LD 漏出，导致细胞间液和外周血中 LD 值升高。AMI 时 LD 值增高较 CK 晚，8~18

小时开始升高，24~72 小时到达高峰，6~10 天恢复正常。连续测定 LD，对一些就诊较迟且 CK 值已恢复正常的 AMI 患者有一定的参考价值。在一些肝脏疾病、贫血、肺梗死、骨骼肌损伤、休克等疾病中 LD 值均明显升高。由于恶性肿瘤细胞分泌大量 LD，在对机体积液进行检验时，如若发现积液 LD/血清 LD 比值>1.0 时可判断为恶性积液。

【方法学评价】不同方法测出的 LD 结果差异很大，所以 LD 是常用酶中最难测定的。由于 LD 存在很多组织细胞中，所以它有较高的灵敏性，但特异性较差，单纯用 LD 值升高判断心肌损伤的特异性仅 53%。LD 的另一个缺点是无法评估溶栓疗效，因溶栓治疗可引起溶血，使 LD 含量丰富的红细胞破裂，导致血清 LD 升高。现今临床已经限制 LD 的应用，不作为常规的检测项目，仅对个案检测，主要用于排除 AMI 诊断。

四、乳酸脱氢酶同工酶的检测

乳酸脱氢酶由 M 型和 H 型亚单位构成 5 种同工酶：H4（LD1）、MH3（LD2）、M2H2（LD3）、M3H（LD4）、M4（LD5）。不同组织有其特异性 LD 同工酶，其中 LD1、LD2 主要来自心肌，LD3 主要来自肺和脾组织，LD4 和 LD5 主要来自肝脏，其余来自骨骼肌。

【检测原理】测定 LD 同工酶的方法有电泳法、免疫沉淀法和免疫抑制法，比较常用的是电泳法，其中以琼脂糖凝胶电泳法更多用。

【参考区间】为 LD1（32.7±4.60）%，LD2（45.10±3.53）%，LD3（18.50±2.96）%，LD4（2.90±0.89）%，LD5（0.85±0.55），LD1/LD2<0.7。一般成年人有以下规律：LD2>LD1>LD3>LD4>LD5。

【临床意义】心肌损伤时主要释放 LD 同工酶的 LD1，其次是 LD2，此时血清中 LD1 将显著增加，并可在血清总 LD 浓度尚未改变时出现异常，所以 LD1/LD2 的检测有助于判断 AMI。以 LD1/LD2>1.0 为限。AMI 病人 LD1/LD2 升高的同时伴随着其他 LD 同工酶的出现，如出现 LD5 的升高可指示预后将变差。肝脏组织发生病变时会出现 LD5 的升高，且肝脏实质细胞损伤时 LD5>LD4，如若只是胆管系统发生梗阻为累及肝脏细胞时 LD5<LD4。LD 还与肿瘤生长速度有关，大多数恶性肿瘤患者以 LD5、LD4、LD3 升高为主。骨骼肌疾病时血清 LD5>LD4。肌萎缩早期 LD5 升高，晚期 LD1、LD2 也有升高。恶性贫血 LD 极度升高，且 LD1>LD2。

【方法学评价】LD 同工酶有组织特异性，所以检测其可以定位病变组织的部位，提高了诊断的特异性，LD1/LD2 对心肌损伤诊断的敏感性为 75%～86%，特异性为 85%～90%，故其意义比检测 LD 大。但应注意的是，部分儿童血清中可见 LD1>LD2。

五、天门冬氨酸转移酶及其同工酶的检测

天门冬氨酸转移酶（aspartate aminotransferase，AST），又被称为谷草转氨酶（GOT），在机体内的分布十分广泛，按含量丰富排列分别为心肌、肝脏、骨骼肌、肾脏。AST 有两种同工酶 AST 和 ASTm，分别存在于可溶性的细胞质和线粒体。

【检测原理】国内外常用连续监测法对 AST 进行检测。

【参考区间】为<40U/L（37 ℃）。

【临床意义】AST 在 AMI 发生后 6～12 小时开始升高，24～48 小时达到高峰，持续 5～7 天后降低。正常血清中所含的 AST 同工酶主要是 AST，但发生细胞坏死时血清中以 ASTm 为主。肝脏、肾脏、胰腺损伤时血清中也可出现较高的 AST。AST 和丙氨酸氨基转移酶（ALT）经常一起使用作为急慢性肝炎、肝硬化、肝癌的相关指标。ASTm 也可作为检测急性病毒性肝炎病灶迁延和乙醇中毒的指标。

【方法学评价】红细胞中 AST 约为血清中的 10 倍，轻度溶血即可导致血清中 AST 测定结果升高，故不适合应用于溶栓治疗的评价。AST 不具有组织特异性，单纯的 AST 升高不能作为心肌损伤的诊断标准。加上 AST 敏感度

（77.7%）和特异性（53.3%）不高，现今学术界已经不主张利用 AST 作为 AMI 的诊断。

六、心肌肌钙蛋白 T 的检测

心肌肌钙蛋白 T（cardiac troponin T，cTnT）是肌钙蛋白中与原肌球蛋白结合的部分，是收缩蛋白中的调节蛋白，有快骨骼肌型、慢骨骼肌型、心肌型 3 种。95% 的 cTnT 都是以复合物的形态存在于心肌细肌丝上，另外有 6%~8% 的 cTnT 以游离形式存在于心肌胞质中。当心肌细胞损伤时，cTnT 释放到循环中，血清里的 cTnT 值便会升高。

【检测原理】最初的 cTnT 检测试剂是由生物素标记的鼠抗人 cTnT 单克隆抗体制备的，最低检测限 $0.04\mu g/L$；二代试剂减少了交叉反应，最低检测限为 $0.02\mu g/L$；较近出现的电化学发光试剂使用与二代试剂相同的抗体，使检测限达到了 $0.01\mu g/L$。如今实验室利用化学发光法能检测出比常规检查方法浓度更低的肌钙蛋白，称为超敏肌钙蛋白（high-sensitivity troponin，hs-Tn）。

【参考区间】利用 ELISA 法检测 cTnT 为 $0.02-0.13\mu g/L$，$>0.2\mu g/L$ 为诊断临界值，$>0.5\mu g/L$ 可以诊断 AMI。化学发光法检测超敏肌钙蛋白正常值为 $4.0~29.2$ pg/mol。

【临床意义】cTnT 已经广泛应用于 AMI 的检测，在 AMI 发生的 3~6 小时升高，10~24 小时达到最高峰，且高峰值可超过参考值的 30~40 倍，恢复正常需要 10~15 天，cTnT 还常用于判断 AMI 的梗死面积。不稳定性心绞痛是由于冠状动脉痉挛或不完全栓塞引起，常伴有心肌小灶性坏死，不稳定性心绞痛时出现 cTnT 的增高提示有心肌微小损伤。cTnT 还可用于评估溶栓疗法的成功与否，观察冠状动脉是否再通，若溶栓成功 cTnT 呈双峰，且第一个峰高于第二个峰。肾衰竭病人在进行反复透析后可导致心肌缺血性损伤，通过检测 cTnT 浓度的变化能预测其心血管事件的发生。cTnT 也用于评估围手术期和经皮腔内冠状动脉成形术心肌损伤的程度。在对心肌炎的诊断中，84%

心肌炎患者 cTnT 升高。hs-TnT 被认为能比第四代肌钙蛋白更早发现心梗，且连续检测能进一步提高其检测的灵敏度和特异性。

【方法学评价】cTnT 在对 AMI、微小性心肌损伤、溶栓后再灌注、心肌炎的检测上要优于 CK-MB。但对于单一的急性心肌梗死，CK-MB 的特异性要优于 cTnT，前者是 75%~80%，后者是 40%~60%，这是因为 cTnT 升高的病例包括不稳定性心绞痛、心肌炎等。AMI 发作时 cTnT 的敏感性只有 50%~60%，随着时间延长 cTnT 的敏感性也逐渐增加，到发作后 6 小时敏感性达 90% 以上，而且 5 天内一直维持这样的高敏感性。对不稳定性心绞痛所致的微小性心肌损伤 CK-MB 的阳性率仅 8%，而 cTnT 达到 39%。溶栓成功后双峰的出现能更直观地显示出冠状动脉的复通。所以对于检测心肌损伤，cTnT 是一个具有高价值的指标。应当注意的是骨骼肌疾病和肾衰时 cTnT 也可能升高，故诊断 AMI 时要注意排除假阳性升高的相关疾病。hs-Tn 与普通肌钙蛋白相比具有更高的敏感度，临床上常用的第 4 代肌钙蛋白检测试剂的最低限值为 10 pg/mol，而超敏肌钙蛋白能检测到的下限为 3 pg/mol，所以越高的超敏肌钙蛋白的表达，诱发心肌损伤与心肌梗死的可能性就越大，加上实验室检测超敏肌钙蛋白的方法简便、快捷，为导向临床及时用药和合理处理提供可靠的依据，使 AMI 的患者能尽早地做出诊断并得到及时的治疗，为降低 AMI 患者死亡率有重要的作用。所以超敏肌钙蛋白更加符合理想心肌损伤标志物的要求，现今实验室已经广泛开展此类检测项目。

七、心肌肌钙蛋白 I 的检测

心肌肌钙蛋白 I（cardiac tmponin I，cTnI）是心肌肌钙蛋白中含抑制分子的部分，能抑制肌动蛋白中的 ATP 酶活性，使肌肉松弛。当心肌发生损伤时，cTnI 释放入血液，血清中的浓度与心肌损伤程度有关。

【检测原理】目前检测的 cTnI 多以复合物的形式存在，在 AMI 中 90% 是 cTnC-cTnI 复合物，由于 cTnC 的保护作用，cTnI 的中心区比较稳定，常用来作为抗原决定簇来制备抗体。检测 cTnI 常用 ELISA 法或化学发光法。

【参考区间】正常人 CTnI<0.2μg/L，>1.5μg/L 为诊断临界值。

【临床意义】cTnI 在 AMI 发生后 3～6 小时升高，14～20 小时达到峰值，5～7 天（部分文献中为 5～10 天）恢复正常。与 cTnT 相似，cTnI 也可用于检测溶栓后再灌注的情况和由不稳定性心绞痛引起的微小性心肌损伤，且急性心肌炎的患者血清 cTnI 水平升高，阳性率达 88%，但多为低水平增高。

【方法学评价】cTnI 和 cTnT 是特异性的心肌损伤标志物，它们的敏感度和特异性都优于目前常用的心肌酶。cTnI 与 cTnT 对于检测 AMI 没有太大的区别，只是 cTnI 有更低的初始敏感度（6%～44%）和更高的特异性（93%～99%）。利用 cTnI 检测溶栓后再灌注时，若冠状动脉复通后 30～60 分钟，cTnI 仍然会继续升高，其敏感性约为 80%，高于 CK-MB 和肌红蛋白。cTnI 检测的缺点是在发生心肌损伤的 6 小时内敏感性低，对确定是否应该早期进行溶栓治疗的价值较小，且考虑到 cTnI 的持续时间长，不容易诊断近期发生的再梗死。

八、肌红蛋白的检测

肌红蛋白（myoglobin，MB）是一种氧结合蛋白，和血红蛋白一样含有亚铁血红素，能结合和释放氧分子，所以它可以储存和运输氧。Mb 多存在于心肌和骨骼肌胞质中，正常人血清中含量很低，经过肾脏排泄。故当心肌或骨骼肌发生损伤时，血中和尿中均可以出现 Mb 水平的升高，因此测定 Mb 对心肌或骨骼肌的损伤有诊断意义。

【检测原理】现今主要利用免疫方法检测 Mb，并且分为定性和定量两种。

【参考区间】血肌红蛋白和尿肌红蛋白定性为阴性；ELISA 法 50～85μg/L，RIA 法 6～85 μg/L，诊断临界值为>75μg/L。

【临床意义】在 AMI 发生 0.5～2 小时内升高，适合早期诊断 AMI，5～12

小时达到高峰，持续 18~30 小时恢复正常。AMI 发作 12 小时后，Mb 仍然低于临界值则可以排除 AMI。且鉴于 Mb 恢复正常的时间快，若出现 Mb 持续增高或反复波动，则可以预示心肌梗死的持续存在或再次发生梗死及梗死的范围扩大。Mb 升高也见于挤压综合征、肾脏功能衰竭、某些肌病。近年来有人提出利用 Mb 与碳酸酐酶Ⅲ（carbonic anhydrase Ⅲ，CA Ⅲ）的比值诊断 AMI，因为 CA Ⅲ有较高的特异性，仅在骨骼肌损伤时才升高。

【方法学评价】心肌损伤时，心脏标准物出现的早晚很大部分取决于其分子的大小和在细胞中存在的部位，标志物分子量越小越容易通过细胞间隙到达血液循环，并且在细胞质中拥有高浓度的标志物比存在于线粒体和细胞核内的物质更早出现在血中。Mb 分子量小（17.8kD），小于 CK-MB 和 LP，且存在于细胞质中，在 AMI 发作时升高很快，有利于早期诊断，是迄今出现最早的急性心肌梗死标志物，敏感性为 50%～59%。但其特异性较差（77%~95%），开胸手术、过度体育运动、休克等均能导致 Mb 水平升高，所以单凭 Mb 决定是否使用溶栓治疗有一定的风险。

九、心肌型脂肪酸结合蛋白测定

脂肪酸结合蛋白（fatty acid binding protein，FABP）广泛存在于动物的肠、心、脑、脂肪、骨骼肌等多种细胞内，占细胞内可溶性蛋白总量的 3%～8%。主要参与细胞内脂肪酸的运输，可将脂肪酸从细胞膜上运送到三酰甘油和磷脂合成的位点。至今为止，已发现心型、肝型、脑型、肠型等九种类型。心肌型脂肪酸结合蛋白（h-FABP）是特异性存在于心肌细胞胞质中的可溶性小蛋白，在长链脂肪酸的摄取、转运及代谢调节中发挥重要的作用。

【检测原理】H-FABP 的检测方法有 ELISA 法，微粒增强免疫浊度测定法。但固相免疫层析法是较良好的检测方法。

【参考区间】尚未有相对权威的参考区间，各实验室可根据自己的情况建立参考区间。

【临床意义】AMI 早期由于心肌细胞对缺氧缺血敏感，动员脂肪酸提供能量而导致心肌细胞内 h-FABP 大量增加同时由于心肌细胞缺氧缺血导致心肌细胞膜的通透性增加，且 h-FABP 分子质量小，使 h-FABP 透过细胞膜迅速释放入血。h-FABP 在 AMI 发生 1~3 小时开始升高，8 小时左右达高峰，12~24 小时恢复正常。近年来实验研究证明 h-FABP 除了具有早期预测评估心肌缺血坏死外，在 AMI 早期危险分层中有重要作用，ACS 患者随血清 h-FABP 水平增加死亡和严重心脏事件发生率也随着增加。

【方法学评价】h-FABP 在心肌梗死早期具有较 cTnT 及 CK-MB 敏感性高，较肌红蛋白特异性高的特点。h-FABP 在早期敏感度为 78%。所以 h-FABP 是一个具有较高应用前景的 AMI 早期诊断的标志物。

心肌缺血损伤相关标志物比较见表 6-1。

表 6-1　相关心脏缺血损伤标志物一览表

心肌标志物	分子量（kD）	出现时间（小时）	达峰时间（小时）	恢复时间（小时）
h-FABP	12~15	1~3	8	12~24
Mb	17.8	0.5~2	5~12	18~30
cTnI	22.5	3~6	14~20	120~148
cTnT	39.7	3~6	10~24	240~360
CK	86	3~8	10~36	72~96
CK~MB	86	3~8	9~30	48~72
AST	100	6~12	24~48	120~168
LD	135	8~18	24~72	144~240
LD1	135	8~18	24~72	144~240

第二节　心力衰竭的检测指标

心力衰竭（heart failure）是各种心脏结构或功能性疾病导致心室充盈及（或）射血能力所损而引起的一组综合征。临床上主要表现的是呼吸困难和无力而致体力活动受限和水肿。按不同的分类方法分成：①左心衰、右心衰、全心衰；②急性心衰、慢性心衰；③收缩性心衰、舒张性心衰。长期以来，心衰诊断依靠临床症状和体征或一些物理仪器如超声心动图、X 线等，后发现脑钠肽（brain natriuretic peptides，BNP）和 N 端前脑钠肽（NT-proBNP）也可用于心力衰竭的辅助诊断。

一、BNP 的检测

BNP 主要来自心室和脑的 32 个氨基酸的多肽，在血中，脑钠肽有 BNP 和 NT-proBNP 两种形式存在，其分泌随着心室充盈压的高低变化。

【检测原理】BNP 的检测利用免疫发光分析法或 ELISA 法。

【参考区间】正常人 BNP 为 0~22 pmol/L（100 pg/L）。

【临床意义】心力衰竭时，心室壁张力增加，心室肌内 BNP 水平升高，使血循环中 BNP 水平升高，其增高的程度和心衰的严重程度呈正相关，与射血分数成反比，且 BNP 随着治疗有效而下降，所以 BNP 水平可作为评定心衰的进程和判断预后及治疗效果的指标。BNP 在对心功能分级中也有很好的指示作用，非慢性心衰患者 BNP 平均水平 111 pg/L，心功能 I 级患者 BNP 平均水平 244 pg/L，心功能 II 级患者 BNP 平均水平 389 pg/L，心功能 III 级患者 BNP 平均水平 640 pg/L，心功能 IV 患者 BNP 平均水平 817 pg/L。BNP 作为判断单纯呼吸困难患者发生慢性心力衰竭的概率中也是一个良好的指标。

【方法学评价】有调查显示单纯 BNP 诊断慢性心衰的准确率 83.4%，BNP 在>临界值 100 pg/L 时的敏感性为 90%，特异性 76%。如结合其他实验室检查，诊断准确率可达 90% 以上。BNP 的阴性预测值高达 96%，根据 BNP 可排除 96% 的非心衰患者。对于单纯呼吸困难患者，BNP>230 pg/L 者发生慢性心衰相对危险性达 7.0，BNP 达 480 pg/L 时 54% 的患者在 6 个月内伴发右心衰竭。

二、NT-proBNP 的检测

脑钠肽前体（proBNP）是心脏为弥补收缩无力而增大时，心壁被拉伸时由心脏释放到血液中的化学物，分泌入血中后分解为 BNP 和 NT-proBNP，两者的生理作用相似，促进尿和尿钠的排泄及血管扩张，两者都可以作为心衰的标志物。但 NT-proBNP 在生物学上不活泼，意味着其在血中存在的时间较长。

【检测原理】现今检测 NT-proBNP 的方法有化学发光分析法、金标法、酶免疫分析法。

【参考区间】正常人 NT-proBNP 值一般<300pg/mL。

【临床意义】血清中 NT-proBNP 的水平对急性心衰和慢性心衰都有很好的诊断价值。年龄大于 50 岁，NT-proBNP>450pg/mL；年龄 50~75 岁，NT-proBNP>900pg/mL；年龄大于 75 岁，NT-proBNP>1800pg/mL，以上可诊断心力衰竭。在无症状心衰患者中也可发生升高，所以能预示心衰的发生。且对于一些老年患者，当心衰合并肺功能障碍或肺部疾病合并心功能障碍时可用于找出主因，以便进一步开展治疗。与 BNP 相似，NT-proBNP 也可用于心力衰竭的预后评估和危险分层。NT-proBNP 在血中的水平受药物的影响较弱，故 NT-proBNP 另一特点是可以对心衰患者治疗后的转归进行判断。

【方法学评价】NT-proBNP 与 BNP 的比较见表 6-2。

表 6-2　NT-proBNP 与 BNP 比较一览表

特点	NT-proBNP	BNP
大小	32 个氨基酸	76 个氨基酸
生物活性	无，非活性肽	有
来源	由 proBNP 裂解而来	由 proBNP 裂解而来
半衰期	120 分钟	20 分钟
主要清除机制	肾清除	钠尿肽受体
随常态年龄增长	+	++++
诊断实验	实验室检测	实验室或床边检测
是否受重组 BNP 药物影响	否	是
样品类型	血清或血浆	血浆

三、非对称二甲基精氨酸的检测

非对称二甲基精氨酸（asymmetrical dimethylarginine，ADMA）是一种存在于血液中的化合物，是人体细胞的细胞质中发生的蛋白质修饰过程中产生的代谢产物，与精氨酸有密切的关系。ADMA 是一种内源性一氧化氮（NOS）的竞争性抑制剂，其能通过抑制 NOS 减少一氧化氮的合成，导致血管内皮功能紊乱，所以 ADMA 可能是一种导致动脉粥样硬化的危险分子。

ADMA 作为一种心血管疾病的检测物的临床应用仍然在研究当中，是近年来心脏标志物研究中的热点。根据 ADMA 在动脉粥样硬化过程中的作用，及其在动脉粥样硬化患者中的普遍存在，可以将 ADMA 异常升高作为诊断动脉粥样硬化的新标志物。相关研究显示，ADMA 与 NT-proBNP 一样可以作为先天性心脏病的成人（ACHD）患者最大运动能力评估的参考，但在进行 NYHA 分型时，ADMA 比 NT-proBNP 更加准确。

第七章 诊断酶学和肝胆胰疾病的检验

第一节 酶活性测定

一、概述

（一）酶的组成、结构和功能

1. 酶的本质和特征

（1）酶的化学本质：绝大部分的酶是蛋白质，有些酶是核酸和酶蛋白组成的复合体，极少数酶是核酸。

（2）酶除了具有蛋白质的理化性质、普通催化剂的共同性质外，还具有极高的催化效率，高度的特异性以及催化作用的可调节性等特点。

（3）由酶所催化的反应称为酶促反应，酶催化化学反应的能力称为酶活性，酶催化作用的物质称为底物，酶促反应的生成物称为产物。酶对底物的选择性称为酶的特异性。

2. 酶的结构和功能

酶和一般蛋白质一样，具有一、二、三乃至四级结构，仅具有三级结构的酶称为单体酶（monomeric enzyme），由多个相同或不同亚基以非共价键连接组成的酶称为寡聚酶（oligomeric enzyme），由几种不同功能的酶彼此聚合形成的多酶复合物称为多酶体系（multi enzyme），多种不同催化功能存在于一条多肽链中称为多功能酶或串联酶（tandem enzyme）。

酶按其分子组成可分为单纯酶（simple enzyme）和结合酶（conjugated enzyme）。单纯酶是仅由氨基酸残基构成的酶，氨基酸残基数约 100～10 000 个，脲酶、淀粉酶、脂酶、核糖核酸酶等均属此列。体内酶大多数为结合酶，除含蛋白质外，还含有非蛋白质部分，前者称为酶蛋白（apoenzyme），后者称为辅助因子（cofactor）。金属离子是最常见的辅助因子，常见的金属离子有 K^+、Na^+、Mg^{2+}、Cu^{2+}、Zn^{2+}、Fe^{2+} 等。另一些常见的辅助因子是小分子有机化合物，称为辅酶（coenzyme），其作用是参与酶的催化过程，在酶反应中传递电子、质子或基团。其中与酶蛋白共价结合的辅酶又称为辅基（prosthetic group）。

（二）同工酶

同工酶是指催化相同化学反应，但酶蛋白的分子结构、理化性质及免疫学性质不同的一组酶。

同工酶存在于同一种属或同一个体的不同组织或同一细胞的不同亚细胞结构中，使不同的组织、器官和不同的亚细胞结构具有不同的代谢特征，这为同工酶用来诊断不同器官的疾病提供了理论依据。

（三）酶的活性浓度单位

1. 酶活性单位

（1）国际单位：1963 年，国际酶学委员会推荐采用国际单位统一表示酶活性的大小，即在 25 ℃及其他最适条件下，每分钟能催化 1 μmol 底物转变的酶量为一个国际单位。1965 年又将温度由原 25 ℃提高到 30 ℃，其他条件依旧。到 1976 年对酶活性单位的定义为：在特定的条件下，1 分钟内使底物转变 1 μmol 的酶量为一个国际单位，以 IU 表示，1IU = 1 μmL/min，目前国内外大多数临床实验室常省略国际二字，即常将简写为 U。

（2）Katal 单位：1979 年国际生化协会为了使酶活性单位与国际单位制（SI）的反应速率 相一致，推荐用 Katal 单位（也称催量，可简写为 Kat）。即在规定条件下，每秒时间内催化转 化 1 摩底物的酶量，1 Katal＝1 mol・s^{-1} 我国法定计量单位制中的酶催化活性单位为 Katal，其对血清中酶量而言过大，故常用单位为 μKatal 或 nKatal。1 Katal＝60×10^6 U，1 U＝1 μmol・min^{-1}＝16. 67 nmol・s^{-1}＝16. 67 nKatal。

2. 酶活性浓度单位

临床上测定的不是酶的绝对量而是浓度。酶活性浓度以每单位体积所含的酶活性单位数表示。

（1）表示方法：目前在临床化学中，各国学者几乎都习惯用 U/L 来表示体液中酶催化浓度。1 U/L＝16. 67 nKatal/L。

（2）酶活性浓度单位的计算：用连续监测法进行酶活性测定时，不需作标准管或标准曲线，根据摩尔吸光系数很容易进行酶活性浓度的计算。摩尔吸光系数（ε）的定义为：在特定条件下，一定波长的光，光径为 1 cm 时，通过所含吸光物质的浓度为 1. 00 mol/L 时的吸光度。如用连续监测法测定在线性范围内每分钟吸光度的变化（ΔA/min），，以 U/L 表示酶活性浓度时，则可按下式进行计算：

$$\frac{U}{L}=\frac{\Delta A}{min}\times\frac{V\times10^6}{\varepsilon\times v\times L}$$

式中：V—反应体系体积（mL）；s—摩尔吸光系数（cm^2・mol^{-1}）；v—样品量（mL）；L—比色杯光径（cm）。

（四）血清酶

1. 血浆酶的来源

根据酶的来源及其在血浆中发挥催化功能的情况，可将血浆酶分为血浆特异酶和非血浆特异酶。血浆特异酶是指那些作为血浆蛋白的固有成分，在血浆中发挥特定的催化作用的酶。如：部分凝血因子、纤溶酶原、胆碱酯酶、铜氧化酶和脂蛋白脂肪酶。非血浆特异酶是指那些在血浆中浓度很低，且在血浆中很少发挥作用的酶。又可分为：①外分泌酶：来源于消化腺或其他外分泌腺的酶，如胰淀粉酶，胰脂肪酶等；②细胞酶：存在于各组织细胞中进行代谢的酶，血液中浓度极低，此类酶在细胞内外浓度差异悬殊，病理情况下极易升高，常用于临床诊断。如 ALT、AST、LD、CK 等。

2. 血清酶的去路

（1）半衰期：指酶失活至原来活性一半时所需时间称半衰期。半衰期长的酶，在血清中持续时间长。

（2）血清酶的失活和排泄：具体途径尚不十分明了，但一般认为血清酶在血管内经蛋白酶分解成小肽和氨基酸，经小肠黏膜排至肠腔。

二、酶活性测定技术

（一）连续监测法测定酶活性

连续测定酶促反应过程中某一反应产物或底物的浓度随时间变化的多点数据，求出酶反应初速度，间接计算酶活性浓度的方法称为连续监测法。

（1）直接法。在不终止酶促反应条件下，直接通过测定反应体系中底物或产物理化特性的变化（如吸光度、荧光、旋光性、pH、电导率、黏度等），计算出酶活性浓度。只有底物与产物之间，在理化性质等方面有显著差异时，才能使用直接法。

（2）间接法。采用酶偶联反应是间接法测定酶活性的主要技术特点。

①最简单的酶偶联反应（单底物反应且只有一个工具酶）模式为：

$$A \xrightarrow{Ex} B \xrightarrow{Ei} C$$

Ex：被测定酶；C：被检测物质；Ei：指示酶。

Ex 催化的反应称为始发反应，产生被检测物质 C 的反应称为指示反应。

②如果一些酶促反应找不到合适的指示酶与其直接偶联，此时往往还可在始发反应和指示反应之间加入另一种酶，将二者连接起来，此反应称为辅助反应，模式为：

$$A \xrightarrow{Ex} B \xrightarrow{Ea} C \xrightarrow{Ei} D$$

一般习惯将最后一个酶称指示酶 Ei，其他外加的酶称为辅助酶（Ea）。

（3）偶联反应中存在几个时相

①预孵育期：反应一开始只存在底物 A，不存在指示酶的反应。

②延滞期：加入底物启动反应，在启动后的一段短时间内，产物 B 开始出现并逐渐增加，但仍处于较低水平，指示酶反应速度也较低，不能代表测定酶的反应速率 Vx。

③稳态期：产物 B 增加到一定程度时，Ex 和 Ei 催化的反应速率相同，达到了稳态期。此阶段特定波长处（如 340 nm）吸光度才会有明显的线性变化。

④底物耗竭期：由于底物消耗，反应速度又减慢。

图 7-1 表示酶偶联法测定 ALT 吸光度值的变化的扫描图谱。

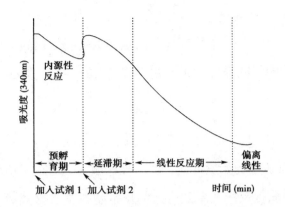

图 7-1　酶偶联法测定 ALT 吸光度值的变化

（二）终点法

在代谢物酶促反应中，随着时间的延续，待测物浓度逐渐减少而产物逐渐增多，一定时间后反应趋于平衡，测定反应达到平衡后待测物（底物）或产物变化的总量，即终点法。

（1）直接法。如果待测物与产物在理化性质上有可直接进行检测的差异，如吸收光谱不同，则可直接测定待测物或产物本身信号的变化量来进行定量分析。

（2）酶偶联法。如果酶促反应的底物或产物无可直接检测的成分，则可将反应某一产物偶联到另一个酶促反应中，从而达到检测的目的，即为酶偶联法。

第二节　肝胆疾病的临床生化检验

一、概述

（一）肝脏的主要生物化学功能

（1）合成与分泌。合成除 γ-球蛋白外几乎所有血浆蛋白质。还可合成并分泌胆汁酸，调节胆固醇的水平。

（2）加工和储存。接受来自消化道吸收的各种物质，并进行加工和储存。

（3）生物转化。加工处理体内产生和外界进入的非营养物质。

（4）激素灭活。降解体内产生的多种激素，如甲状腺激素、类固醇激素等。

（二）肝脏疾病时的主要代谢紊乱

（1）蛋白质代谢异常。①血浆蛋白质浓度下降，由于肝脏的储备能力及蛋白质半衰期较长，故急性肝损害时，多种血浆蛋白质浓度变化不大，只有当肝脏持续受损时，血浆蛋白才降低，但此时球蛋白反而增高，出现白蛋白/球蛋白（A/G）比值降低，甚至倒置。②血氨升高，晚期肝病患者，尿素合成能力下降，血氨增高。③血浆氨基酸比例失衡，芳香族氨基酸（如苯丙氨酸、酪氨酸、色氨酸）主要在肝内代谢，故肝损伤表现为支链氨基酸和芳香族氨基酸比值下降。

（2）糖代谢异常。主要表现为磷酸戊糖途径和糖酵解途径相对增强，有氧氧化和三羧酸循环运转失常，血糖浓度异常，糖耐量曲线异常。

（3）脂质代谢变化。主要表现为脂质消化吸收异常，肝脂肪氧化分解降低，脂肪合成增多，脂蛋白合成障碍形成脂肪肝。此外肝功能障碍时，可出现胆固醇酯/胆固醇下降，脂蛋白电泳谱异常，胆汁淤积。

二、肝胆疾病生物化学检测指标

(一) 血清酶测定

(1) 血清转氨酶及其同工酶。转氨酶是一组催化氨基在氨基酸与 α-酮酸间转移的酶，参与体内多种非必需氨基酸的合成。其中，丙氨酸氨基转移酶 (alanine aminotransferase, ALT) 和天门冬氨酸氨基转移酶 (aspartate aminotransferase, AST) 是最主要的两种。

AST 分布多个器官，按含量多少顺序为心>肝>骨骼肌>肾。肝细胞中的 AST 约 70% 存于线粒体中。AST 包括 ASTs 和 ASTm 两种同工酶，肝细胞轻度损伤时，主要是胞质中 ASTs 入血；严重损伤时，线粒体破坏，大量 ASTm 释放入血。

ALT 以肝组织含量最多，其次为肾，心等。肝细胞中 ALT 是血清的 7000 倍，故肝脏损伤时，血清 ALT 迅速升高。同样 ALT 有 2 种同工酶，分别分布于胞质 (ALTs) 和线粒体 (ALTm) 中。

ALT 和 AST 的检测方法有多种，但目前主要用连续监测法进行测定。

【检测原理】

速率法测定 ALT 的反应式为：

$$L\text{-丙氨酸} + \alpha\text{-酮戊二酸} \xrightleftharpoons{ALT} L\text{-谷氨酸} + L\text{-丙酮酸}$$

$$L\text{-丙氨酸} + NADH + H^+ \xrightleftharpoons{LD} L\text{-乳酸} + NAD^+$$

速率法测定 AST 的反应式为：

$$L\text{-门冬氨酸} + \alpha\text{-酮戊二酸} \xrightleftharpoons{AST} L\text{-谷氨酸} + L\text{-草酰乙酸}$$

$$L\text{-草酰乙酸} + NADH + H^+ \xrightleftharpoons{MD} L\text{-苹果酸} + NAD^+$$

在 340 nm 处，连续监测 NADH 的消耗量，从而计算出 ALT 和 AST 的活性。

【参考区间】ALT：男性为 5~40 U/L，女性为 5~35 U/L；AST：8~40 U/L。

【方法学评价】连续监测是 IFCC 的推荐方法，是目前公认的国际参考方法。由于肝细胞富含 ALT 和 AST，当肝细胞变性坏死时，可引起血清中转氨酶显著升高，因此，血清转氨酶检测一直被认为是反映肝细胞损害的标准试验；进一步检测 AST/ALT 和 AST 的同工酶，可提高血清转氨酶测定的临床诊断价值。

【临床意义】ALT 是反映肝损伤的一个非常灵敏的指标，急性肝炎时 ALT 升高与病情发展相平行，且肝炎恢复期后才降至正常，是判断急性肝炎是否恢复的良好指标。

AST 主要存于心肌细胞中，肝细胞中含量也丰富，随着 CK-MB、肌钙蛋白等心肌损伤标志物的出现，AST 在诊断急性心肌梗死中渐渐退出主导地位。急性肝炎时 AST 升高不如 ALT 早；而慢性活动性肝炎和肝硬化时，由于肝细胞坏死，线粒体中 AST 大量释放，导致 AST/ALT 比值升高大于 1，甚至大于 2。

（2）血清碱性磷酸酶。碱性磷酸酶（alkaline phosphatase，ALP）是一种含锌的糖蛋白，在碱性环境中（最适 pH 为 10 左右）可以水解各种天然及人工合成的磷酸单酯化合物底物。ALP 广泛存在于各器官组织中，其含量以肝脏为最多，其次为肾脏、胎盘、小肠、骨骼等。血清中 ALP 主要来自肝脏和骨骼。生长期儿童血清内 ALP 大多数来自成骨母细胞和生长中的软骨细胞，少量来自肝。

ALP 的测定方法有多种，概括有两大类，即化学法和连续监测法。常用的化学法有鲍氏法、金氏法和皮氏法。目前国内应用较多的方法为连续监测法。

【检测原理】连续监测法以磷酸对硝基苯酚为底物，2-氨基-2-甲基-1-丙醇或二乙醇胺为磷酸酰基的受体物质，增进酶促反应速率。磷酸对硝基苯酚在碱性溶液中为无色，在 ALP 催化下，磷酸对硝基苯酚分裂出磷酸基团，生成游离的对硝基苯酚，后者在碱性溶液中转变成醌式结构，呈现较深的黄色，在波长 405 nm 处监测吸光度增高速率，计算 ALP 活性单位。

【参考区间】男性：1~12 岁<500 U/L；12~15 岁< 750U/L；25 岁以上 40~150 U/L。女性：1~12 岁<500 U/L；15 岁以上 40~150 U/L。

【方法学评价】速率法检测时，ALP 的酶促反应速率在不同缓冲体系中差异很大，因此，用不同缓冲液测定 ALP 活性时，其参考区间不同，且一般用血清或肝素抗凝血浆测定 ALP 活性。

【临床意义】

①肝胆疾病：阻塞性黄疸、急性或慢性黄疸型肝炎、肝癌等患者血清 ALP 均有不同程度的增高。

②骨骼疾病：由于骨的损伤或疾病使成骨细胞内所含高浓度的 ALP 释放进入血液中，引起血清 ALP 活性增高。

③营养不良、严重贫血、重金属中毒等 ALP 也有不同程度的升高。

（3）血清 γ-谷氨酰基转移酶。γ-谷氨酰基转移酶（γ-glutamyltransferase，γ-GT 或 GGT），主要催化 γ-谷氨酰基从谷胱甘肽转移到另一个肽或氨基酸分子上。组织含量按多少排列依次为肾、胰、肺、肝。但血清中的 γ-GT 主要来自肝胆。检测方法多采用连续监测法。

【检测原理】以 L-γ-谷氨酰-3-羧基-对硝基苯胺（GCNA）为底物，以双甘肽为 Y-谷氨酰基受体，在 γ-GT 作用下，谷氨酰基转移到双甘肽上，同时释放出黄色的 2-硝基-5-氨基苯甲酸，在 405 nm 处连续监测吸光度值。

$$GCNA + 双甘肽 \xrightarrow{GGT} 2-硝基-5-氨基苯甲酸 + L-γ-谷氨酸-甘氨酰甘氨酸$$

【参考区间】男性为 11~50 U/L；女性为 7~32 U/L。

【方法学评价】血清 γ-GT 升高主要见于胆汁淤积和肝内占位性病变；与 ALP 比较，其特点是骨病时不升高。由于 γ-GT 在体内分布广泛，且易受药物（如苯巴比妥、酒精等）诱导而增高，因此，它对肝病诊断的特异性不及 ALP。红细胞中几乎无 γ-GT，因此溶血对其测定影响不大。

【临床意义】γ-GT 是肝胆疾病检出阳性率最高的酶，主要用于胆汁淤积及肝占位性病变的诊断。

①阻塞性黄疸：肝内外阻塞性黄疸患者血清 γ-GT 均显著升高，其幅度与阻塞程度呈正相关。

②病毒性肝炎和肝硬化：此类患者 γ-GT 亦可呈中度升高，但不及阻塞性黄疸明显。

③药物性、酒精性肝病：γ-GT 显著性升高是酒精性肝病的重要特征。

④肝癌：肝癌患者 γ-GT 活性显著升高。

（4）血清 5′-核苷酸酶和 α-L-岩藻糖苷酶。血清 5′-核苷酸酶（5′-nucleotidaSe，5′-NT）是一种催化核苷-5′-单磷酸水解成为核苷和无机磷酸盐的酶。检测 5′-NT 可以辅助诊断各种肝胆疾病以及肝肿瘤及消化道肿瘤。目前主要采用连续监测法测定 5′-NT 的活性。

α-L-岩藻糖苷酶（α-L-fucosidase，AFU）为溶酶体酸性水解酶，广泛分布于人体组织（肝、脑、肺、肾等）细胞溶酶体中，血清和尿液中含有一定量，其主要生理功能是参与含岩藻糖苷的糖蛋白、糖脂等生物活性大分子物质的分解代谢。检测 AFU 主要辅助诊断原发性肝癌。目前主要采用连续监测法测定 AFU 的活性。

（二）血清总胆红素、直接胆红素和间接胆红素测定

1. 胆红素的正常代谢（图 7-2）

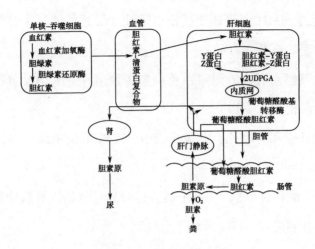

图 7-2　胆红素代谢概况

（1）胆红素的来源：①衰老红细胞破坏、降解：血红蛋白分子中的辅基-血红素在肝、脾和骨髓等网状内皮系统降解产生胆红素，是胆红素主要来源途径；②无效红细胞生成：造血过程中，作为造血原料的血红素，在未成为成熟红细胞成分之前，有少量分解而形成；③其他非血红蛋白的血红素辅基分解，如肌红蛋白、细胞色素、过氧化氢酶等降解产生。

（2）胆红素在血液中的转运：胆红素难溶于水，需与清蛋白结合，运输至肝。此外部分胆红素与清蛋白共价结合，在血中滞留时间长，称 δ 胆红素。

（3）肝对胆红素的摄取、转化和排泄。

①摄取：胆红素与肝细胞膜上载体蛋白结合，摄入膜内，经主动转运进入胞质，与 Y 蛋白和 Z 蛋白结合（可防止其返回血液）；

②转化：胆红素在肝细胞内滑面内质网上与尿苷二磷酸-α-葡萄糖醛酸反应生成水溶性强的结合物——胆红素葡萄糖醛酸单酯和双酯（又称结合胆红素）；

③排泄：结合胆红素通过毛细胆管膜上的转运载体，被排至毛细胆管中。

④胆红素在肠管中的变化及其肠肝循环：结合胆红素，随胆汁进入肠道，在肠道细菌的 β-葡萄糖醛酸苷酶作用下，脱去葡萄糖醛酸转变成未结合胆红素。然后在厌氧菌的作用下还原成胆素原，最后接触空气氧化成胆素，随粪便排出，构成粪便的主要颜色。

在小肠下段，约有 10%～20% 的胆素原，被肠黏膜重吸收入肝，再排入胆管，构成肠肝循环；约 2%～5% 重吸收的胆素原，进入体循环，出现尿中，氧化为尿胆素，构成尿的主要颜色。

2. 胆红素代谢紊乱与黄疸

（1）黄疸的概念：凡能引起胆红素生成过多，或肝细胞对胆红素的摄取、结合和排泄过程发生障碍等因素均可使血中胆红素增高，而出现高胆红素血症。胆红素是金黄色色素，当血清中浓度高时，则可扩散入组织，组织被黄染，称为黄疸。

（2）黄疸的成因与发生机制

①胆红素生成过多，原因主要包括溶血，脾功能亢进，恶性贫血等。

②肝细胞处理胆红素能力下降，肝脏摄取、转化、排泄胆红素发生障碍，常导致未结合和结合胆红素均升高。

③胆红素在肝外排泄障碍，各种原因引起的胆汁排泄受阻。最常见病因为肝内胆管结石，胆总管结石和胆管癌等。

3. 胆红素的实验室检查重

氮盐改良的 J-G 法（Jendrassik-Grof method，J-G）和胆红素氧化酶法是临床最常用的方法。其中胆红素氧化酶法原理如下。

【检测原理】胆红素呈黄色，在 450 nm 附近有最大吸收峰。胆红素氧化酶（BOD）催化胆红素氧化，A_{450nm} 下降，下降程度与胆红素被氧化的量相关。在 pH8.0 条件下，未结合胆红素及结合胆红素均被氧化，因而检测 450

nm 吸光度的下降值可反映总胆红素含量。在 pH 3.7~4.5 缓冲液中，胆红素氧化酶催化单葡萄糖醛酸胆红素、双葡萄糖醛酸胆红素及大部分 δ-胆红素氧化，非结合胆红素在此 pH 条件下不被氧化。用配制于人血清中的二牛磺酸胆红素（ditaurobilirubin，DTB）作标准品，检测 450 nm 吸光度的下降值可反映结合胆红素的含量。

【参考区间】血清总胆红素（STB）：新生儿：0~1 天，34~103 μmol/L；1~2 天，103~171 μmol/L；3~5 天，68~137 μmol/L。成人：3.4~17.1 μmol/L；结合胆红素（CB）：0~6.8 μmol/L；未结合胆红素（UCB）：1.7~10.2 μmol/L。

【方法学评价】胆红素测定对肝脏疾病诊疗有重要价值，但对于判断肝细胞损害程度不灵敏。血清胆红素水平与黄疸类型密切相关，可根据胆红素水平并结合临床症状鉴别诊断黄疸为溶血性、肝细胞性或阻塞性。胆红素氧化酶法特异性高，灵敏度好，适合全自动生化分析仪分析。

【临床意义】

(1) 判断有无黄疸、黄疸程度及演变过程。

(2) 根据各类胆红素升高程度辅助鉴别黄疸类型（表 7-1）。

表 7-1　三种类型黄疸的实验室鉴别诊断

指标	正常	溶血性黄疸	肝细胞性黄疸	阻塞性黄疸
血清胆红素总量	<17.1 μmol/L	>17.1 μmol/L	>17.1 μmol/L	>117.1 μmol/L
结合胆红素	0~13.7 μmol/L		↑	↑↑
游离胆红素	<17.1 μmol/L	↑↑	↑↑	↑
尿三胆	-	-	++	++
尿胆红素	少量	↑	不一定	↓
尿胆素原	少量	↑	不一定	↓

续　表

指标	正常	溶血性黄疸	肝细胞性黄疸	阻塞性黄疸
尿胆素	少量	↑	不一定	↓
粪便颜色	正常	深	变浅或正常	完全阻塞时白陶土色

（三）血清总蛋白和血清白蛋白测定

1. 血清总蛋白（total protein，TP）

蛋白质是人体中含量和种类最多的物质，人体干重的 45% 是蛋白质。肝脏是机体蛋白质代谢的主要器官，肝脏合成蛋白质约占人体每天合成的蛋白质总量的 40% 以上。

临床实验室测定血清总蛋白的方法有多种，各种方法性能和应用情况不同，最常用的是双缩脲法（biuret method），以下将重点介绍。

【测定原理】蛋白质中两个相邻肽键（—CO—NH—）在碱性溶液中与二价铜离子作用产生稳定的紫红色络合物。此反应与双缩脲（两个尿素缩合物 H_2N—OC—NH—CO—NH_2）在碱性溶液中与 Cn^{2+} 作用形成紫红色反应相似。因此将蛋白质与碱性铜反应的方法称为双缩脲法。

【参考区间】随年龄增大有所增高，60 岁后则稍有下降。新生儿：46~70 g/L；数月到 2 岁：51~75 g/L；3 岁及以上：60~80 g/L。成人：64~83 g/L（直立行走）和 60~78 g/L（卧床）。

【方法学评价】

（1）特异性：因至少含两个 -CO-NH- 基团才能与 Cu^{2+} 络合，故氨基酸及二肽无反应，三肽以上才能反应，体液小分子肽含量极低，对蛋白质来说可忽略不计。

（2）呈色一致性：因呈色强度与肽键数量即蛋白质含量成正比，因此各种蛋白质呈色强度基本相同，在目前所有总蛋白测定方法中最好。

（3）临床应用：本法检测范围为 10~120 g/L，灵敏度不高，但很适合血清总蛋白浓度测定，绝大多数正常和病理血清总蛋白均在其检测范围内。

【临床意义】

（1）血清总蛋白浓度降低：

①蛋白质合成障碍：当肝功能严重受损时，蛋白质合成减少，以白蛋白降低最为显著。

②蛋白质丢失增加：严重烧伤，大量血浆渗出，大出血，肾病综合征长期丢失蛋白质，溃疡性结肠炎可从粪便中长期丢失一定量的蛋白质。

③营养不良或消耗增加：营养失调、低蛋白饮食、维生素缺乏或慢性肠道疾病所引起的吸收不良使体内缺乏合成蛋白质的原料。长期患消耗性疾病，如严重结核病、恶性肿瘤和甲状腺功能亢进等，均可导致血清总蛋白浓度降低。

④血浆稀释：如静脉注射过多低渗溶液或各种原因引起的水钠潴留。

（2）血清总蛋白浓度增高：

①蛋白质合成增加：大多见于多发性骨髓瘤患者，此时主要是异常球蛋白增加，使血清总蛋白增加。

②血浆浓缩：见于急性脱水（如呕吐、腹泻、高热等），外伤性休克（毛细血管通透性增大），慢性肾上腺皮质功能减退（尿排钠增多引起继发性失水）。

2. 血清白蛋白（albumin，ALB）

血清白蛋白由肝脏实质细胞合成，在血中的（半寿期）约为20天，是血清中含量最多的蛋白质，占蛋白总量的57%~68%。其合成率主要由血清中白蛋白水平调节，并受食物中蛋白质含量的影响。正常情况下白蛋白在肾小球中滤过量甚微，均为血清中白蛋白量的 0.04%，即使如此，每天从肾小球滤过液中排出的白蛋白总量可达 3.6 g，其中多数白蛋白可被肾小管重新吸收，终尿中仅为滤过液中的 1/30~1/40。

目前测定白蛋白的方法有电泳法、免疫法和染料结合法，免疫法特异性好、灵敏度高，且白蛋白易纯化，因而其抗血清容易制备，但成本较高，适合于尿液和脑脊液等微量白蛋白的测定。染料结合法最多用，白蛋白具有与阴离子染料溴甲酚绿（bromocresol green，BCG）和溴甲酚紫（bromocresol purple，BCP）结合的特性，而球蛋白基本不结合这些染料，能自动化检测。其中 BCG 法最常用，虽然 α 和 β 球蛋白与 BCG 也能起慢反应，但缩短反应时间即能去除此非特异性反应。

【测定原理】白蛋白在 pH 4.2 的缓冲液中带正电荷，在有非离子型表面活性剂存在时，可与带负电荷的染料溴甲酚绿结合形成蓝绿色复合物，在波长 628 nm 处有吸收峰，其颜色深浅与白蛋白浓度成正比，与同样处理的白蛋白标准比较，可求得白蛋白含量。

【参考区间】随年龄有所变化，0~4 天：28~44 g/L；4 天~14 岁：38~54 g/L，此后下降。成人：34~48 g/L；>60 岁为 32~46 g/L；走动者比卧床者平均高 3 g/L。

【方法学评价】

（1）BCG 法具有操作简便、重复性好、能自动化的优点。

（2）特异性：BCG 与白蛋白为快反应，在 30 s 内反应基本完全，而血清中 α-球蛋白和 β-球蛋白也能起慢反应。因此，常采用缩短反应时间来避免此非特异性反应，自动化分析仪均能在反应 30 s 内进行吸光度检测，因而使 BCG 法变得很实用，为国内大多数临床实验室所采用。

【临床意义】

（1）血清白蛋白浓度增高，常见于严重脱水所致的血浆浓缩。

（2）血清白蛋白浓度降低：在临床上比较重要和常见，通常与总蛋白降低的原因大致相同。急性降低主要见于大出血和严重烧伤，慢性降低见于肾病蛋白尿、肝功能受损、肠道炎症性疾病、结核病、慢性出血、营养不良等。

血清白蛋白低于 20 g/L，临床上出现水肿。

（3）A/G 比值：某些患者（如肝硬化）可同时出现白蛋白减少和球蛋白升高的现象，严重者 A/G 比值<1.0，这种情况称为 A/G 比值倒置。

（4）文献报道还有极少见的因白蛋白合成障碍，血清中几乎没有白蛋白的先天性白蛋白缺乏症。

（四）血清总胆汁酸测定

（1）胆汁酸的代谢。胆汁酸（bile acid）是胆汁中存在的由胆固醇转变生成的一类 24 碳胆烷酸的羟基衍生物。在肝细胞内以胆固醇为原料合成的胆汁酸称为初级胆汁酸（primary bile acid），包括胆酸（cholic acid，CA）和鹅脱氧胆酸（chenodeoxycholic acid，CDCA）。初级胆汁酸在肠道中经肠菌酶作用生成次级胆汁酸（secondary bile acid），包括脱氧胆酸（deoxycholic acid，DCA），石胆酸（lithocholic acid，LCA）等。在胆汁中，初级胆汁酸和次级胆汁酸均以钠盐或钾盐的形成存在，即为胆汁酸盐（bile salts）。上述胆汁酸又称为游离型胆汁酸，在和甘氨酸或牛磺酸结合后，称为结合型胆汁酸。人胆汁中的胆汁酸以结合型为主。

在肝细胞内，胆固醇经 7α-羟化酶（7α-hydroxylase）的催化生成 7α-羟胆固醇，再经氧化、异构、还原和侧链修饰等，逐步进行 12α-羟化和烷基的氧化。生成初级游离胆汁酸（CA、CDCA），两者可以是游离型的，也可与甘氨酸或牛磺酸结合生成相应的初级结合型胆汁酸。胆汁酸随胆汁排入肠道，发挥乳化作用，促进脂类物质消化吸收。当胆汁酸到达回肠和结肠上段时，受细菌的作用，先被水解生成游离胆汁酸，再经 7α-脱羟化酶作用，CA 和 CDCA 分别转变为 DCA 和 LCA，生成次级游离胆汁酸。

在肠道中约有 95% 的胆汁酸可被肠黏膜细胞主动或被动重吸收，重吸收的胆汁酸经门静脉入肝，在肝细胞内游离胆汁酸被重新合成为次级结合型胆汁酸，与新合成的初级结合型胆汁酸一同再随胆汁排入小肠，这样便构成了胆汁酸的肠肝循环。

（2）血清总胆汁酸测定。常用的测定方法有高效液相色谱法、放射免疫分析法、酶免疫分析法。酶法中又可分为酶荧光法、酶比色法和酶循环法。其中酶比色法可用于手工操作，亦可用于自动分析，应用较广。目前总胆汁酸测定主要采用3-α-羟类固醇脱氢酶和黄递酶偶联的方法。

【测定原理】在3α-羟类固醇脱氢酶（3α-HSD）作用下，各种胆汁酸C3上α位的羟基（3α-OH）脱氢形成羰基（3α=O），同时氧化型NAD还原成NADH。随后，NADH上的氢由黄递酶催化转移给硝基四氮唑蓝（NTB），产生甲臜，用磷酸中止反应。甲臜的产量与总胆汁酸成正比，在540 nm波长比色，与同样处理的标准品比较，计算其含量。

【参考区间】总胆汁酸：1~7 μmmoI/L。

【方法学评价】胆汁酸的合成，分泌、重吸收及加工转化等均与肝、胆、肠等密切相关，因此，肝、胆或肠道疾病必然影响胆汁酸代谢，而胆汁酸代谢异常势必影响到上述脏器功能及胆固醇的代谢水平。血清胆汁酸测定可作为一项灵敏的肝清除功能试验，尤其适用于可疑有肝脏疾病，但其他生化指标正常或有轻度异常的患者诊断。此外，动态监测餐后血清TBA水平可以观察急性肝炎的慢性过程或慢性肝炎的纤维化过程。

【临床意义】

①测定血清中胆汁酸可反映肝胆系统是否正常，肝、胆疾病时周围血循环中的胆汁酸水平明显升高。急性肝炎早期和肝外阻塞黄疸时可增至正常值100倍以上，对肝胆系统疾病的诊断具有特异性。

②可敏感地反映肝胆系统疾病的病变过程，肝胆疾病时血清胆汁酸浓度的升高与其他肝功能试验及组织学变化极为吻合；在肝细胞仅有轻微坏死时，血清胆汁酸的升高，常比其他检查更为灵敏。

③应用熊去氧胆酸（UDCA）负荷试验，即口服UDCA后测定负荷前后患者血清总胆汁酸含量，结果发现慢性活动性肝炎、肝硬化及脂肪肝患者在

负荷后血清总胆汁酸显著增高，表明此类患者清除胆汁酸的能力显著下降。

（五）血清氨测定

机体内代谢产生的氨，以及消化道吸收来的氨进入血液，构成血氨。氨具有毒性，脑组织对氨的作用尤为敏感，体内氨有 3 个主要来源，即各组织器官中氨基酸及胺分解产生的氨，肠道吸收的氨，以及肾小管上皮细胞分泌的氨。体内的氨主要在肝中经鸟氨酸循环合成尿素解毒。只有少部分氨在肾以铵盐形式由尿排出。因此，除门静脉血液外，体内血液中氨的浓度很低。严重肝病患者尿素合成功能降低，血氨增高，引起脑功能紊乱常与肝性脑病的发病有关。

检测方法可分为直接法和间接法。直接法指不需从全血中分离氨，包括酶法和氨电极法；间接法指先从全血中分离出氨再进行测定，包括微量扩散法、离子交换法。目前应用较多的是谷氨酸脱氢酶速率法。

【检测原理】血浆氨的酶法测定基于下列反应

α-酮戊二酸 $+NH4^+ +NAD (P) H \rightleftharpoons$ 谷氨酸 $+NAD (P)^+ +H_2O$

在过量 α-酮戊二酸、NAD（P）H 和足量谷氨酸脱氢酶（GLDH）条件下，酶促反应的速率，即 NAD（P）H 转变成 NAD（P）$^+$ 使 340 nm 吸光度的下降率与反应体系中氨的浓度成正比关系。

【参考区间】18~72 $\mu mol/L$（酶法）。

【方法学评价】血氨检测结果的准确性主要取决于标本收集是否符合要求，床边取血后应立即分离血清尽快进行检测，同时防止外源性氨的污染，由于 80%~90% 的肝性脑病患者有血氨增高，有的甚至增高到正常的 2 倍以上，且血氨增高与神经精神症状严重程度相平行，因此常对肝性脑病的患者进行血氨水平检测，作为临床依据。

【临床意义】主要用于肝性脑病的监测和处理；可用于儿童 Reye 综合征的诊断；血氨降低见于低蛋白饮食、贫血。

第三节　胰腺疾病的临床生化检验

一、概述

胰腺具有内分泌和外分泌两种功能。其内分泌功能主要与代谢调节有关，胰腺外分泌功能为通过腺泡细胞和小导管细胞产生和分泌具有消化作用的胰液。

（1）胰岛的内分泌。散布于胰腺的腺泡组织之间的细胞群呈岛状，称为胰岛。其分泌的肽类激素在糖类、脂类、蛋白质代谢调节及正常血糖水平维持中发挥重要作用。

人胰腺中约有 100 万~200 万个胰岛。胰岛细胞至少可分为 5 种功能不同的细胞类型：A 细胞，占胰岛细胞的 20%，分泌胰高血糖素（glucagon）；B 细胞数量最多，约占 75%，分泌胰岛素（insulin）；D 细胞占胰岛细胞的 5% 左右，分泌生长抑素（生长激素释放抑制素），D1 细胞可能分泌血管活性肠肽（vasoactive intestinal peptide，VIP）；PP 细胞数量很少，分泌胰多肽（pancreatic polypeptide，PP）。

（2）胰腺的外分泌功能。胰液无色无臭，pH 7.8~8.4，正常每日分泌量约 1~2 L。胰液主要含有水、电解质和各种消化酶。

①电解质：包括多种阳离子如 Na^+、K^+、Ca^{2+}、Mg^{2+} 和多种阴离子如 HCO_3^-、Cl^-、SO_4^{2-}、HPO_4^{2-}。

②消化酶：胰淀粉酶、蛋白水解酶、脂类消化酶、核糖核酸酶和脱氧核糖核酸酶等多种酶。

二、胰脏疾病生物化学检测指标

（一）血清淀粉酶测定

淀粉酶（amylase，AMY）主要由唾液腺和胰腺分泌，属水解酶类，催化淀粉及糖原水解。淀粉酶分为 α、β 两类，α 淀粉酶又称淀粉外切酶，仅作用于淀粉的末端，每次分解一个麦芽糖。人体中的淀粉酶属 α-淀粉酶，又称淀粉内切酶，不仅作用于末端，还可随机地作用于淀粉分子内部的 α-1,6-糖苷键支链的糊精。血清中的淀粉酶主要有两种同工酶，即同工酶 P（来源于胰腺）和同工酶 S（来源于唾液腺和其他组织）；另一些少量的同工酶为两者的表型或翻译后的修饰物。同工酶可用以提高淀粉酶诊断胰腺炎的特异性。

检测方法多使用分子组成确定的淀粉酶底物，辅助酶与指示酶组成的淀粉酶检测系统，可以改进酶促反应的化学计量关系，更好地控制和保持酶水解条件的一致性。这些底物为小分子寡聚糖（含 3~7 个葡萄糖单位）和对硝基苯酚-糖苷等。其中麦芽戊糖和麦芽庚糖，是极好的淀粉酶底物，试剂稳定，水解产物确定，化学计量关系明确。

【测定原理】α-淀粉酶催化对硝基苯麦芽庚糖苷水解成游离寡糖和对-硝基苯寡糖苷，对-硝基苯寡糖苷又在 α-葡萄糖苷酶催化下，进一步水解为对硝基苯酚，在 405 nm 连续监测。

【参考区间】<220U/L。

【方法学评价】血、尿淀粉酶总活性测定用于急性胰腺炎等疾病的诊断已有很长的历史，但由于淀粉酶来源广，故该指标在诊断中特异性稍差。现在认为测定 P 型淀粉酶的活性及其占淀粉酶总活性的比例是诊断急性胰腺炎的可靠指标。

【临床意义】

（1）评价胰腺外分泌功能的一种辅助诊断指标。

（2）急性胰腺炎发病后，2~3 小时，AMY 开始升高，多在 12~24 小时达峰值，2~5 天下降，如持续性升高达数周，常提示胰腺炎有反复。

（二）血清脂肪酶测定

（1）脂肪酶生化特性。脂肪酶（lipase，LPS）又称三酰甘油酶，其专一性不高，是一种单链蛋白。可被巯基化合物、胆汁酸、Ca^{2+} 及辅脂肪酶等激活剂激活，而被重金属、丝氨酸所抑制。血清中 LPS 主要来源于胰腺的腺泡细胞。

（2）LPS 的测定。测定 LPS 的方法有多种，如比浊法（以橄榄油悬液为底物），分光光度法和荧光光度法。

【测定原理】酶偶联显色比色法采用人工合成底物 1，2- 二月桂基-rac-丙三氧基-3-戊二酸（试卤灵）酯设计的连续监测法，具有简便、快速、灵敏、稳定和抗干扰能力强等特点。

【参考区间】1~54 U/L。

【方法学评价】

①由于早期测定脂肪酶的方法缺乏准确性、重复性、曾限制了其在临床上的广泛应用。1986 年，Hoffmann 等首先将游离脂肪酸的酶法测定原理用来测定脂肪酶，使脂肪酶的测定方法有了较大的改进，其准确性、重复性以及实用性得到了很大的提高。

②由于血清脂肪酶的检测原理、试剂和测定方法不同，各种方法测定结果相差悬殊，临床应用上需予以注意。

【临床意义】

①主要用于诊断胰腺疾病，血清 LPS 在急性胰腺炎时，其活性升高的时间早、上升幅度大、持续时间长，诊断价值优于 AMY。

②在急性胰腺炎发作后 2~12 小时，血清 LPS 可显著升高，24 小时至峰值，48~72 小时可能恢复正常，但随后又可持续升高 8~15 天。

③在酗酒、乙醇性胰腺炎、慢性胰腺炎、胰腺癌、肝胆疾患等血清 LPS 也可有不同程度的升高。

第八章　肾脏疾病的实验诊断

肾脏最基本的功能是泌尿，其过程包括肾小球滤过、肾小管选择性重吸收和排泄。肾脏通过生成尿液，不仅可以排泄机体代谢的终产物，如尿素、尿酸、肌酐等，还可排泄进入体内的外源性异物如药物及毒物；同时调节机体水、电解质及酸碱平衡，维持内环境的稳定。此外肾脏也兼有内分泌功能，如分泌肾素、前列腺素、促红细胞生成素、活性维生素 D 等。

肾脏疾病常用的实验室检测包括尿液检查和肾功能检查。尿液检查已在本书有关章节讲解，本章主要讲解肾小球功能检查、肾小管功能检查、肾血流量检测。

第一节　肾小球功能检查

肾小球的主要功能是滤过，评估滤过功能的重要参数是肾小球滤过率（glomerular filtration rate，GFR）。GFR 指单位时间内（分钟）经肾小球滤出的血浆液体的量。正常成人流经肾脏的血液量为 1200~1400 mL/min，其中血浆量为 600~800 mL/min，产生的滤液（原尿）为 120~160 mL/min，说明流经肾的血浆约有 1/5 由肾小球滤入囊腔生成原尿。肾小球滤过率与肾血浆流量的比值称为滤过分数。肾小球滤过率和滤过分数是衡量肾功能的指标。

肾小球有效滤过面积减小、滤过功能降低或肾小球有效滤过压发生变化，都能改变肾小球滤过率。

肾小球滤过膜总面积约 1.5~2 m²。正常情况下，全部肾小球都处于活动状态，因而滤过面积保持稳定。病理情况下，如急性肾小球肾炎，肾小球毛细血管内皮增生、肿胀，基膜肿胀加厚，会引起毛细血管腔狭窄甚至完全闭塞，致使有效滤过面积减小，滤过率降低，出现少尿甚至无尿。

肾小球有效滤过压=肾小球毛细血管压-（血浆胶体渗透压+肾小囊内压）

组成有效滤过压的 3 个因素中任一因素发生变化，都能影响有效滤过压，从而改变肾小球滤过率。动脉血压在 10.7~24.0 kPa（80~180 mmHg）范围内变动时，肾血流量存在自身调节能保持相对稳定，肾小球毛细血管血压无明显变化。但如果动脉血压下降到 10.7 kPa（80 mmHg）以下时（如大失血），超出了肾血流量自身调节范围，肾小球毛细血管血压将相应下降，使有效滤过压降低，肾小球滤过率减少而引起少尿，当动脉血压降至 5.3~6.7 kPa（40~50 mmHg）时，可导致无尿。高血压病晚期，因入球动脉发生器质性病变而狭窄时，亦可使肾小球毛细血管血压明显降低，引起肾小球滤过率减少而导致少尿，甚至无尿。人体血浆胶体渗透压在正常情况下不会出现明显波动。只有在血浆蛋白浓度降低时，才引起血浆胶体渗透压下降，从而使肾小球有效滤过压和滤过率增大，尿量增多。正常情况下肾小囊内压比较稳定。当发生尿路梗阻时，如肾盂结石、输尿管结石或肿瘤压迫等，可引起患侧囊内压升高，使有效滤过压降低，滤过率减少。此外，有的药物，如某些磺胺，容易在小管液酸性环境中结晶析出，或某些疾病发生溶血过多使滤液含血红蛋白时，其药物结晶或血红蛋白均可堵塞肾小管而引起囊内压升高，导致肾小球有效滤过压和滤过率下降。

肾小球滤过率尚不能直接测定，临床常应用肾血浆清除率（clearance，C）试验间接反映 GFR。肾清除率系指双肾在单位时间内，能将若干毫升血浆中所含的某物质全部排出的量，结果以毫升/分（mL/min）或升/24 小时（L/24h）表示，计算式为：

$$C_\Delta = (U_\Delta \times V) / P_\Delta$$

C_Δ 为清除率（mL/min），U_Δ 为尿中某物质的浓度，V 为每分钟尿量（mL/min），P_Δ 为血浆（清）中某物质的浓度。

利用清除率可分别测定 GFR、肾血流量、肾小管对各种物质的重吸收和分泌作用。各种物质经肾排出的方式大致分为 4 种。

（1）全部由肾小球滤过，肾小管既不吸收也不分泌，如菊粉，可作为 GFR 测定的理想物质，能完全反映 GFR。

（2）全部由肾小球滤过，肾小管不重吸收但有很少排泌，如肌酐等，可基本反映 GFR。

（3）全部由肾小球滤过后，又被肾小管全部吸收，如葡萄糖等，可作为肾小管最大吸收率测定。

（4）除肾小球滤出外观，大部分由肾小管周围毛细血管向肾小管分泌后排出，如对氨马尿酸、碘锐特等，可作为肾血流量测定。

菊粉清除率被视为 GFR 评判的"金标准"。测定方法是，静脉滴注一定量的菊粉以保持血浆浓度恒定，然后分别测得每分钟尿量（V，mL/min）、尿中菊粉浓度（U，mg/100 mL），血浆中菊粉浓度（P，mg/100 mL），菊粉清除率可用公式计算：$C=U×V/P$。由于菊粉清除率试验操作复杂，主要用于科研工作。目前在临床普遍应用的是内生肌酐清除率试验。

一、内生肌酐清除率测定

【检测原理】肌酐是肌酸的代谢产物，在成人体内含肌酐约 100g，其中 98% 存在于肌肉，每天更新约 2%。人体血液中肌酐的生成可有内、外源性两种，如在严格控制饮食条件和肌肉活动相对稳定的情况下，血浆肌酐的生成量和尿的排出量较恒定，其含量的变化主要受内源性肌酐的影响，而且肌酐大部分是从肾小球滤过，不被肾小管重吸收，排泌量很少，故肾脏在单位时间内，把若干毫升血浆中的内生肌酐全部清除出去，称为内生肌酐清除率（endogenous creatinine clearance，Ccr）。

【检测方法】

1. 标准 24 小时留尿计算法

试验前病人连续 3 天低蛋白饮食（<40 g/d），并禁食肉类，避免强烈运动。第 4 天清晨 8 时将尿液排尽，然后收集并记录 24 小时的尿量（第 5 天清晨 8 时尿液必须留下），每升尿液加入甲苯 5 mL 防腐。抽静脉血 3 mL。同时测定血浆中的肌酐浓度及混合尿中的肌酐浓度。按下列公式可算出 24 小时的肌酐清除率。

$$校正 Ccr = 实际 Ccr × 1.73m^2 / 受试者体表面积$$

2. 4 小时留尿改良法

因留 24 小时尿不方便，易导致留尿不准，且需加防腐剂等。在严格控制条件下，24 小时内血浆肌酐和尿液肌酐含量较恒定，为方便临床和受试者，可用 4 小时尿及空腹取血进行肌酐测定，再按上述公式计算清除率。

3. 血肌酐计算法

以血肌酐值为基础，根据患者年龄、性别、身高、体重、种族等各种参数，通过公式计算肾小球滤过率估算值（estimated glomerular filtration rate，eGFR）。常用的计算公式有：

（1）MDRD 简化方程：GFR $[mol/(min·1.73m^2)]$ = 186×血肌酐（$\mu mol/L$）$^{-1.154}$×年龄（岁）$^{-0.203}$×0.742（女性）×1.233（中国）。

（2）Cockcroft-Gault 公式：Ccr $[mL/(min·1.73m^2)]$ = （140-年龄）×体重（kg）×72^{-1}×血肌酐（$\mu mol/L$）$^{-1}$×0.85（女性）。

（3）Connhan-Banatp 公式：GER $[mL/(min·1.73m^2)]$ = 0.43×身高（cm）×血肌酐（$\mu mol/L$）$^{-1}$。

（4）Schwonty 公式：Ccr $[mL/(min·1.73m^2)]$ = 0.55×身高（cm）×血肌酐（$\mu mol/L$）$^{-1}$。

上述公式计算中，MDRD 简化方程和 Cockcroft-Banatp 公式用于成人估算

GFR，Connhan-Banatp 公式和 Schwonty 公式用于儿童估算 GFR。

【参考区间】成人 Ccr：80~120 mL/min，此外还应考虑年龄因素，新生儿 25~70 mL/min，2 岁以内小儿偏低，健康人在中年以后每 10 年平均下降 4 mL/min。性别差异在中年期以后渐明显，女性下降的幅度大于男性。西咪替丁、甲苄嘧啶也可使 Ccr 下降。

【临床意义】

（1）判断肾小球损害的敏感指标。当 GFR 降低到正常的 50%，Ccr 可低至 50 mL/min，但血肌酐和尿素氮尚在正常范围内。

（2）评估肾功能损害程度。根据 Ccr 一般将肾衰竭分为 4 期：第 1 期（肾衰竭代偿期）Ccr 为 51~80 mL/min；第 2 期（肾衰竭失代偿期）Ccr 为 20~50 mL/min；第 3 期（肾衰竭期）Ccr 为 10~19 mL/min；第 4 期（尿毒症期或终末期肾衰竭）CCr<10 mL/min。另一种分类是 Ccr 51~70 mL/min 为轻度损害；31~50 mL/min 为中度损害；<30 mL/min 为重度损害。

（3）指导治疗。Ccr 在 30~40 mL/min 时开始限制蛋白质摄入；<30 mL/min 时氢氯噻嗪类利尿剂常无效，要改用呋塞米、依他尼酸钠等袢利尿剂；≤10 mL/min 应采取肾替代治疗。用药指导：一般认为，Ccr 在 50~70 mL/min 时为肾功能不全代偿期，而 20~50 mL/min 为失代偿期，用药应十分谨慎，特别是主要由肾排泄的药物，应根据 Ccr 的下降程度及时调节药物剂量及用药间隔时间。一些具有明显肾毒性的化学疗法药物要慎用。

（4）肾移植术是否成功的一种参考指征。如移植物存活，Ccr 会逐步回升，否则提示失败。一度上升后又下降，提示发生排异反应。

（5）肾前性少尿与少尿性急性肾衰竭的鉴别诊断。前者内生肌酐清除率高，后者内生肌酐清除率降低。

二、血肌酐测定

【检测原理】

（1）酶法：肌酐经肌酐水合酶催化生成肌酸，肌酸与肌酸激酶、丙酮酸激酶、乳酸脱氢酶偶联反应，使 NADH 变成 NAD，在波长 340 nm 处吸光度值降低，其降低程度与肌酐浓度成正比。

（2）Jaffe 反应法（苦味酸法）：肌酐与碱性苦味酸产生 Jaffe 反应，生成橘红色的苦味酸复合物，在波长 510 nm 处的吸光度值，与肌酐含量成正比。

【参考区间】血清肌酐：成人男性 62～115 μmol/L，成人女性 53～97 μmol/L（Jaffe 反应速率法）。

【方法学评价】酶学方法虽成本较高，但特异性高，结果准确，适用于各种自动分析仪，亦可用于干化学方法或电化学方法。酶法因特异性好，其参考区间略低于苦味酸法。建议各实验室最好建立本地区的参考区间。

Jaffe 反应并非仅对肌酐特异，还与许多化合物生成 Jaffe 样色原，如蛋白质、葡萄糖、抗坏血酸、丙酮、乙酰乙酸、丙酮酸，胍和头孢类抗生素。这类化合物的干扰程度与所选择的反应条件有关。根据肌酐与非肌酐物质的 Jaffe 反应动力学特点，利用"窗口期"肌酐动力学反应，选择适宜的速率监测时间，避开干扰物质对肌酐与苦味酸反应的干扰，可有效提高特异性，操作简便，适用于各种自动分析仪。

【临床意义】

（1）评价肾小球滤过功能：①急性肾衰竭：血 Cr 明显进行性升高为器质性损害指标，可伴少尿和非少尿。②慢性肾衰竭：血 Cr 升高程度与病变严重性一致：肾衰竭代偿期，血 Cr<178 μmol/L；肾衰竭失代偿期，血 Cr＞178 μmol/L；肾衰竭期，血 Cr>445 μmmol/L。

（2）鉴别肾前性和肾性少尿：器质性肾衰竭血 Cr 常超过 200 μmol/L，肾前性少尿，血 Cr 多不超过 200 μmol/L。

（3）BUN/Cr（单位为 mg/L）：①器质性肾衰竭 BUN/Cr≤10∶1；②肾前性少尿，肾外因素所致氮质血症 BUN/Cr 常>10∶1。

（4）生理变化：老年人、肌肉消瘦者 Cr 偏低，一旦血 Cr 上升，就要警惕肾功能减退。

三、血清尿素测定

尿素是蛋白质代谢的终末产物，在肝脏生成。血清尿素（serum urea）的浓度取决于蛋白质摄入量、分解代谢及肾脏的排泄能力。尿素可自由通过肾小球滤过，30%~40%肾小管重吸收，肾小管少量排泌。在蛋白质摄入量、分解代谢比较稳定的情况下，其血浓度取决于肾脏的排泄能力。因此血清尿素浓度测定可以反映肾小球滤过功能。

【检测原理】

（1）尿素酶法。①酶偶联速率法：尿素在尿素酶催化下，水解生成氨和二氧化碳。氨在 α-酮戊二酸和还原型辅酶 I 存在下，经谷氨酸脱氧酶（GLDH）催化，生成谷氨酸，同时，NADH 被氧化成 NAD，可在 340 nm 波长处监测吸光度下降的速率，计算样品中尿素的含量。②尿酶-波氏比色法：尿素酶水解尿素产生氨，氨离子在碱性介质中与苯酚及次氯酸反应，生成蓝色的吲哚酚，吲哚酚的生成量与尿素含量成正比，在波长 560 nm 比色测定。

（2）二乙酰一肟显色法。在酸性反应环境中加热，尿素与二乙酰缩合，生成色原二嗪（diazine），称为 Fearon 反应。因为二乙酰不稳定，通常由反应系统中二乙酰一肟与强酸作用，产生二乙酰。二乙酰和尿素反应，生成红色的二嗪。

【参考区间】成人血清尿素 2.9~8.2 mmol/L。

【方法学评价】空气中氨气对试剂或玻璃器皿的污染、使用铵盐抗凝剂、血氨升高时，可使酶法测定尿素结果偏高。二乙酰一肟显色法有轻度褪色现象（每小时小于 5%）。加热显色经冷却后，应及时比色。

【临床意义】

（1）器质性肾功能损害时血尿素增高。急性肾衰肾功能轻度受损时血尿素可无变化，GFR 降至 50% 以下血尿素才升高。对慢性肾衰竭，血尿素增高程度与病变严重性一致。肾衰竭代偿期：血尿素<9 mmol/L；肾衰竭失代偿期：血尿素>9 mmol/L；肾衰竭期：血尿素>20 mmol/L；尿毒症期：血尿素>21.4 mmol/L。

（2）肾前性少尿。各种原因导致的肾血流量减少时，血尿素升高，Cr 升高不明显，BUN/Cr>10：1，称为肾前性氮质血症。

（3）蛋白质分解或摄入过多如急性传染病、高热、上消化道大出血、大面积烧伤、严重创伤、大手术后、甲亢、高蛋白饮食等，血尿素升高，Cr 一般不高。

（4）作为肾衰竭透析充分性指标。

四、血胱抑素 C 测定

胱抑素 C（Cystatin C，CysC）也称半胱氨酸蛋白酶抑制剂 C，是一种低分子量、碱性非糖化蛋白质，分子量为 13.3 kD，由 122 个氨基酸残基组成，可由机体所有有核细胞产生，产生率恒定。CysC 不和其他蛋白形成复合物，能自由通过肾小球滤过，在近曲小管全部重吸收并迅速代谢分解。CysC 血清浓度变化不受炎症、感染、肿瘤及肝功能等因素的影响，与性别、饮食、体表面积、肌肉量无关。血清浓度与 GFR 的相关性好，是检测早期肾功能损害的指标之一。

【检测原理】 CysC 血清浓度多采用胶乳颗粒增强免疫比浊法检测。

【参考区间】 成人血清 CysC 0.6~2.5 mg/L。

【方法学评价】 胶乳颗粒增强免疫比浊法检测重复性好，速度快，血中胆红素、血红蛋白和三酰甘油等物质对测定的干扰小，已有国产商品试剂盒，可在生化自动分析仪上测定。

【临床意义】血清 CysC 浓度与 GFR 的相关性好，与肾功能损害程度高度相关，能够准确反映人体 GFR 的变化，较血清 BUN、Cr 有更高的敏感性和特异性。

五、血、尿 β_2-微球蛋白测定

β_2-微球蛋白（β_2-microglobulin，β_2-MG）是由淋巴细胞、血小板、多形核白细胞产生的一种小分子球蛋白，分子质量为 11 800，由 99 个氨基酸组成的单链多肽。它是细胞表面人类白细胞抗原（HLA）的 P 链（轻链）部分，与免疫球蛋白稳定区的结构相似。广泛存在于血浆、尿液、脑脊液、唾液以及初乳中。正常人 β_2-MG 的合成率及从细胞膜上的释放量相当恒定，β_2-MG 可以从肾小球自由滤过，99.9% 在近端肾小管吸收，并在肾小管上皮细胞中分解破坏，因此，血清 β_2-MG 的升高可反映肾小球滤过功能受损情况。

【检测原理】多采用胶乳颗粒增强免疫比浊法检测。

【参考区间】成人血清 $1\sim2$ mg/L。成人尿 β_2-MG 低于 0.3 mg/L，或以尿肌酐校正为 0.3 mg/g 肌酐以下。

【方法学评价】

（1）胶乳颗粒增强免疫比浊法检测。重复性好，速度快，标本浑浊可能干扰测定结果，应离心后取上清液测定。

（2）β_2-MG 在 pH 5.2 以下尿中极易分解破坏，故尿收集后应及时测定，若需贮存，应将尿调至 pH $6.5\sim7.0$ 冷冻保存。

（3）因尿液中 β_2-MG 稳定性差，欧洲一些国家已建议淘汰此项检验，代之以尿 α_1-微球蛋白或视黄醇结合蛋白检测。

【临床意义】

（1）评估肾小球滤过功能。在 CCr 低于 80 mL/min 时，血 β_2-MG 即可出

现升高，比血肌酐更灵敏。若同时出现血清和尿 β_2-MG 升高，且 β_2-MG<5 mg/L，则可能肾小球和肾小管功能均受损。

（2）IgG 肾病、SLE 活动期、恶性肿瘤以及多种炎性疾病如肝炎、类风湿关节炎等可致 β_2-MG 升高。

（3）肾移植患者血、尿 β_2-MG 明显增高，提示机体发生排斥反应，因 β_2-MG 合成加速，虽肾清除增多，而血 β_2-MG 仍增高。一般在移植后 2~3 天血 β_2-MG 上升至高峰，随后逐渐下降。肾移植后连续测定血、尿 β_2-MG 可作为肾小球和肾小管病变的敏感指标。

（4）尿液 β_2-MG 升高是肾近曲小管重吸收功能受损的非常灵敏和特异的指标。在急性肾小管损伤或坏死、慢性间质性肾炎、慢性肾功能衰等情况下，均可使尿 β_2-MG 显著升高。

（5）因肾小管重吸收 β_2-MG 的阈值为 5 mg/L，只有血 β_2-MG<5 mg/L 时，尿 β_2-MG 升高才反映肾小管损伤。

第二节　肾小管功能检查

一、近端肾小管功能检查

（1）α_1-微球蛋白检测。α_1-微球蛋白（α_1-microglobulin，α_1-MG）是肝细胞和淋巴细胞产生，分子量为 26 000 kD，α_1-MG 有游离型及与免疫球蛋白、清蛋白结合型。游离型 α_1-MG 可自由通过肾小球，原尿中 α_1-MG 99% 被近端肾小管上皮细胞重吸收并分解，仅有微量从尿中排出。

【检测原理】多采用胶乳颗粒增强免疫比浊法检测。

【参考区间】血清游离 α_1-MG 10~30 mg/L，成人尿 α_1-MG<15 mg/24h，或<20 mg/g 肌酐。

【方法学评价】胶乳颗粒增强免疫比浊法检测重复性好，速度快，标本浑浊可能干扰测定结果，应离心后取上清液测定。

【临床意义】

①尿 α_1-MG 增高见于多种原因所致近端肾小管功能损害，因肾小管上皮细胞对 α_1-MG 重吸收障碍先于 β_2-MG，因此，尿 α_1-MG 比 β_2-MG 更能反映肾脏早期病变，是近端肾小管损伤的标志蛋白。

②血 α_1-MG 增高可评估肾小球滤过功能。Ccr 低于 100 mL/min 时血 α_1-MG 出现升高，比血 β_2-MG 更灵敏。

③由于 α_1-MG 由肝细胞产生，严重肝实质性病变，可导致血清 α_1-MG 降低。

（2）尿视黄醇结合蛋白检测。视黄醇结合蛋白（retinol binding pmtein，RBP）是肝脏合成并分泌至血液中的一种低分子蛋白，分子量约为 22 kD，游离型 RBP 可通过肾小球滤过，在近端肾小管几乎全部被重吸收并分解，仅有微量从尿中排出。

【检测原理】采用胶乳颗粒增强免疫比浊法检测。

【参考区间】成人尿 RBP 为 0.04~0.18 mg/L。

【方法学评价】标本浑浊可能干扰测定结果，应离心后取上清液测定。

【临床意义】尿 RBP 浓度与肾小管间质的损害程度明显相关，可作为肾近端小管损害程度的判断和指导治疗的指标。

二、远端肾小管功能检查

远端肾小管和集合管的主要功能是在抗利尿激素和醛固酮的作用下，参与机体尿液浓缩稀释，同时调节机体水、电解质及酸碱平衡，维持内环境的稳定。当肾脏病变时，远端小管和集合管受损，对水、钠、氯的重吸收发生变化，髓质部的渗透压梯度遭到破坏，影响尿的浓缩和稀释功能。

1. 昼夜尿比密试验［又称莫氏试验（Mosenthal test）］

【检测原理】尿比密是在 4 ℃条件下尿液与同体积纯水的重量之比，它与尿中溶解物质的浓度与固体总量成正比。受试日正常进食，但每餐含水量控制在 500~600 mL，三餐外不再饮任何液体。上午 8 时排空膀胱后至晚 8 时止，每 2 小时收集尿 1 次共 6 次，晚 8 时及次晨 8 时收集在 1 个容器内，分别测定尿量及比密。

【参考区间】24 小时尿量为 1 000~2 000 mL，12 小时夜尿量不应超过 750 mL，昼尿量与夜尿量之比 3∶1~4∶1；夜尿或昼尿中至少 1 次尿比密应在 1.018 以上，最高比密与最低比密之差不应少于 0.009。

【方法学评价】尿中蛋白、糖、药物等晶体性和胶体性物质可使结果偏高；大量出汗可使尿量减少而比密升高。

【临床意义】

（1）夜尿>750 mL 或昼尿量与夜尿量之比降低，而尿比密及变化率仍正常，为浓缩功能受损早期改变，可见于间质性肾炎、慢性肾小球肾炎、高血压肾病和痛风肾病早期损害时。夜尿增多及尿比密无 1 次>1.020 或最高比密与最低比密之差<0.009，提示稀释-浓缩功能严重受损；若比密固定在 1.010~1.012 称等渗尿，表明肾只有滤过功能，稀释-浓缩功能丧失。

（2）尿量少而比密高，固定在 1.018 左右（差值小于 0.009），多见于急性肾小球肾炎及其他影响减少 GFR 的情况，因原尿生成减少而稀释-浓缩功能相对正常所致。

（3）尿量明显增多（>4 L/24h）而尿比密均低于 1.006，为尿崩症典型表现。

2. 尿渗量（尿渗透压）测定

尿渗量（urine osmol，Uosm）亦称尿渗透压，是反映单位容积尿中溶质分子和离子的颗粒数。尿渗量用于评价肾脏的浓缩稀释功能。

【检测原理】冰点下降法，1 渗量的溶质可使 1 kg 水的冰点下降 1.86 ℃，冰点下降的程度与溶质渗量成比例。

$$渗量（osm/kgH_2O）= 测得溶液冰点下降度（℃）/1.86$$

1.86 为水的摩尔冰点下降常数。

【参考区间】禁饮后尿渗量为 600～1 000 mOsm/（kg·H_2O），平均 800 mOsm/（kg·H_2O）；血浆渗量为 275～375 mOsm/（kg·H_2O），平均 300 mOsm/（kg·H_2O）；尿渗量/血浆渗量比值为（3～4.5）：1。

【方法学评价】尿比密易受溶质微粒大小和数量的影响，而尿渗量受溶质离子数影响，不能离子化的物质如蛋白、糖对尿渗量的影响较少，故尿渗量测定能真正反映肾浓缩和稀释功能。

【临床意义】

（1）判断肾浓缩功能：禁饮尿渗量在 300 mOsm/（kg·H_2O）时称为等渗尿，若<300 mOsm/（kg·H_2O）时称为低渗尿。在禁止饮水 8 小时后，尿渗量<600 mOsm/（kg·H_2O），而且尿/血浆渗量比值<1，表明肾脏浓缩功能障碍。见于慢性肾盂肾炎、多囊肾尿酸性肾病等慢性肾间质性病变；也可见于慢性肾炎后期，急、慢性肾衰竭累及肾小管和间质。

（2）一次性尿渗量检测用于鉴别肾前性、肾性少尿：肾前性少尿时，尿渗量常>450 mOsm/（kg·H_2O），肾小管坏死致肾性少尿时，尿渗量常<350 mOsm/（kg·H_2O）。

第九章 水、电解质与酸碱平衡失调的检验

　　正常状态下机体体液的各种成分处于相对稳定的状态，保证各项生理代谢活动正常进行。当发生肺部疾病、肾脏疾病或其他一些疾病时，会引起体液成分的变化，甚至导致体液平衡紊乱。通过体液成分的测定，可以帮助了解体液平衡的状态，达到诊断和鉴别诊断的目的。

第一节　水、电解质平衡的检验

　　体内水、电解质的平衡是维持生命的基础。在人体内组织液中，对保持水分和渗透压平衡的重要电解质包括钾离子（K^+）、钠离子（Na^+）、氯离子（Cl^-）和碳酸氢根离子（HCO_3^-）等。此外钙离子（Ca^{2+}）、镁离子（Mg^{2+}）等对于肌肉功能以及一些酶活性的发挥起着重要作用。HCO_3^-对血液酸碱平衡有重要影响，将在本章第二节讨论，本节重点介绍重要的金属离子和氯离子检测。

　　体液中金属电解质检测可以采用原子分光光度法、火焰光度法以及分光光度法、离子选择电极法等，其中离子选择电极（ion-selective electrode，ISE）法简便、灵敏，适于自动化，已经成为临床实验室测定电解质最常用的方法。离子选择电极的基本原理相似，即由对待测离子敏感的测试电极和参比电极组成的一对电极。测试电极外覆盖着对待测离子敏感的电极膜，电极接触样品时，待测离子会透过电极膜，引起电极电位变化，通过电位计被放大和记录，电位变化值与样品中待测离子浓度相关。

一、血清钾测定

钾是细胞内最主要的阳离子，对生命活动非常重要，其生理功能主要表现在维持细胞的正常代谢与酸碱平衡、细胞膜应激性和心肌正常功能。体内钾约98%分布在细胞内，2%在细胞外，血钾仅占总量的0.3%左右。

血清钾浓度高于5.5 mmol/L称为高钾血症（hyperkalemia），血清钾浓度低于3.5 mmol/L称为低钾血症（hypokalemia）。高钾血症对机体的影响主要表现为肌无力和心肌兴奋传导异常，引起心室颤动和心跳停止低钾血症临床表现可出现肌无力，精神异常，昏迷，心率增快，期前收缩，严重者出现呼吸肌麻痹、心室扑动或颤动，心力衰竭，心搏骤停。严重的高钾血症和低钾血症均可危及生命。

【检测原理】血钾的测定方法很多，较常用的有离子选择电极法、火焰光度法、分光光度法（又分为酶法和大环发色团法）等。

（1）离子选择电极法。钾离子选择电极是一种电化学敏感器，它能选择性地对钾离子产生响应，通过与参比电极构成电化学测量回路，可测定溶液中钾离子活度。钾电极的离子选择性材料是含缬氨霉素的PVC膜，当电极置于测量样品中，敏感膜与溶液界面的离子发生交换或扩散而产生膜电位，通过与参比电极相比较测得电极电位。电位大小与标本中钾离子活度的关系符合Nernst方程，可计算出样品中的钾离子活度。

（2）火焰光度法。火焰光度分析通过测定被测离子的发射光强度来对待测离子进行定量。样品中钾原子接受火焰的热能而激发，处于激发态原子不稳定，会发射出特定波长（767 nm）射线，发射光线的强度与样品中钾离子浓度成正比。

【参考区间】3.5~5.5 mmol/L。

【方法学评价】

（1）血钾测定标本可以是血清、血浆或全血，血浆和全血使用肝素锂抗凝。

（2）血浆或全血测定结果常比血清低 0.2~0.5 mmol/L，原因是血液凝固时血小板破裂会释放出 K^+。

（3）测血钾时，血清或血浆标本应及时分离，不能溶血。细胞内钾浓度显著高于细胞外，即使轻微溶血也会引起血钾明显升高。

【临床意义】

1. 血清钾增高常见于以下情况

（1）摄入过多：大剂量口服或输注含钾溶液、输入大量库存血液等。

（2）排出减少：急性或慢性肾衰竭、肾上腺皮质功能减退症、远端肾小管泌钾障碍，如 SLE、肾小管酸中毒等。

（3）细胞内钾向细胞外转移：组织挤压伤、重度溶血、大面积烧伤等；缺氧和酸中毒等。

2. 血钾减低常见于

（1）丢失过多：①消化液丢失，如严重腹泻、呕吐、胃肠引流和肠瘘等；②肾脏排泄增多，如肾衰竭多尿期、肾上腺皮质功能亢进、服用排钾利尿剂、醛固酮增多症等。

（2）摄入不足：长期低钾饮食、禁食和厌食等。

（3）分布异常：胰岛素的应用、碱中毒、低钾性周期麻痹等。

二、血清钠测定

钠和氯是维持细胞外渗透压的主要离子，具有重要生理意义。钠的生理功能表现在参与水代谢、保证体内水平衡、调节体内水分与渗透压和酸碱平衡；对 ATP 的生产和利用、肌肉运动、心血管功能、能量代谢都有影响，并能增强神经肌肉兴奋性等。体内钠主要分布于细胞外液，占 44%~50%，其次为骨骼，占 40%~47%，细胞内液钠含量较低，仅占 9%~10%。血清钠浓度低于 135 mmol/L 为低钠血症，血清钠高于 145 mmol/L 为高钠血症。低钠血症可出现倦怠、淡漠、无神，严重失钠可出现恶心、呕吐、血压下降，甚至痛性肌痉挛。

【检测原理】血钠测定方法很多，较常用的有离子选择电极法、火焰光度法、分光光度法（又分为酶法和大环发色团法）等。

（1）离子选择电极法。钠离子选择电极表面是二氧化硅基质中氧化钠和氧化铝分子构成的玻璃膜，对钠离子敏感。

（2）分光光度法（酶法）。β-半乳糖苷酶的活性依赖 Na^+，在有 Na^+ 存在的条件下，水解邻硝基酚-β-D-半乳吡喃糖苷（ONPG），生成有色产物邻硝基酸，产生邻硝基酚的量与样品中 Na^+ 浓度呈正比，在 420 nm 波长比色定量。

【参考区间】135～145 mmol/L。

【方法学评价】

（1）血钠测定标本可以是血清、血浆或全血，使用的抗凝剂不得带入钠离子。

（2）ISE 法测定血钠分为直接测定和间接测定。直接测定法将样本不经稀释直接测定，结果反映血清水相中的离子活度，不受高蛋白血症和脂血症影响；而间接法则是将样本和校准液用特定离子强度与 pH 的稀释液稀释后再进行测定，结果反映样品中的钠离子浓度，但受到样本中脂类和蛋白质影响。

【临床意义】血清钠浓度低于 135 mmol/L 为低钠血症，血清钠超过 145 mmol/L 为高钠血症。

1. 血清钠降低常见于

（1）钠摄入不足：在肾功能正常情况下，由于摄入钠不足而致低钠血症较为少见。大量出汗时，只补充水分而不补充电解质，可引起血钠降低。

（2）钠丢失增加：①消化道失钠，如幽门梗阻、胃肠手术造瘘、引流等胃肠道疾患时，因呕吐、腹泻等导致大量钠随消化液一同丢失。②肾排钠增加，如严重肾盂肾炎、肾小管严重损害、肾上腺皮质功能不全、糖尿病、应用利尿剂治疗等造成钠从尿液排出过多，均可导致低钠血症。③皮肤失钠，如大量出汗时钠通过汗液丢失；或大面积烧伤时，钠随渗出液而丢失。

2. 血清钠增高常见于

（1）钠排出减少：肾上腺皮质功能亢进（如库欣综合征、原发性醛固酮增多症等）由于皮质激素的保钠作用，使肾小管对钠的重吸收增加，出现高钠血症。

（2）血液浓缩：严重脱水时水分大量丢失而钠丢失少也可出现血钠增高；中枢性尿崩症时 ADH 分泌量减少，尿量大增，若供水不足，也可导致血钠增高。

三、血清氯测定

氯离子是细胞外液的主要阴离子，对维持细胞电势差和渗透压平衡具有重要意义。血清氯的测定可采用汞滴定法、分光光度法、库仑–安培计滴定法等，目前使用最广泛的是 ISE 方法。

【检测原理】

（1）氯离子选择电极法。氯离子选择电极表面由 AgCl 和 Ag_2S 粉末混合物压制成的敏感膜覆盖，当将氯离子选择性电极浸入含 Cl^- 溶液中，可产生相应膜电势。以氯离子选择性电极为指示电极，甘汞电极为参比电极，测量电池电动势，与氯离子活度的对数呈线性关系。

（2）电量滴定法。在恒定电流和不断搅拌条件下，以银丝为阳极，不断生成银离子，银离子与样品中氯离子结合生成氯化银沉淀，溶液中没有游离银离子，当标本中氯离子与银离子作用完全后，溶液中出现游离银离子，溶液电导明显增加，使仪器的传感装置和计时器立即切断电流并自动记录滴定所需时间，与标准液的滴定时间比较即可计算样品氯离子浓度。

【参考区间】95~105 mmol/L（3.37~3.73 g/L）。

【临床意义】

1. 血清氯增高常见于

（1）高钠血症，为保持体内正负电荷平衡而出现氯排出减少。

（2）失水大于失盐、大量输注生理盐水等情况。

2. 血清氯降低在临床上较为多见，常见于

（1）氯化物异常丢失，如严重呕吐、腹泻可导致氯随消化液丢失。

（2）氯摄入减少，如大量出汗后未补充食盐；慢性肾炎、心力衰竭等疾病患者长期忌盐饮食。

（3）抗利尿素分泌增多的稀释性低钠、低氯血症，如艾迪生病。

四、血清钙测定

血液中钙几乎全部存在于血浆中，所以血钙主要指血浆钙。血钙以离子钙和结合钙两种形式存在，约各占50%。结合钙中绝大部分是与血浆白蛋白结合，小部分与柠檬酸、重碳酸盐等结合。血浆钙中只有离子钙直接发挥生理作用，结合钙虽不直接发挥生理效应，但与离子钙之间处于动态平衡，维持着离子钙浓度恒定。血清钙水平受甲状旁腺素（PTH）、1，25-二羟维生素D_3、降钙素等激素调节，肾脏对血钙调节也发挥重要作用。

血钙测定方法很多，不同方法测定结果不同。血清中总钙（游离钙和结合钙）可用分光光度法，离子钙可采用离子选择电极法测定。

【检测原理】

（1）分光光度法测定血清总钙。某些化合物或染料能选择性地与钙结合引起特定波长吸光度值变化，变化值与钙浓度相关，据此可对血清中钙进行定量。常用的钙结合染料有邻-甲酚酞络合酮（OCPC）、甲基麝香草酚蓝、

偶氮胂Ⅲ等。邻-甲酚酞络合酮比色法测定血清总钙的原理是在碱性溶液中，OCPC 与钙离子结合生成红色化合物，在 570~580 nm 测定吸光度值。样品经加酸处理，可使结合钙转变为离子钙，故而测定结果为血清总钙。

（2）离子选择电极法测定血清离子钙。钙离子选择电极能选择性地对钙离子产生响应。当电极与样品中钙离子接触，引起电位变化，电位变化量与钙离子活度的对数成正比。

【参考区间】 血清总钙 2.25 ~ 2.75 mmol/L，血清离子钙 1.10 ~ 1.34 mmol/L。

【临床意义】

1. 血清钙增高常见于

（1）钙吸收增加，如：①原发性甲状旁腺亢进，促进骨钙吸收，肾脏和肠道对钙吸收增强，使血钙增高；②某些恶性肿瘤如肾癌、支气管腺癌等可产生 PTH，促进骨钙吸收释放入血而使血清钙增高；③维生素 D 中毒，可促进肾脏和肠道对钙重吸收而引起高钙血症；④肾上腺皮质功能降低，不能有效拮抗维生素 D 和甲状旁腺素的作用，使肠道内钙吸收增加而出现高血钙。

（2）骨骼中钙转移入血，如骨髓增殖性疾病引起骨质脱钙进入血中，出现高血钙。

2. 血清钙降低主要原因为钙摄入下降，常见于

（1）甲状旁腺功能低下，如甲状腺手术中误切了甲状旁腺、特发性甲状旁腺功能低下，放射性治疗甲状腺癌时伤及甲状旁腺等。

（2）维生素 D 缺乏，如食物中维生素 D 缺乏，阳光照射少，消化系统疾患导致的维生素 D 缺乏。

（3）长期低钙饮食或钙吸收不良，如严重乳糜泻时，食物中钙与未吸收的脂肪酸结合，生成钙皂排出体外。

（4）严重肝病、慢性肾病等导致 1，25-二羟胆钙化醇合成发生障碍，小

肠钙吸收不良。

五、血浆渗透压测定

溶剂通过半透膜由低浓度溶液向高浓度溶液扩散的现象称为渗透，阻止渗透所需施加的压力，即为渗透压。渗透压也可以理解为溶质分子通过半透膜的一种吸水力量，其大小取决于溶液中溶质颗粒数目多少，与溶质分子量和颗粒大小无关。血浆渗透压包括血浆蛋白等大分子形成的胶体渗透压和血浆中各种无机离子所产生的晶体渗透压。血中晶体数量显著高于胶体的数量，所以血渗透压主要来自晶体渗透压。

血浆晶体渗透压对维持细胞内外水分的正常交换和分布、红细胞形态和功能有重要作用。血浆胶体渗透压的主要生理作用是调节毛细血管内外水分分布，对维持血浆容量具有重要作用。人体的渗透压感受器位于下丘脑视上核及其周围区。血浆渗透压变化可刺激渗透压感受器，引起神经垂体 ADH 释放的变化，从而调节肾远曲小管和集合管对水的重吸收，维持体内渗透压恒定。测定血浆渗透压有利于疾病诊断。当某些疾病影响到细胞内外水分和电解质的交换时，血浆渗透压可发生变化。

【检测原理】目前血浆渗透压测定最常采用冰点下降法。冰点下降法是一种间接测定渗透压摩尔浓度的方法。在理想的稀溶液中，冰点下降符合 $\Delta T_f = K_f \cdot m$，式中，ΔT_f 为冰点下降值，K_f 为冰点下降常数（水为溶剂时 K_f 为 1.86），m 为溶质的总重量摩尔浓度。而渗透压符合 $Po = Ko \cdot m$，式中，Po 为渗透压，Ko 为渗透压常数，m 为溶液的总重量摩尔浓度。由于两式中的浓度等同，可以用冰点下降法测定溶液渗透压摩尔浓度（即产生渗透压的物质总摩尔浓度）。

常用的渗透压摩尔浓度测定仪通常采用冰点下降的原理设计，由制冷系统、用来测定电流或电位差的热敏探头和振荡器（或金属探针）组成。测定时将测定探头浸入供试溶液中心，并降至仪器的冷却槽中。启动制冷系统，当供试溶液温度降至凝固点以下时，仪器采用振荡器（或金属探针）诱导溶液结冰，自动记录冰点下降的温度。仪器显示的测定值可以是冰点下降的温度，也可以是渗透压摩尔浓度（Osmolality，Osm），通过标准曲线或标准管比较而定量。

【参考区间】290~315 mOsm/L。

【临床意义】血浆渗透压变化主要由血浆晶体渗透压变化所致，与机体电解质和酸碱平衡调节有关。血浆渗透压升高常见于血浆中电解质浓度增加，原因有：①高钠血症；②血液浓缩，如大量出汗失水等。而血浆渗透压降低常见于：①高钠血症；②血液稀释，如水排出障碍、水中毒等。

血浆中钠离子对血浆渗透压具有举足轻重的作用，根据电中性原则，必然有相应的阴离子存在，所以血浆渗透压也粗略地用式9-1计算。

$$血浆渗透压（mOsm/L）= 2（C_{Na}+CK）+ \frac{C_G}{180} + \frac{C_{BUN}}{28} \qquad (9-1)$$

式中 C_{Na} 和 C_K 分别为 K^+ 和 Na^+ 浓度，mmol/L；C_G 和 C_{BUN} 分别为血糖和尿素氮含量，mg/L。

血浆渗透压实测值与上述计算值之间的差异称为渗差，正常渗差小于 10 mOsm/L。下列情况可导致渗差大于 10 mOsm/L：①体内产生异常代谢产物，如乳酸、丙酮酸等；②输注了计算公式中未包括的物质，如甘露醇、抗生素等。

第二节　血气分析与酸碱平衡

血液的重要功能在于不断向身体输送氧气、并把身体产生的二氧化碳和代谢产物运送到肺和排泄系统，最终将代谢废物排出体外，维持体内环境稳定。生命不止，机体不断地产生酸性或碱性物质进入血液。机体所处环境及代谢状态不同，体内酸性物质及碱性物质产生的量相应地不同，会影响到血液酸碱度。血液酸碱度对维持血液正常功能至关重要。为维持体液正常酸碱平衡，保证机体正常生理代谢，机体通过一整套调节酸碱平衡体系，使血液 pH 维持在 7.35~7.45 之间。机体酸碱平衡调节体系通过血液中存在的多种缓冲成分、呼吸系统和排泄系统等联合发挥作用。

血液酸碱度与血液二氧化碳关系密切，临床上常将血气分析和酸碱平衡检验联合进行。血液 pH 测定和血气分析是临床上抢救危重病人的重要生化指标，目前血气分析和酸碱度测定都采用电极法，将氧气敏感电极、二氧化碳敏感电极和对 pH 敏感的玻璃电极与参比电极一起组合形成血气分析系统。常见的血气分析仪通过直接测定 pH、二氧化碳分压和氧分压，并通过这 3 个参数计算其他血气分析指标。

一、血 pH 测定

体液酸碱度通过测定 pH 来反映。不同来源的体液，其 pH 不同，动脉血 pH 为 7.35~7.45，细胞内液约 6.8~7.0，肾小管壁细胞 pH 约 7.1，骨骼肌细胞在静止和运动时 pH 分别为 6.9 和 6.4 左右。

血液 pH 是临床检验的重要指标，对评价体内酸碱平衡状态非常重要。pH 是指氢离子浓度的负对数，测定 pH 实质是测定样品中的 $[H^+]$。目前，血液 pH 测定主要使用仪器进行，方法原理为电极电位法。

【检测原理】pH 电极头部是对 H^+ 敏感的玻璃膜，当它浸入溶液时，被测溶液的 H^+ 与玻璃电极进行离子交换，导致电极电势变化，电极电势的变化符合 Nernst 方程，可计算出样品中 $[H^+]$，换算成 pH。

【参考区间】动脉血 pH 参考区间为 7.35~7.45。

【临床意义】血液 pH 超出正常参考值范围称为酸碱平衡紊乱。血液 pH 测定是判断体内酸中毒或碱中毒的重要指标。根据 Henderson-Hasselbalch 方程（简称为 H-H 方程），血液 pH 符合

$$pH = pKa + \log \frac{[HCO_3^-]}{[H_2CO_3]}$$

式中，pKa 为碳酸解离常数。由 H-H 方程可知，血液 pH 决定于血液中 HCO_3^- 和 H_2CO_3 浓度，血中 H_2CO_3 浓度很低，且与溶解的 CO_2 成正比，可用二氧化碳分压代替 [H_2CO_3]，H-H 方程变化为

$$pH = pKa + \log \frac{[HCO_3^-]}{\alpha \times PCO_2}$$

式中，α 为二氧化碳的溶解常数，PCO_2 为血二氧化碳分压。该方程说明血液 pH 决定于血液中 HCO_3^- 和二氧化碳分压，根据测定的 [HCO_3^-] 和 PCO_2，也可计算血液 pH。

H-H 方程说明，单独讨论血液 pH 的临床意义非常有限，需要与其他血气分析指标和酸碱平衡指标结合方具有更好价值。

【方法学评价】

（1）温度影响血液中二氧化碳溶解常数和 pKa，因而 pH 测定时要求恒定温度。

（2）血液接触空气会导致血中二氧化碳的交换，影响 pH 测定结果，血样采集到测定的整个过程必须注意隔绝空气。

二、血二氧化碳分压测定

血二氧化碳分压（partial pressure of carbon dioxide，PCO_2）指物理溶解在血中的 CO_2 所产生的张力。PCO_2 是衡量肺泡通气情况的重要指标，是酸碱平衡中反映呼吸因素的重要指标。

PCO_2 是临床上判断呼吸功能和酸碱平衡状态的重要参数。①PCO_2 联合 PO_2 可判断呼吸衰竭的类型和程度，如 I 型呼吸衰竭时动脉血 $PO_2 < 8\ kPa$、$PCO_2 < 4.67\ kPa$，II 型呼吸衰竭则 $PO_2 < 8\ kPa$、$PCO_2 > 6.67\ kPa$；②PCO_2 用于判断是否有呼吸性酸碱平衡失调，呼吸性酸中毒时 $PCO_2 > 6.67\ kPa$，呼吸性

碱中毒则 $PCO_2 < 4.67\ kPa$；③PCO_2 用于判断有无代谢性酸碱平衡失调，代谢性酸中毒 PCO_2 下降，代谢性碱中毒 PCO_2 升高；④PCO_2 判断肺泡通气状态，当二氧化碳产生量（VCO_2）不变，PCO_2 升高提示肺泡通气不足，PCO_2 下降则提示肺泡通气过度。

【检测原理】血二氧化碳分压测定采用电极法。二氧化碳分压测定电极为一种特殊的玻璃电极，基本结构为对 pH 敏感的玻璃膜外包围着一层碳酸氢钠溶液，溶液外侧再包一层选择性气体可透膜。气体可透膜只能让 CO_2 自由穿透，而 H^+、HCO_3^- 等带电离子不能穿透。当血样与电极接触，血中 CO_2 渗透进入膜内，扩散到碳酸氢钠溶液，使其 pH 发生改变被玻璃电极检测到，pH 的改变程度反映 CO_2 含量。由于气体可透膜仅能允许 CO_2 透过，因此测定的是血中物理溶解形式的 CO_2，即 PCO_2。

【参考区间】动脉血 $4.67 \sim 6.0\ kPa$，静脉血 $5.30 \sim 7.30\ kPa$。

【临床意义】

（1）PCO_2 增高。提示存在肺泡通气不足，表明体内 CO_2 潴留。临床上 PCO_2 增高常见于：

①原发性 PCO_2 增高，见于各种原因导致的呼吸功能降低如：①颅内占位病变等引起呼吸中枢抑制；②各种原因引起的气管阻塞、呼吸肌麻痹、慢性阻塞性肺气肿、支气管扩张、气胸、大量胸腔积液、胸廓畸形及 ARDS、肺水肿等。

②继发性 PCO_2 增高，见于代谢性碱中毒。

（2）PCO_2 低提示肺泡通气过度，表明体内 CO_2 排出过多。临床上 PCO_2 降低常见于：

①原发性 PCO_2 降低，常见于各种原因导致的通气过度，如高热、分离转换性障碍、水杨酸中毒、革兰阴性杆菌败血症、中枢神经疾病、使用人工辅助呼吸不恰当导致通气过度。

②继发性 PCO_2 降低，常见于代谢性酸中毒。

三、血氧分压测定

氧从肺泡进入血液后，少部分物理溶解在血中，绝大部分进入红细胞中与 Hb 结合形成 HbO_2。血浆中物理溶解的氧气所产生的张力称为血氧分压（partial pressure of oxygen，PO_2）。虽然与 Hb 结合是氧在血中运送的主要形式，但 PO_2 影响 Hb 和 O_2 的结合。Hb 和 O_2 的结合是一种可逆结合，当血液中 PO_2 升高时，Hb 和 O_2 结合形成 HbO_2，PO_2 降低时，HbO_2 离解形成 Hb，释放 O_2。

血液氧分压测定常采用动脉血进行，即动脉血氧分压（PaO_2）。PaO_2 测定通常采用电极法。

【检测原理】PO_2 电极属于氧化还原电极，称为 Clark 氧电极，对氧的测定基于电解氧的原理。Clark 氧电极以铂金丝（Pt）为阴极、Ag/AgCl 参比电极为阳极而组成，两极之间以磷酸盐缓冲液沟通，电极由聚丙烯膜包裹。聚丙烯膜不能透过离子，只允许 O_2 透过。在两电极间施以恒定电压，使透过的 O_2 在 Pt 阴极被还原，导致阳极与阴极产生电流，电流强度与血中 PO_2 成正比。

【参考区间】PaO_2 正常参考区间为 $10.6 \sim 13.3$ kPa。

【临床意义】PaO_2 是判断缺氧程度和呼吸功能的敏感指标。呼吸衰竭时，PaO_2 常低于 7.31 kPa，当 PaO_2 低于 4 kPa 可危及生命。

（1）PaO_2 降低常见于下列原因引起的肺通气和换气功能障碍：

①通气血流比例失调，如灌注弥散障碍、肺动脉狭窄、肺动脉压改变、肺动静脉瘘或肺内分流增多等。

②肺泡氧分压降低所致，如高原生活（吸入气氧分压减低）、气道阻塞、中枢性或周围性呼吸肌麻痹、胸廓畸形、胸膜肥厚粘连引起的通气换气障碍等。

③血红蛋白带氧能力降低，如贫血、血红蛋白病及异常血红蛋白增多等。

④循环障碍或心脏血管畸形。

（2）PaO_2 升高的主要原因有：

①换气过度，如换气过度综合征、辅助呼吸过度等。

②吸入氧浓度增高，如高压氧环境、纯氧吸入等。

四、血氧饱和度测定

血氧饱和度（oxygen saturation，$SatO_2$）指血液在一定 PaO_2 下，血液中氧含量所占氧容量的百分率。

$$SatO_2 = \frac{氧含量}{氧容量} \times 100\%$$

其中血液氧含量（blood oxygen content）是指在特定条件下，单位体积血中实际所含有的氧气量，包括物理溶解的氧气和与血红蛋白结合的氧气。氧容量（oxygen capacity）则指特定条件下，单位体积血液所能容纳氧气的最大量，包括物理溶解的氧量加上所有血红蛋白被氧所饱和时血红蛋白结合的氧气量。由于通常物理溶解在血液中的氧量极少，可忽略不计。因此血氧含量、血氧容量均可用 Hb 氧含量和 Hb 氧容量所代替。上述公式可简化成

$$SatO_2 = \frac{HbO_2}{HbO_2 + Hb} \times 100\%$$

血红蛋白与氧的结合处于动态平衡，受血液 pH、PO_2 影响，PO_2 越高，则 $SatO_2$ 越高。常用血红蛋白氧解离曲线（简称氧解离曲线）表示氧分压与 Hb 氧饱和度关系，氧解离曲线呈"S"型，可分为上、中、下 3 段（图 9-1）。

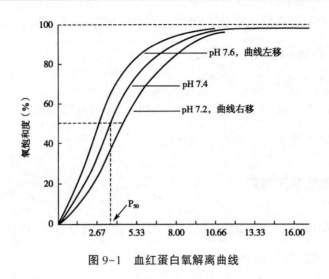

图 9-1　血红蛋白氧解离曲线

氧解离曲线上段，曲线较平坦，相当于 PO_2 由 13.3 kPa，变化到 8.0 kPa 时，说明在这段时间 PO_2 变化对 Hb 氧饱和度影响不大，只要 PO_2 不低于 8.0 kPa，Hb 氧饱和度仍能保持在 90% 以上，血液仍有较高载氧能力，不致发生明显的低氧血症。氧解离曲线中段较陡，是 HbO_2 释放 O_2 的部分。表示 PO_2 在 8.0~5.3 kPa 范围内稍有下降，Hb 氧饱和度下降较大，进而释放大量 O_2，满足机体对 O_2 的需要。氧解离曲线下段，相当于 PO_2 为 5.3~2.0 kPa，曲线最陡，表示 PO_2 稍有下降，Hb 氧饱和度就可以大大下降，使 O_2 大量释放出来，以满足组织活动增强时的需要。

氧解离曲线代表了 O_2 的贮备，PO_2 分压较高（曲线上段）时，血液能携带足够 O_2，O_2 较低（曲线中、下段）时，随着 PO_2 降低，血液能释出足够 O_2 供组织利用。

在氧解离曲线中，当氧饱和度为 50% 时所对应的氧分压称为 P_{50}，能更好地反映 Hb 与 O_2 的亲和力。当温度升高、pH 下降或 2, 3- 二磷酸甘油酯升高时，氧解离曲线向左移，P_{50} 减小，氧更易与 Hb 解离，反之当温度下降、pH 升高或 2, 3- 二磷酸甘油酯下降时，氧解离曲线向右移，P_{50} 增大，氧与 Hb 结合更牢固，不易解离。

【检测原理】血氧饱和度不是直接测量参数，而是通过 Hb、HbO_2 等测量参数换算而得。近年来，一种基于光化学法测定血氧饱和度的测试仪因具有无创的优势、简便快速，逐渐流行。其原理是基于动脉血对光的吸收量随脉搏而变化，氧合血红蛋白和去氧血红蛋白对不同波长的入射光吸收率不同，皮肤、肌肉、骨骼、静脉血和其他组织的光吸收不随波长变化，通过测定 660 nm 和 940 nm 波长的光吸收值，计算出氧合血红蛋白和去氧血红蛋白的量，即可计算出 $SatO_2$。

【参考区间】95%~98%。

【临床意义】动脉血 $SatO_2$ 与 PO_2 意义相同，用于反映体内有无缺氧。

（1）$SatO_2$ 降低常见于：

①肺通气不足而导致的氧供应不足，此种情况下还可见 PaO_2 和 SaO_2 均降低。

②血液携氧能力下降，如一氧化碳中毒、高铁血红蛋白血症时，血红蛋白结合 O_2 能力降低，此时 PaO_2 正常，而 SaO_2 下降。

（2）临床上 $SatO_2$ 升高主要见于高压氧治疗而致的氧中毒。

五、肺泡–动脉氧分压差测定

肺泡–动脉氧分压差（$A-aDO_2$）是指肺泡气氧分压与动脉血氧分压之间的差值。$A-aDO_2$ 是判断肺换气功能的一个指标。在心肺复苏中，又是反映预后的一项重要指标。$A-aDO_2$ 不是直接测定的指标，而是依据测得的 PaO_2、$PaCO_2$ 及 PIO_2（吸入氧分压）等数据通过式 9-2 计算得到。

$$A-aDO_2 = PAO_2 - PaO_2 = \left(PIO_2 - PCO_2 \times \frac{1}{R} \right) - PaO_2 \qquad (9-2)$$

$$PIO_2 = FIO_2 \times (PB - 6.266)$$

式中，PAO_2 指肺泡氧分压；PaO_2 为动脉血氧分压；PIO_2 为吸入气氧分压，kPa；FIO_2 为吸入氧浓度；PB 为大气压，kPa；6.266 为 37 ℃时水蒸气压，kPa；R 为呼吸商，取值为 0.8。

【参考区间】人体 $A-aDO_2$ 随年龄增长而上升，儿童 $A-DO_2$ 参考值为 0.66 kPa；成人 $A-aDO_2$ 参考值为 1.06 kPa；老年人 $A-aDO_2$ 参考值 3.2 kPa。

【临床意义】$A-aDO_2$ 是判断肺换气功能的一个依据。$A-aDO_2$ 显著增大表示肺功能严重减退，见于肺瘀血和肺水肿等。联合 $A-aDO_2$ 与 PaO_2 测定结果，有助于鉴别疾病状态

（1）$A-aDO_2$ 显著增大，同时 PaO_2 明显降低，吸纯氧后 PaO_2 低于 79.8 kPa，一般由肺内短路所致，如肺不张和成人呼吸窘迫综合征。

（2）$A-aDO_2$ 中度增加，一般吸入纯氧可获得纠正，如慢性阻塞性肺疾病。

（3）若 $A-aDO_2$ 正常，PaO_2 降低，提示基础病因多半不在肺，很可能为中枢神经系统或神经肌肉病变引起肺泡通气不足。

（4）PaO_2 降低，而 $PaCO_2$ 与 $A-aDO_2$ 正常时，原因可能是吸入的空气中氧浓度低，应当考虑高原性低氧血症。

六、实际碳酸氢盐及标准碳酸氢盐测定

实际碳酸氢盐（actual bicarbonate，AB）指血浆中 HCO_3^- 的实际浓度，是代谢性酸碱中毒的重要指标，但也受呼吸因素影响而继发改变。AB 有时候也用"$[HCO_3^-]$"表示。

标准碳酸氢盐（standard bicarbonate，SB）是指在 37 ℃时，用 $PaCO_2$ 为 5.332 kPa 及 PO_2 为 13.33 kPa 的混合气体平衡后测得的血浆 HCO_3^- 含量。由于排除了呼吸因素影响，此参数是反映代谢性酸碱中毒的重要指标。

【检测原理】AB 和 SB 测定方法相同，主要通过计算得到。也可以采用 CO_2 结合力量气法或盐酸滴定法测定 HCO_3^- 含量，但方法精确性较差。目前多根据测得的血 pH 和 $PaCO_2$，按式 9-3 计算 AB，按式 9-4 计算 SB。

$$[AB] = \alpha \times PaCO_2 \times antilg\ (pH-pKa) \tag{9-3}$$

$$[SB] = \alpha \times 40 \times antilg\ (pH-pKa) \tag{9-4}$$

式中，a 为 CO_2 的溶解常数，在 37 ℃时为 0.03；pKa 为碳酸的一级解离常数，在 37 ℃时为 6.1。

【参考区间】AB 或 SB 的参考值为：22~27 mmol/L。

【临床意义】正常情况 AB 与 SB 基本相等，相差值在 1 mmol/L 范围内，表示呼吸功能正常。若二者差异超出 1 mmol/L，表示肺呼吸功能异常，或经过肺代偿的酸碱平衡紊乱，AB>SB 为呼吸性酸中毒，AR<SB 为呼吸性碱中毒。

七、缓冲碱测定

缓冲碱（buffer base，BB）指血中具有缓冲作用的阴离子总和，包括 HCO_3^-、Hb、血浆蛋白（Pr^-）及少量有机酸根和无机磷酸根。BB 代表血液中所有成分的碱储备。BB 受血浆蛋白、Hb 以及呼吸和电解质等多种因素影响，一般认为它不能确切反映代谢性酸碱平衡状态。如果在标准状态（一个大气压，PCO_2 为 5.33 kPa，pH 7.40，Hb 完全氧合）下，测定 BB 称为正常缓冲碱（normal buffer base，NBB）。BB 可分成全血缓冲碱（buffer base of blood，BBb）和血浆缓冲碱（buffer base of plasma，BBp）。BBb 包括 HCO_3^-、Hb 和 Pr^-；BBp 主要为血浆中 HCO_3^- 和血浆 Pr^-。

【检测原理】缓冲碱不是直接测量参数，是通过测定样品中阴离子后计算而得，$BBb = HCO_3^- + Hb + Pr^-$；$BBp = HCO_3^- + Pr$。

【参考区间】全血缓冲碱（BBb）为 45~54 mmol/L；血浆缓冲碱（BBp）为 41~43 mmol/L。

【临床意义】BBp 增加，常见于代谢性碱中毒；BBp 下降则见于代谢性酸中毒。

八、碱剩余测定

碱剩余（base excess，BE）是指在 37 ℃、$PaCO_2$ 为 5.33 kPa 时，将 1L 全血 pH 调整到 7.40 所需的强酸或强碱的量，以毫摩尔数表示。当血液 pH 大于 7.40 时，需加入强酸调整，此时的 BE 规定为正值；反之，血液 pH 小于 7.40 时，需加入强碱调整，BE 规定的负值。BE 是代谢性酸碱中毒的客观指标。

【参考区间】$-3 \sim +3$ mmol/L。

【临床意义】BE 是酸碱平衡与失调分析中反映代谢性因素的重要指标。若 BE>+3 mmol/L，表示碱过多，提不代谢性碱中毒；若 BE<-3 mmol/L，表示碱不足，提示代谢性酸中毒。当存在呼吸疾病时，也可由于肾脏的代偿作用而出现 BE 的增减。

九、阴离子间隙测定

阴离子间隙（anion gap，AG）指未测定阴离子与未测定阳离子之差。常规检测测定的阴离子为 Cl^- 和 HCO_3^-，阳离子为 Na^+。未测定阴离子（unmeasured anion，UA）指常规检测测定的阴离子以外的阴离子，包括无机酸（磷酸、硫酸等）离子、有机酸（乳酸、乙酰乙酸等）离子；未测定阳离子（unmeasured cation，UC）指除 Na^+ 外其他阳离子，包括 Ca^{2+}、Mg^{2+} 等，在计算 AG 时，通常不考虑 K^+。AG 实质上是指血清中未被测定的阴离子，指除 Cl^- 和 HCO_3^- 外，平衡 Na^+ 所需的阴离子总量。正常情况下，机体内 K^+、Ca^{2+}、Mg^{2+} 等 UC 浓度较低且相对稳定，所以 AG 主要反映 UA 变化。

【检测原理】根据电荷平衡原则，血液中阴阳离子总量应相等，即 $Na^+ + UC = Cr + HCO_3^- + UA$，因而 AG 值可通过式 9-5 计算。

$$AG \ (mmol/L) = UA - UC = Na^+ - (Cl^- + HCO_3^-) \tag{9-5}$$

【参考区间】8~16 mmol/L，平均值 12 mmol/L。

【方法学评价】从计算公式中可以看出，血钠浓度可影响 AG 值，因此临床评价 AG 时必须考虑钠离子浓度，排除导致钠离子变化的非病理因素，如导致血钠升高因素——高钠盐水治疗、脱水治疗，使用大量含有钠盐的抗生素或大量输血带入大量枸橼酸钠等。

【临床意义】AG 是评价酸碱紊乱的重要指标之一，能用于鉴别不同类型的代谢性酸中毒，对混合性酸碱失衡诊断也有重要价值。

（1）AG 升高。表明固定酸增加，常见于肾衰竭、酮症酸中毒和乳酸中毒等，是代谢性酸中毒的表现。此时可测定的 HCO_3^- 被未测定阴离子代替，而 Cl^- 大多数情况下正常，即为高 AG 型代谢性酸中毒。

（2）肠瘘、胆瘘、肾小管病变等因 HCO_3^- 丢失而引起的代谢性酸中毒，HCO_3^- 减少由 Cl^- 增加代偿，AG 值变化不大，这种现象称为高氯型代谢性酸中毒。

十、二氧化碳总量测定

血浆二氧化碳总量（total carbon dioxide，TCO_2）指血浆中各种形式 CO_2 的总和，包括 HCO_3^- 和物理溶解状态的 CO_2。TCO_2 测定可用血气酸碱分析仪间接求得，简便可靠。血中 CO_2 大部分（95%）以 HCO_3^- 的形式存在，少量（5%）是物理溶解的 CO_2，极少量以碳酸、蛋白质氨基甲酸酯及 CO_3^- 的形式存在。TCO_2 受呼吸因素和代谢因素共同影响，但主要反映代谢因素。现代血气分析仪通过测定 PCO_2 和实际碳酸氢盐（AB），按式 9-6 计算 TCO_2。

$$TCO_2 = AB + 0.03PCO_2 \tag{9-6}$$

TCO_2 测定的传统方法是根据 Vansiyke 设计的量积法和量压法，必要时亦可采用，其他测定方法还有光度法，Conway 微量扩散法及酶法。Vansiyke 量积法或量压法的原理是将血样通入反应室，加入乳酸，在真空状态下振荡，

使血样中 HCO_3^- 被乳酸中和释放出 CO_2，且物理溶解状态的 CO_2 也释放，通过收集释放出的 CO_2，测定其体积或产生的压力，从而反映 CO_2 总量。

【参考区间】24~29 mmol/L。

【临床意义】TCO_2 增高，提示 CO_2 潴留，HCO_3^- 增多；TCO_2 降低，说明 CO_2 减少，HCO_3^- 减少。

1. TCO_2 增高常见于

（1）代谢性碱中毒，如呕吐、肾上腺功能亢进、缺钾或过度使用碱性药物等。

（2）呼吸性酸中毒，如肺纤维化、肺气肿、呼吸麻痹、支气管扩张、气胸、呼吸道阻塞等。

2. TCO_2 降低常见于

（1）代谢性酸中毒，如糖尿病酮症酸中毒、尿毒症、休克、严重腹泻、脱水等。

（2）呼吸性碱中毒，如呼吸性中枢兴奋、呼吸加快等。

十一、血气分析的方法评价

（一）血液标本的采集和保存

血液标本收集对血气分析至关重要，标本采集或标本处理不当引起的误差甚至远大于仪器分析产生的误差，应予重视。

（1）采样前，对受试对象做好解释，减轻其紧张感，使其在穿刺时处于安静舒适状况，必要时可在穿刺部位实施局部麻醉。即使短暂的屏气或急促呼吸也会造成测定结果异常，所以尽可能使受试对象呼吸稳定。对正在采用吸氧治疗的病人，采血时需注明氧气流量，以备计算出病人每分钟吸入的氧含量；对体外循环的病人，应在血液得到混匀后再行采血。

（2）血气分析主要采用动脉血或动脉化毛细血管血，较少使用静脉血。

①动脉血采集常通过桡动脉、肱动脉、股动脉以及足背动脉进行采血。注意拔针后将注射器外推使血液充满针尖空隙，排出针尖第一滴血，以防气泡滞留在血液中，切勿回吸。

②采集动脉化毛细血管血时，采血部位用45 ℃左右的热水热敷，利十循环加速，局部毛细血管扩张，此时毛细血管血液中 PO_2 或 PCO_2 值与毛细血管动脉端血液相近，该过程称为毛细血管动脉化。动脉化毛细血管采血部位可选取指尖、耳垂、婴儿足跟或头皮等，刺破皮肤后弃去第一滴血，迅速用肝素化的毛细玻璃管收集血液直至充满。

（3）血气分析标本为全血或血浆，采血时需要使用抗凝剂。血气分析血样的抗凝常用肝素类抗凝剂（肝素钠或肝素锂）。

①动脉血管采血使用密封良好、无死腔的玻璃注射器进行，采血前采用5 mg/mL 肝素湿润。

②动脉化毛细血管采血采用经肝素处理的玻璃毛细管进行。处理方法为1 mg/mL 肝素溶液充满毛细管后，置60~70 ℃烘干。

（4）血气分析标本采集后，接触空气会造成测定结果偏差。为保障测定结果反映机体真实情况，血样采集后需要密封、隔绝空气。

①采集动脉血时，注射器抽血后排出第一滴血，立即用橡皮帽或橡皮泥封住针头以隔绝空气，然后将注射器放在手掌中双手来回搓动，使血液与肝素混合。

②动脉化毛细血管血采集后，管内放置一根钢针，两端用橡皮泥封口，然后用小磁铁在管外移动以带动钢针，使血液与肝素充分混合。

（5）全血标本采集后，血中细胞尤其是白细胞及网织红细胞能继续代谢，不断消耗 O_2 产生 CO_2，所以血液标本采集后不宜存放，应尽可能在短时间内测定。倘若血标本采集后不能在30分钟内检测，应将标本放入冰水中保存，放置时间不可超过2小时。

（二）样品测定

目前，血气分析几乎都采用血气分析仪进行。血气分析厂商和型号都很多，不同仪器的结构、性能和操作大同小异，按操作说明书进行操作。

（1）仪器标定。绝大多数血气分析仪都采用电极法直接测定 pH、PaO_2 和 $PaCO_2$，再通过这些参数计算其他如 $SatO_2$ 等参数。所有用电极法进行分析的仪器，使用前均需对电极进行标定。一般先用两种 pH 标准缓冲液对 pH 电极定标，再用混合后的两种不同含量的气体对 PaO_2 和 $PaCO_2$ 电极定标。现代血气分析仪的标定一般由仪器自动完成，但标定用的液体或气体浓度必须准确，定标数据必须稳定，才能保证测定结果可靠。

（2）仪器的保养与维护。血气分析仪的电极系统是仪器的重要部件，需定期保养，以保证测定结果真实准确。

①pH 电极的玻璃膜可因血样中蛋白质黏附而影响测定结果的准确性，使用中发现电极反应迟钝时，可用胃蛋白酶盐酸溶液浸泡半小时后用 pH 标准缓冲液冲洗；若处理后仍无改善，可检查参比电极是否被血液污染，必要时更换电极。

②PO_2 和 PCO_2 电极的透气膜性能对测定结果影响很大，出现渗漏可造成电极内电解质组成改变，使测定结果出现误差，使用中应注意检查，出现膜损坏时应及时更换电极。

第三节　酸碱平衡紊乱的分析

根据 H-H 方程，血液 pH 由其中 HCO_3^- 和 H_2CO_3 浓度之比决定，正常血中该比值为 20∶1，血液 pH 维持在 7.4 左右。若血浆中 $[HCO_3^-]$ ∶ $[H_2CO_3]$ 大于 20∶1，血浆 pH 则升高或高于正常值上限 7.45，称为碱中毒（alkalosis）；若血浆中 $[HCO_3^-]$ ： $[H_2CO_3]$ 小于 20：1，血浆 pH 则下降或低于正常值下限 7. 35，称为酸中毒（acidosis）。

体内 HCO_3^- 的改变主要由机体代谢情况变化而引起，所以人们将由 HCO_3^- 升高或降低而导致的酸碱平衡紊乱称为代谢性碱中毒或酸中毒；H_2CO_3 的变化主要因呼吸功能变化而引起，H_2CO_3 升高或降低而导致的酸碱平衡紊乱称为呼吸性酸中毒或碱中毒。

发生酸碱平衡紊乱后，机体通过血液缓冲体系、肺呼吸及肾脏排泄的调节作用，恢复 $[HCO_3^-]$ / $[H_2CO_3]$ 至正常水平，该过程称为代偿。经过代偿后若血液 pH 维持在正常参考值区间，这种情况称为代偿性酸中毒或代偿性碱中毒；倘若情况严重，经代偿后 pH 仍不能回归到正常参考值区间，这种情况称为失代偿性酸中毒或失代偿性碱中毒。

一、单纯性酸碱平衡紊乱

单纯性酸碱平衡紊乱指单一类型的酸碱平衡紊乱，分为 4 种类型，即代谢性酸中毒、代谢性碱中毒、呼吸性酸中毒和呼吸性碱中毒。它们的共同特征是 pH 值与酸或碱中毒一致，HCO_3^- 和 PCO_2 呈同向变化，原发改变明显。

（1）代谢性酸中毒（metabolic acidosis）。由于原发性 HCO_3^- 下降引起，血液 pH 低于正常或有下降趋势。代谢性酸中毒形成的原因主要有：①固定酸摄入或产生增加，病因有糖尿病酮症酸中毒、乳酸酸中毒等；②酸性产物排出下降，如肾衰竭、醛固酮缺乏等；③HCO_3^- 丢失过多，如十二指肠液大量丢失、远端肾小管 H^+ 梯度建立障碍或近端肾小管对 HCO_3^- 重吸收障碍导致的酸中毒。

代谢性酸中毒实验室检验结果为血液 pH 下降（机体代偿也可不下降）、血浆 HCO_3^- 原发性下降、PCO_2 呈代偿性下降。在固定酸增多者可见 AG 和 K^+ 增高，而 HCO_3^- 丢失过多者则有 AG 正常 K^+ 下降而 Cl^- 增高。

（2）代谢性碱中毒（metabolic alkalosis）。是由于原发性 HCO_3^- 升高引起的，血液 pH 高于正常或有升高趋势。其产生原因有：①酸性物质大量丢失，例如呕吐、胃肠减压等原因造成消化液丢失；②碱性物质摄入过多，如某些疾病的治疗使用大量碱性药物；③HCO_3^- 重吸收增加，如 Cl^- 大量丢失导致肾小管对 HCO_3^- 重吸收增加以及低钾血症患者由于排 H^+ 保 Na^+ 导致肾小管对 HCO_3^- 重吸收增加，还有一些原发性皮质激素增多症引起排 H^+ 保 Na^+ 导致 HCO_3^- 重吸收增加。

代谢性碱中毒实验室检验结果为血液 pH 升高（机体代偿也可不升高）、血浆 HCO_3^- 原发性升高、PCO_2 呈代偿性上升。

（3）呼吸性酸中毒（respiratory acidosis）是由于原发性 PCO_2 升高引起的，血液 pH 低于正常或有下降趋势。产生原因有：①呼吸中枢抑制，如药物使用或感染等引起的中枢神经系统抑制；②肺和胸廓疾病，见于气胸、肿瘤压迫、慢阻肺、肺纤维化等。

呼吸性酸中毒实验室检验结果为血液 pH 下降（机体代偿也可不下降）、血浆 PCO_2 原发性升高、HCO_3^- 呈代偿性升高。

（4）呼吸性碱中毒（respiratory alkalosis）是由于原发性 PCO_2 降低引起的，血液 pH 高于正常或有上升趋势。产生原因有：①非肺部原因导致的呼吸中枢刺激，如肝脏疾病导致的代谢性脑病、某些 CNS 感染、甲状腺功能亢进、水杨酸中毒、精神紧张等；②肺功能紊乱，见于肺炎、哮喘、肺栓塞等；③辅助呼吸设备使用而导致的通气过度。

呼吸性碱中毒实验室检验结果为血液 pH 升高（机体代偿也可不升高）、血浆 PCO_2 原发性下降、HCO_3^- 呈代偿性降低。

二、混合性酸碱平衡紊乱

混合性酸碱平衡紊乱指两种或以上单纯性酸碱平衡紊乱同时存在的现象。

　　若两种类型的酸中毒或两种类型的碱中毒同时存在，称为相加型二重酸碱平衡紊乱，如代谢性酸中毒合并呼吸性酸中毒、代谢性碱中毒合并呼吸性碱中毒。相加型二重酸碱平衡紊乱可导致血 pH 明显降低，PCO_2 和 HCO_3^- 变化较为复杂，严重者出现 PCO_2 和 HCO_3^- 反向变化。代谢性酸中毒合并呼吸性酸中毒主要见于严重肺心病、严重肺水肿、窒息、甲醇中毒等病人；代谢性碱中毒合并呼吸性碱中毒则见于临终前病人、严重肝病伴呕吐或利尿失钾病人、败血症患者等。

　　若某种酸中毒和一种碱中毒同时存在，称为相抵型二重酸碱平衡紊乱，包括代谢性酸中毒伴呼吸性碱中毒、代谢性酸中毒伴代谢性碱中毒、呼吸性酸中毒伴代谢性碱中毒。相抵型二重酸碱平衡紊乱由于酸中毒和碱中毒相抵，血 pH 变化不明显，但可出现其他酸碱指标变化，而且临床检测已经是机体代偿后的结果，代偿前的变化情况很难观察到。

　　当 3 种类型的单纯性酸碱平衡紊乱同时出现，称为三重酸碱平衡紊乱。这种类型较为少见，但更加复杂。如酒精中毒病人因呕吐所致代谢性碱中毒、因酒精代谢产生的乳酸与酮症酸中毒和肝病所致的呼吸性碱中毒同时存在；肺功能不全病人也可因 CO_2 潴留、缺氧以及利尿剂使用而失 K^+，从而有呼吸性酸中毒、代谢性碱中毒和代谢性酸中毒同时存在。

参考文献

［1］　龚道元，赵建宏. 临床实验室管理学［M］. 武汉：华中科技大学出版社，2014.

［2］　刘成玉，罗春丽. 临床检验基础［M］.5 版. 北京：人民卫生出版社，2012.

［3］　丹尼尔. 人类血型［M］. 朱自严，译. 北京：科学出版社，2007.

［4］　卫生部临床检验中心. 全国临床检验操作规程［M］.3 版. 上海：东南大学出版社，2011.

［5］　吕建新，樊绮诗. 临床分子生物学检验［M］.3 版. 北京：人民卫生出版社，2012.

［6］　万学红，卢雪峰. 诊断学［M］. 北京：人民卫生出版社，2013.

［7］　李艳，李金明. 个体化医疗中的临床分子诊断［M］. 北京：人民卫生出版社，2013.

［8］　奥斯伯. 精编分子生物学实验指南［M］.4 版. 马学军，舒跃龙，译. 北京：科学出版社，2005.

［9］　拉塞尔. 生物芯片技术与实践［M］. 肖华胜，译. 北京：科学出版社，2010.

［10］　胡丽华. 临床输血学检验［M］.3 版. 北京：人民卫生出版社，2013.

［11］　府伟灵，徐克前. 临床生物化学检验［M］. 北京：人民卫生出版社，2012.

［12］　王鸿利. 实验诊断学［M］.2 版. 北京：人民卫生出版社，2010.